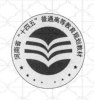

河南省"十四五"普通高等教育规划教材

中医康复学导论

主编　冯晓东　李彦杰

U0340342

郑州大学出版社

图书在版编目（CIP）数据

中医康复学导论／冯晓东，李彦杰主编. -- 郑州：郑州大学出版社，2023.12
ISBN 978-7-5645-9894-5

Ⅰ．①中… Ⅱ．①冯…②李… Ⅲ．①中医学－康复医学－高等学校－教材
Ⅳ．①R247.9

中国国家版本馆 CIP 数据核字（2023）第 240688 号

中医康复学导论
ZHONGYI KANGFUXUE DAOLUN

策划编辑	李龙传	封面设计	苏永生
责任编辑	张彦勤	版式设计	苏永生
责任校对	刘　莉	责任监制	李瑞卿

出版发行	郑州大学出版社	地　　址	郑州市大学路 40 号（450052）
出 版 人	孙保营	网　　址	http://www.zzup.cn
经　　销	全国新华书店	发行电话	0371-66966070
印　　刷	河南大美印刷有限公司		
开　　本	787 mm×1 092 mm　1／16		
印　　张	14.5	字　　数	346 千字
版　　次	2023 年 12 月第 1 版	印　　次	2023 年 12 月第 1 次印刷

| 书　　号 | ISBN 978-7-5645-9894-5 | 定　　价 | 49.00 元 |

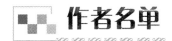 **作者名单**

主　编　冯晓东　李彦杰
副主编　金小琴　许国防
编　委　（以姓氏笔画为序）
　　　　冯晓东　许国防　孙　岩
　　　　李彦杰　吴　楠　金小琴
　　　　郑　婕　高　鹏　程　雪

前 言

中医康复学是一门新兴学科,是在中医学理论的指导下,采用各种中医康复治疗技术和方法,改善和预防伤病残者的身心功能障碍,促进其功能恢复,增强其生活自理能力,使其重返社会,提高其生存质量的一门学科。"中医康复"虽然存在久远,但中医康复学的具体概念是在 20 世纪 80 年代提出的,还没有经过检验的完整的理论实践体系。本专业编委会通过专业、课程和教材建设进行了广泛调研和探索,创设了"中医康复学导论""中医康复基本功""中医康复治疗技术""中医康复学""中医康复医籍选"("中医康复经典选读")"中医康复综合能力实训"六门中医康复学专业系列课程及相关教材,形成了一个从基础到技术再到临床的课程教材体系。

本教材以中医学基础知识和常用的中医康复方法为基本内容,共分为四部分。绪论对中医康复学进行了概述,包括中医康复学的定义、基本内容、发展简史、学科特点及与现代康复的关系等,这些理论能够使学生对中医康复学有个初步的了解。第一章对中医基础理论进行了系统阐述,包括中医康复基本指导理论:阴阳学说、五行学说、藏象学说、气血津液学说、经络学说、病因与发病、病机、防治原则、诊法、辩证等,这些理论基础在促进功能障碍的康复中具有重要的指导作用。第二章对中医康复常用方法与技术进行了阐述,包括针灸、推拿、中药、传统运动疗法和其他疗法等。第三章对中医康复发展趋势进行了总结和展望,包括国家政策的支持、社会的需求、发展的方向等。

本教材是河南省普通高等教育"十四五"规划教材建设项目(新编教材),编委会组织了高等中医院校长期从事中医康复专业、具有丰富临床经验和教学经验的教师参加本教材的编写。本教材由河南中医药大学冯晓东和李彦杰共同担任主编,编写工作由多位临床专家和教师共同完成。其中前言由冯晓东编写;绪论由吴楠编写;第一、二章由李彦杰、金小琴、高鹏、程雪、孙岩、郑婕编写;第三章由许国防编写。本教材可供中医康复学、康复治疗学、康复物理治疗学及与康复医学相关专业学生、教师及临床康复医生、康复治疗师、社区康复服务者使用。

在此感谢本书的全体编写人员为本书所做的贡献,感谢在本文中被引用过文献资料的国内外专家,感谢郑州大学出版社的大力支持。为使本教材内容日臻完善,希望广大师生对本教材中的不妥或错误之处给予批评和指正。

编 者
2023 年 8 月

目 录

绪　论

中医康复学是在中医学理论的指导下,采用各种中医康复治疗技术和方法,改善和预防病、伤、残者的身心及功能障碍,增强其自理能力,使其重返社会,提高其生存质量的一门学科。

"康复"一词原意为"复原""重新获得能力""恢复原来尊严、权利和资格"等。传统中医文献中较早出现"康复"一词,如《尔雅·释诂》谓"康,安也""复,返也"。此处康复的涵意为恢复平安或健康。《旧唐书·则天皇后本纪》关于武则天疾病治愈的记载:"五月癸丑,上以所疾康复,大赦天下,改元为久视。"明代《万病回春》载一老人病残三十多年"膝趾肿痛,不能动履",已成"痼病",经"复沉潜诊视,植方投剂,获效如响,不旬日而渐离榻,又旬日而能履地,又旬日而康复如初"。可以看出,在传统中医习惯用法中,"康复"一词容易被简单理解为伤病的痊愈和健康的恢复。

随着社会的发展,现代康复医学与中医康复医学相互渗透、相互补充,使中医学中"康复"概念的内涵发生了变化。现代医学将康复(rehabilitation)定义为:通过综合、协调地应用各种措施,消除或减轻病、伤、残者身心及社会功能障碍,达到或保持最佳功能水平,同时改善患者与环境的关系,增强患者的自理能力,使其重返社会。现代康复医学以功能障碍为主导,以恢复功能、提高生活质量为目的,主要研究有关功能障碍的预防、评定和治疗等问题,在运用矫形器、义肢及其他人工装置等补偿患者的形体与功能残缺方面占有优势。

现在,中医康复学融合现代概念,所指的"康复"已不是"痊愈"和"恢复"的简单同义词。痊愈和恢复是指伤病者经过治疗后病理逆转、症状消除、健康恢复到伤病之前的正常状态。而"康复"则是指残疾者的残存功能和潜在能力在治疗和训练后获得最大程度的发挥。因此,可以这样认为,中医康复学植根于具有数千年历史的中医学,使用的是传统中医理论和传统中医学的技术方法,但在其学科形成及发展过程中,则引入和借鉴了现代康复医学的部分理念。因此,中医康复学既不能囿于中医古籍"康复"的固有概念,也不能照搬现代康复医学的概念,不能简单地将针灸、气功、推拿、食疗、药物内外治法相加等同于以功能为中心的中医康复。其在应用某一治疗方法时,必须以"功能"为导向,在积极治疗病因、逆转病理、消除症状的同时致力于保存、改善和恢复因伤、病影响的身心功能,最大限度地发挥其潜在能力。

一、中医康复学的基本内容

中医康复学的主要内容包括中医康复学的基本理论观点、主要康复方法及临床康复等。

（一）基本理论观点

中医康复学的基本理论观点主要包括整体观、功能观、辨证观和正气观。其从阴阳对立统一和五行生克制化等中医基础理论入手，阐述天人合一观、人与社会一体观、人的形神一体观、阴阳平衡一体观、人体功能的整体观，并运用阴阳五行学说阐释人体的组织结构、生理功能以及部分疾病所导致的功能障碍，剖析六淫、七情和饮食劳逸等致病因素对五脏、六腑、气、血、津液功能障碍的影响，并运用中医四诊合参的方法对病症进行综合评定。在评定过程中，中医康复学强调辨证与辨病相结合，根据辨证的结果确定相应的治疗原则和方法；强调中医康复技术与现代康复技术的相互渗透，通过顺应自然、适应社会、扶正祛邪、"三因"制宜等整体调节手段，来达到整体康复的目的。

（二）主要康复方法

中医康复方法种类繁多，内容丰富，具有简、便、廉、验的特点，主要包括针灸疗法、推拿疗法、拔罐疗法、刮痧疗法、中药疗法、理筋正骨手法、传统运动疗法、精神情志疗法、文娱疗法、中医饮食疗法等。各种康复方法均有各自独特的基本理论、基本操作和临床应用，有各自的适应范围。众多康复方法为临床康复治疗方案提供了最佳可能。

（三）临床康复

临床康复应用广泛，其适用对象是常见病残诸证，如部分急性伤病患者。急性伤病患者有多种类型，其中部分可导致人体功能障碍，如脑卒中可导致偏瘫，脊髓损伤可导致截瘫等。因此，对于这类患者要尽早介入康复治疗。康复治疗开始的时间不应局限在功能障碍出现之后，而应在此之前，亦即在发病之前或在发病过程中，就应采取一定的措施，以防止病残的发生，或把病残降低到最低程度。此外，康复医学治疗的主要群体包括肢体、器官等损害所引起的各类残疾患者，如肢体残疾、视力残疾、精神残疾、智力残疾、脏器残疾患者等。部分慢性病患者也是康复的主要对象。这类患者病程进展缓慢，且大多反复发作，久之，常出现功能障碍。而且，随着病情的反复发作和进行性发展，功能障碍一次比一次加重，如类风湿关节炎等。这类疾病大多属于交界性疾病，是中医康复治疗的各类病残群体中较复杂的一类。对于这类患者，既要控制原发病的继续发展及其对机体的进一步损害，又要防止和矫正原发病带来的功能障碍，还要预防原发病的再次发作。年老体弱者也是中医康复的重点对象。人类在衰老的过程中，机体器官的功能逐渐衰退，这会严重影响他们的生活质量，因此他们需要康复医学的帮助。中医的康复措施具有延缓衰老的功效，能提高年老体弱者各组织器官的活力，改善其功能状态。随着社会人口老龄化的出现，这一群体的康复正受到更多的关注。

二、中医康复学发展简史

中医康复学的医疗实践活动历史悠久,有独特的理论和实践经验,有丰富多彩的康复医疗方法,但由于历史的原因,这些康复的内容大多零星地分散在历代医籍之中,没有形成一门独立的中医学科加以应用,但其思维和理论却一直贯穿于中医学的发展过程中。从《黄帝内经》到唐代《千金要方》、宋代《太平圣惠方》等历代专著中均有中医康复学理论的记载和论述。到 20 世纪 80 年代,由于西方现代康复医学理论、技术和经验的大量引进,以及现代康复医学学科在我国的基本确立,中医学者开始系统发掘、整理和研究中国传统的康复医学理论、技术和治疗方法,出现了中医康复学这一概念,并形成了一门新兴的综合性学科。

早在《黄帝内经》(以下简称《内经》)时期,医学家们根据人类远古时期康复医疗的实践,总结出了许多康复医学的理论原则和方法。该书大量记载了有关康复医学的内容,如"治未病"的康复预防观,"杂合以治"的综合康复治疗观,天然药物疗法,精神情志疗法,饮食疗法,针灸、按摩、灸焫、导引、热熨、体育等自然医学的康复疗法等。该书还对某些先天残疾、后天残疾的发病机制、康复预防和治疗方法进行了较详尽的阐述,如胎疾、偏瘫、实证、痹病、厥证等,为后世康复医学的形成和发展奠定了基础。同时,在这一时期还形成了一些专门的康复设施,如齐国宰相管仲就设立了康复机构,专门收容聋哑、偏瘫、肢体运动障碍、精神病、畸形等残疾患者予以康复调治。可以认为,这是我国最早的康复医疗设施。

汉晋时期,康复医学有了较大的发展,康复方法和手段不断丰富,记载康复内容的书籍也越来越多。如张仲景著《伤寒杂病论》,创立中医辨证论治体系,倡用药物、导引、吐纳、针灸、膏摩等综合治疗方法防治疾病,并记载了虚劳、血痹、消渴、心痛、中风后遗症等病证的具体康复治疗方法,至今对中医临床康复仍有重要的指导意义。长沙马王堆汉墓出土的导引帛画,绘有多种导引方法,并注明了其名称和主治病症,是现存最早的导引动作图解。张衡在《温泉赋》中已记载用温泉治病。在这一时期,华佗创立了五禽戏,模仿虎、鹿、熊、猿、鸟 5 种动物的动态,用以治疗疾病、延年益寿。五禽戏动作简朴,实用性强,既是体育运动,又是气功的康复疗法。它对后世有较大影响,先后传入日本、东南亚诸国、欧美等国家,在世界范围内都有较大的影响。英国著名科学家李约瑟认为,在欧美流行的医疗体操,就是在五禽戏等中国传统保健运动的基础上发展变化而来的。皇甫谧撰《针灸甲乙经》,集晋代以前针灸疗法之大成,对其基本理论、原则和方法进行了系统的整理,大大丰富了针灸康复的内容。葛洪从道教角度提出胎息法等,其所著的《肘后备急方》亦记载了较多的实例,以说明药物康复法和饮食康复法的实际应用。此后,陶弘景著《养性延命录》,从气功、导引、吐纳、按摩饮食、精神卫生等方面,来讨论疾病的康复治疗。

隋唐是我国封建社会的鼎盛时期,社会安定,经济繁荣,康复医学亦得到迅速发展。如隋代巢元方著的《诸病源候论》,列举了很多疾病,如痹病、风痹手足不遂(可能属脑血管意外)及心、肝等疾病,并针对这些病残,采用了 200 种余导引术势进行康复治疗,同时提出了许多康复治疗中的适应证和禁忌证,是我国古代记载康复医学内容最多的书籍。因此,目前有学者认为《诸病源候论》是我国第一部康复医学专著。唐代孙思邈著《备急千金要方》，专列"食疗"一门，对食疗康复法具有较大贡献，其中"五脏所宜食法"可以认为是最早适用于康复的营养食谱，同时书中还收集了针灸、推拿、药熨、熏洗、敷贴等多种外治法，大大丰富了中医康复治疗的手段。王焘撰的《外台秘要》，进一步充实和发展了《诸病源候论》的康复内容，对其中部分康复方法给予理论上的阐释，并对某些具体疾病的康复方法做了补充和完善。在此期间，官方还为残疾人专建了"养病坊"，类似现在的康复医院。唐朝太医署还设有按摩专科，配备专人进行按摩、导引等，以帮助患者康复。这些都标志着康复医学得到了进一步的发展。

宋元时期，随着中医学的发展及金元四大家的学术争鸣，中医康复学亦得到了较大的发展，中医康复的经验和方法也得到了系统的整理提高和广泛应用，大量的养生、气功、针灸、导引等专著相继问世。如宋代出版的方书《太平圣惠方》中记载了很多可用于康复的方药，要求对中风、虚劳、偏瘫、浮肿等病证采用药食结合的康复方法，列有多种药酒、药粥等，对后世中医康复医学的发展具有一定的影响。其后官方出版的《圣济总录》，详细记载了痹病、腰痛、胸痹等病证的康复治疗方法，如针灸、按摩、导引、气功等；赵自化的《四时养颐录》，陈直的《寿亲养老书》，无名医家的《四段锦》《八段锦》《百段锦》《易筋经》等，都记载了大量康复治疗的方法。

明清时期，药物疗法、食疗、药膳等方面发展较快，对于一些需要康复治疗的慢性疾病，如中风、偏瘫、痿病、痹病、消渴、浮肿等，已有了系统的康复治疗方法。如张景岳的《景岳全书》、李时珍的《本草纲目》等记载了不少康复方药，特别是王孟英的《随息居饮食谱》、曹庭栋的《老老恒言》等，都大量记载了药粥、药膳的制作和食用方法，对于老年病、慢性病的康复治疗具有重要的意义。沈金鳌著的《杂病源流犀烛》，在其卷首即列有"运动规法"，以说明每种疾病的恢复阶段，皆可用导引运动之法。

民国时期，中医康复医学的发展处于停滞状态。中华人民共和国成立后，政府大力扶持和振兴中医，随着中医药学的不断挖掘和整理，数千年形成的中医传统康复技术得以全面整理、继承和发扬。中医传统康复技术以其在临床实践中疗效显著和经济安全的优势越来越受到国内外的关注，其日趋完善的理论体系和多种行之有效的康复方法得到了系统的归纳总结。中医康复学作为一门独立学科已逐步形成，并随着中医药学的发展有了长足的进步，主要表现在近些年来具有我国特色的康复医疗机构的相继建立。1982 年卫生部在一些综合医院和疗养院中试办康复医疗机构，并将成功经验逐步向全国推广。在全国各地，不同层次的康复中心、康复医院、综合医院或疗养院中的中医康复科室，以及社区康复机构等相继建立，社会福利部门也开办了一些为残疾人、老年人服务的机构。为了适应各级康复机构快速发展的需要，国家号召大力培养中医康复技术专业人才，近年来部分高等中医院校在原有针灸学专业、推拿学专业的基础上，又成立了中医康复学专业、康复治疗学专业，旨在培养中西医结合型康复人才，能够满足临床康复的需要。此外，中医康复学相关学术活动蓬勃开展，学术交流机会日益增多，学术水平不断提高。1983 年，我国成立了第一个康复医学专业学术团体——中国康复医学会。1989 年 11 月在北京召开了第一届国际传统康复医学学术会议，先后出版了不同版本的《中医康复学》，并于 1986 年 2 月起公开发行《中国康复学杂志》，这一切都促进了中医康复学理论及临床水平的不断提高。

进入 21 世纪后,康复医学有了更加迅速的发展,具体体现在现代康复医学越来越重视个体功能康复、老年康复、社区康复、工程康复及康复治疗管理等。中医康复的工作目标与现代康复医学完全一致,旨在进一步提高患者的独立生活能力和生存质量,使其全面康复,尽早回归社会,达到康复医疗的最终目的。因此,中医康复一方面要不断吸取现代康复医学之长处,另一方面要充分发挥中医传统康复方法简便易行、经济安全、疗效显著等优势。中西医康复疗法的完美结合必将对我国乃至世界人民的康复医学事业的发展、提高人民的生存质量起到积极的作用。

三、中医康复学的特点

中医康复学的指导思想是中医学理论,虽然与中医临床医学、中医养生学的概念不同,但相互之间又存在着密切的联系。虽然其研究的对象、适应范围及其学科的名称有所不同,但在学术渊源、理论基础、方法技能等方面,却有着内在的联系。中医康复学不仅是中医临床医学的继续和发展,而且又有着自己的学科特点。

(一)预防与康复结合

预防,即"治未病"。中医康复学始终坚持综合的防治思想和方法,进行着预防、治疗、康复于一体的实践活动。在中医学的历史长河中,康复学这个支系的发展始终与民间的医疗实践有着密切的关系,具有深厚的生活基础。在人们日常生活保健及医家的临床实践中,预防、治疗、康复常融为一体,同时进行,所采用的方法都具有祛病延年的多重作用,如气功导引、食物调养、药物调摄、泉水饮浴、日光沐浴、情志调适等,其既能施于未病之先,又能用于既病之后;既可用于养生防病,又可用于医疗康复。正因为如此,中医康复学长期以来虽未能取得独立的地位,但康复学的思想和方法却散在地见于历代医籍及养生著作中,由此构成了中医康复的独特地位。

(二)长于功能康复

在功能康复方面,中医康复学的思想和方法具有特色及优势。由于在对人体生理、病理的认识上,中医具有详于脏腑功能而略于人体解剖结构的特点,故在治疗上强调功能的恢复。因此,在中医康复学方法中,无论药疗、食疗、针灸、推拿等,其作用的发挥均在于扶持正气,重建脏腑经络功能的平衡协调。即使是文娱、音乐、气功等也是通过调理七情而协调脏腑、经络功能,恢复体内阴阳平衡,以使气血通畅、营卫通达、形与神俱,达到功能恢复的目的。

(三)注重利用自然

自然界的变化,春夏秋冬、昼夜寒暑等无一不影响人体的生理功能,而人体在脏腑阴阳失调之时,又可以利用自然阴阳的变化来调节。因此,广泛运用自然环境、充分利用自然物质是中医康复学的又一特点。作为康复治疗的重要方法和手段,大自然为人类提供了丰富的物质环境,而自然中的空气、阳光、泉水、高山、森林、天然药、食物等,均可用来为康复服务,这是中医康复学历来所强调的。如对温泉的医疗作用,北魏郦道元的《水经注·易水·流水》中即载"……又东合温泉水,水出西北暄谷,其水温热若汤,能愈百疾";对于日光的作用,清代曹庭栋的《老老恒言·晨兴》指出"背日光而坐……脊梁得有微暖,能使遍体和畅";等等。由此足见利用自然物质进行康复医疗具有较悠久的历史。

(四)外治与内治结合

中医康复学突出外治方法,强调充分调动人体自然康复能力,也适当地结合内治法,培补元气,调整脏腑功能。从目前众多的中医康复疗法,如针灸疗法、推拿疗法、拔罐疗法、刮痧疗法、中药疗法、理筋正骨手法、传统运动疗法、精神情志疗法、文娱疗法、中医饮食疗法中可以看出,外治法在中医康复学中仍占主要地位,但并未忽略内治法,而是注重两者的有机结合,取外治和内治之所长,综合运用,灵活施治。

(五)药疗与食治并举

中医学认为"药食同源",在中医康复学内治方面,往往药食并举,参合运用,或首重食治,然后药之。食治包括食疗、食补、食养,具有使患者坚持长期服用而不厌恶的优点,有利于逐步调补阴阳气血,使其功能恢复。药疗则倾向于"无毒"性平,做到既能愈疾,又不伤正,使祛邪、扶正两者兼顾,其中孰主孰次,又当视具体情况而定。总之,在临床运用中,常常药食并用,以取得理想的效果。

(六)提倡"形神共养"

形神共养是指在中医康复中,不仅要注意形体的保养,而且要注意精神的调摄,使形体健康、精神健旺,身体和精神得到均衡发展。这是在形神统一观指导下所产生的中医康复学理论和实践,对临床康复至关重要。

形体与精神存在着对立统一的关系,欲使形体健全必当养神,《素问·疏五过论篇》曰:"精神内伤,身必败亡。"健全的形体是精力充沛、聪明智慧的物质保证,而精力充沛、乐观舒畅的精神状态又是形体强健的根本条件。中医康复理论认为,人体的一切疾患都可概括成形神失调的结果。因此,中医康复学离不开从形与神两方面进行调理。多种疾患导致的机体不得康复,不外乎重在伤形,或重在伤神,或由形及神,或由神及形,故必须善于调整破坏了的形神关系。金代刘完素《素问病机气宜保命集》曰:"全生之术,形气贵乎安,安则有伦而不乱;精神贵乎保,保则有要而不耗。故保养之道,初不离乎形气精神。"因此,中医康复学在具体康复方法上除运用康复训练、传统体育、针灸、按摩、食疗、药疗等治形的康复方法外,还突出了情志、文娱、音乐等治神的康复疗法,充分体现了形神共养的特色。

(七)强调动静结合

中医康复学强调心神宜静,形体宜动,即养心调神以静为主,形体保养以动为主,动静兼修,方收康复之效。这里的"静"并非绝对静止,而是指"精神专一",屏除杂念,也即指正常用心而无使太过。"动"也是相对概念,即运动当以促进精气流通、提高人体的气化作用为目的,从而加速康复,但应"劳而不倦",免生他变。因此,在中医康复医疗中,无论精神康复、功能康复和各种慢性疾病的康复,都突出动静结合这一特点,如传统锻炼运动项目太极拳、气功、五禽戏、八段锦、保健按摩等,都要求动静结合,强调"外动内静""以静御动"等。中医康复学的动静结合特点,是中医辨证思想的又一体现。

四、中医康复学与现代康复医学的关系

(一)现代康复疗法的分类

现代康复疗法包括运动疗法、物理因子(电、光、声、磁、水、蜡、压力等)疗法、作业疗法(功能性作业疗法、日常生活活动训练等)、言语疗法、心理疗法、文体疗法、康复工程、康复护理等多种康复治疗手段。康复临床工作一般是在康复医师的领导和协调下,由康复护士、物理治疗师、作业治疗师、言语治疗师、心理治疗师、假肢与矫形器师、文体治疗师、社会工作者和职业康复工作者等组成的康复医疗组,以定期召开的功能评定会为主要方式,全面、协调地实施康复医疗工作。

(二)现代康复疗法的特点

现代康复疗法是以身心功能障碍为主导,功能障碍可分为器官水平的病损、个体水平的残疾和社会水平的残障3个层次。现代康复疗法针对不同层次的障碍,具有不同的康复对策。如实施物理疗法和作业疗法,利用辅助器具,对个体能力障碍者进行活动能力的辅助和代偿,促进肢体功能的恢复,以提高其病、伤、残者日常生活活动能力。通过改造公共设施和社会环境,具有社会活动障碍的残障者能方便、平等地参与活动。在实施现代康复疗法的过程中,要求病、伤、残者积极主动地参与康复活动,尽可能地直接参与功能训练,提高个体活动能力,预防疾病或损伤造成的功能障碍和减轻残疾的影响。现代康复疗法主要在综合医院和专科医院的康复专科,以及康复中心进行。这些大型的康复机构具有康复设施完备,人才集中,有较高的专业技术水平,能解决病、伤、残者各种康复问题的优势。但我国人口多,看病难,人口老龄化问题严重,国家医疗负担大,亟需不断发展和完善社区康复,为社区病、伤、残者提供简便实用的康复服务。

现代康复疗法是随着物理医学、理疗学等不同学科的逐渐发展而形成的,具有雄厚的理论基础,包括神经生理学、运动生理学、功能解剖学、人体发育学等。现代康复疗法要求各种有效康复治疗手段和技术相结合,具有多科性、广泛性、社会性的特点,在实施过程中需以小组的工作方式,依靠团队协作。

(三)中医康复学与现代康复医学的联系与区别

中医康复学与现代康复医学作为康复医学的重要组成部分,两者在性质、内容和任务等方面,都有许多相同之处。二者的临床目的是一致的,都在于治愈伤、病者,同时最大限度地保存和恢复受伤、病影响的功能和能力;二者所采用治疗方法的核心点也是一致的,即功能训练。

但中医康复学与现代康复医学又有区别,主要表现在以下几点。现代康复医学:

①与现代科学尤其是物理学的发展联系更加紧密,充分利用现代科技的进步来完善康复工程学,在运用矫形器、假肢、助行器及其他辅助器具等补偿患者的形体与功能残缺方面占有相当优势,极大地改善了功能障碍患者的活动空间和自理能力,提高了患者的生存质量。②以小组的工作方式,依赖团队协作,进行多学科的合作,不同的康复专业人员从不同的角度共同为患者的功能障碍进行分析和康复性处理。③康复过程主要在大型的康复机构中进行,这些机构康复设施先进昂贵,专业人才集中,康复费用较高。中医康复学:①我国历代医家以中医学整体康复观和辨证康复观的学术思想为指导,以康复医疗的临床实践为依据,具有丰富的康复医疗经验。②通过对生理、病理现象的长期观察,在辨证的基础上,制定相应的康复医疗原则,采用一系列恰当的康复技能措施,通过针灸、推拿、导引、刮痧、拔罐、食疗、药物内外治法等多种传统康复技术手段联合使用,调整经络气血的运行,恢复正气,以改善和恢复身心功能。③整个康复过程不需要大型的仪器设备,具有操作简便、无严格场地要求、经济安全的优势,既适于大型康复中心或小型康复机构,又可在患者家中进行,开展康复自助。④更具特色的是中医康复常采用药物康复,所使用的中药大多为植物,更有许多药物就是食物,有"食药同源"之说。中医康复时中药的内服与外用,配合食疗药膳,进行整体调节,这是现代康复医学所欠缺的。

总而言之,中医康复学与现代康复医学的结合,是我国康复医学发展的导向,是康复医学的新模式。在康复医疗的工作中,东西方康复医学取长补短,相互融合,势必成为未来康复医学发展的主流趋势。

第一章　中医康复理论基础

中医康复的基本理论主要包括整体观、功能观、辨证观和正气观。本章从阴阳对立统一和五行生克制化等中医基础理论入手，阐述天人合一观、人与社会一体观、人的形神一体观、阴阳平衡一体观、人体功能的整体观；运用阴阳五行学说阐释人体的组织结构、生理功能以及部分疾病所导致的功能障碍；剖析六淫、七情和饮食劳逸等致病因素对五脏，六腑，气、血、津液功能障碍的影响，并运用中医四诊合参的方法对病症进行综合评定。在评定过程中，中医康复强调辨证与辨病相结合，根据辨证的结果确定相应的治疗原则和方法；强调传统康复技术与现代康复技术的相互渗透，通过综合的调节手段，达到整体康复的目的。

中医基础理论是中医康复学重要的组成部分，其内容主要包括人体的生理、病理、病因以及疾病的防治原则等基本理论知识。其内容共分阴阳，五行，藏象，气、血、津液，经络，病因病机，防治原则，诊法及辨证等部分叙述。这些内容是中医学理论体系的重要组成部分，它们来源于实践，又反过来指导实践，是学习中医学临床各科的基础，所以必须认真学习，切实掌握。

第一节　中医康复基本指导理论

中医康复学既不完全等同于康复医学，也不完全等同于中医治疗学。其基本理论观点主要包括整体观、功能观、辨证观和正气观等，具体如下。

一、整体观

中医理论认为，人体是由脏、腑、经、络、皮、肉、津、血、脉、筋、骨、髓及精、气、神等构成的一个有机的整体。人体的"形"与"神"在生理状态下是相互资生、相互依存的统一整体，以维持正常而协调的生理活动。在病理状态下，人体各部分之间往往也相互影响。可见，形神一体观是中医康复整体观的重要体现。同时，人作为自然万物之一，与万物同样是天地之气所生，遵循着自然法则与规律。人不仅是自然万物之一种，更重要的还是社会之一员。因而，人的性格、嗜好和某些疾病的发生都必然要受到社会地位、经济状况、职业、思想、文化和人与人之间关系的影响。由此可见，人与社会也是统一的，不可分割的。总之，中医康复学把自身形与神、人与自然、人与社会皆视为整体。

（一）天人合一观

我们的祖先早已认识到自然界环境与人体功能密切相关,称之为"天人合一"。其重要思想是:人和自然都是由"气"所构成,人生活于自然环境之中,是自然界组成的一个部分。阴阳学说和五行学说是古人认识、解释自然的方法论。阴阳学说认为世界由物质构成,物质世界是在阴阳二气的相互作用下发生与变化的。五行学说认为,构成物质世界的基本物质是木、火、土、金、水。人与自然息息相关,人的一切功能活动都受阴阳五行规律的限制。因此,传统中医学是通过阴阳学说和五行学说来阐明自然界生命规律和人体的功能活动的,学习和掌握阴阳五行对人体的生理功能和功能障碍的阐释,是应用传统康复技术的基础。

（二）人与社会一体观

中医康复的整体观思想还认为人体的功能与社会同样密不可分,即人与社会一体观,人与社会是统一的整体。人是社会的一员,所以复杂的、不断变迁的社会因素会直接或间接地影响人的性格、思想、习惯和一些疾病的发生及其功能障碍的康复过程,这些观念符合现代生物-心理-社会医学模式。

（三）形神一体观

形神学说是中医康复学整体观理论的内容之一,它是在唯物主义自然观的基础上形成的。形即形体;神,广义包括生理性或功能障碍时外露的征象等外在表现,狭义是指精神意识思维活动。在中医学理论中,"神"的含义有三:一是指自然界物质的变化功能;二是指人体生命的一切活动;三是指人的精神意识。自然界物质变化与人体功能的关系可用阴阳五行学说阐释,因此,我们在理解形神一体观时主要是指人体生命活动和精神意识与人体脏、腑、气、血、津液等物质之间互为一体的关系。

（四）人体功能整体观

中医康复理论不但认为构成人体的各个组成部分是不可分割的,而且认为在功能上是相互为用、相互影响的。人体功能整体观贯穿于中医学病因病机、脏腑气血经络的生理功能、功能障碍的康复评定及中医康复方法的应用等各个方面。

二、功能观

中医康复学是一门以"功能"为核心的综合性学科。因此,功能康复是其主要的治疗目的。中医康复功能观,正是在整体观和恒动观的指导下,发掘、提高、加强功能障碍者的潜在能力和残存功能,减轻或消除病、伤、残等带来的身心障碍,最大限度地恢复受损的各种功能,恢复生活和职业能力的一种观点。而"形神合一"是中医康复功能观的重要体现。功能康复包含了"神"与"形"整合,即形与神俱、形神合一。患者能否重返社会,或其与社会结合程度的高低,基于其机体形神功能恢复的强弱程度。形神功能恢复的程度直接影响能力的高低,进而影响康复水平。

（一）脏腑功能

脏腑，是内脏的总称。按脏腑的生理功能特点，可分为五脏、六腑、奇恒之腑。五脏，即心、肝、脾、肺、肾；六腑，即胆、胃、小肠、大肠、膀胱、三焦；奇恒之腑，即脑、髓、骨、脉、胆、女子胞（子宫）。五脏的共同生理特点是化生和贮藏精气；六腑的共同生理特点是受盛和传化水谷；奇恒之腑，是因这一类腑的形态及其生理功能均有异于"六腑"，不与水谷直接接触，而是一个相对密闭的组织器官，还具有类似于脏的贮藏精气的作用，故称奇恒之腑。《素问·五脏别论》曰："五脏者，藏精气而不泻也，故满而不能实。六腑者，传化物而不藏，故实而不能满也。所以然者，水谷入口，则胃实而肠虚；食下，则肠实而胃虚。故曰，实而不满，满而不实也。"脏与腑的区别，不仅说明其生理功能特点，而且也具有指导康复实践的意义。如脏病多虚，腑病多实；脏实者可泻其腑，腑虚者可补其脏等，至今仍是指导中医康复技术运用的准则。

（二）气血津液功能

气、血、津液是机体的脏腑、经络等组织器官进行生理活动的能量来源。它们的生成和代谢，又依赖于脏腑、经络等组织器官功能的正常活动。因此，无论是维持人体正常功能还是功能障碍的发生与康复，均与气、血、津液和脏腑、经络等组织器官功能密切关联。

（三）经络功能

经络学说贯穿于人体功能活动，功能障碍的诊断、评定和治疗全程，对各种功能障碍的康复技术，尤其是针灸、推拿、中药等中国传统康复技术，都具有极其有效的指导作用。

三、辨证观

中医治疗疾病离不开辨证论治。辨证是中医临床治疗的前提和依据，辨证康复亦是中医康复的前提和依据。中医康复从辨证立论，一方面通过观察、分析患者的反应状态，探寻其引起病、伤、残的原因，针对原因采取康复措施；另一方面又充分考虑个体差异性，需要因人因时因地制宜，采用不同的康复方法，使其更加切中功能需求。在中医康复治疗过程中，辨证不但包含了外在形体功能障碍的诊察，也包含了对内在生理功能障碍的辨识，而外在形体功能障碍的改善与内在生理功能障碍的改善有因果关系。在整体康复观念中已指出，人与自然环境、社会环境是相互联系的，不同地点、时间及患者机体的反应性不同，或处于不同的发展阶段，采取的康复方法不同，因此在诊断、评定及康复中应辨证地选取适宜的技术和方法。

（一）整体辨证指导功能障碍康复

辨证论治是中医认识疾病和治疗疾病的基本原则，是中医学对疾病的一种特殊的研究和处理方法，也是中医学的基本特点之一。证，是机体在疾病发展过程中某一阶段的病理概括。它包括了病变的部位、原因、性质以及邪正关系，反映疾病发展过程中某一阶段病理变化的本质，因而它比症状更全面、更深刻、更正确地揭示了疾病的本质。所谓辨证,就是将四诊所收集的资料、症状和体征进行分析、综合,辨清疾病的原因、性质、部位以及邪正之间的关系,概括、判断为某种性质的证。论治,则是根据辨证的结果,确定相应的治疗方法。辨证是决定治疗的前提和依据,论治是治疗疾病的手段和方法。通过辨证论治的效果可以检验辨证论治的正确与否。辨证论治的过程,就是认识疾病和解决疾病的过程。辨证和论治,是诊治疾病过程中将理论和实践相结合的体现,是理法方药在临床上的具体运用,是指导中医康复临床工作的基本原则。

(二)脏腑功能障碍辨证

脏腑功能障碍辨证,是根据脏腑功能异常表现的证候进行分析归纳,借以推究导致功能障碍原因的一种辨证方法,是运用中医康复技术之前对脏腑功能的评定。脏腑功能辨证,包括五脏功能障碍辨证、六腑功能障碍辨证、脏和腑合并功能障碍辨证三个部分。其中五脏功能障碍辨证是脏腑功能障碍辨证的主要内容。由于脏腑之间具有表里的关系,在功能上容易相互影响,故本书将六腑的功能障碍辨证部分归纳在五脏的功能障碍辨证之中。

(三)气血津液功能障碍辨证

气血津液功能障碍辨证,就是运用脏腑学说中有关气血津液的理论,分析气血津液病变所反映的不同功能障碍证候。由于气血津液都是脏腑功能活动的物质基础,而它们的生成及运行又有赖于脏腑的功能活动。因此,脏腑发生功能障碍,可以影响气血津液的功能变化;而气血津液的功能改变,也必然要影响脏腑的功能。所以,气血津液功能障碍的辨证应与脏腑功能辨证互参。

(四)经络功能障碍辨证

当外邪侵入人体,经气失常,不能发挥卫外作用,病邪会通过经络逐渐传入脏腑;反之,如果内脏发生病变,同样也循着经络反映于体表。因此,根据患者体表的某一部位所出现的疼痛等症状,便可明确地辨别其为某经、某脏、某腑的病变。正由于经络系统能够有规律地反映出若干证候,因此临床根据这些证候,有助于推断疾病发生于何经、何脏、何腑,从而进一步确定病变性质及其发展趋势。

四、正气观

中医康复对功能障碍的恢复注重提高人体的正气,同时对存在邪气者以祛除邪气,达到扶正祛邪、促进功能恢复的目的。

正能胜邪则不发生功能障碍:邪气入侵时,正气奋起抗邪,正气强盛,抗邪有力,则病邪难以入侵或侵入后即被正气及时消除,不影响脏腑经络功能,不会导致功能障碍。

邪胜正负则发生功能障碍:在正邪斗争过程中,若邪气偏胜,正气相对不足,邪胜正负,从而使脏腑阴阳、气血失调,气机逆乱,便可导致功能障碍的发生。

第二节　阴阳学说

阴阳学说,是研究阴阳的内涵及其运动变化规律,并用以阐释宇宙间万事万物的发生、发展和变化的一种古代哲学理论。它是中国古代朴素的对立统一理论,是古人探索宇宙本原和解释宇宙变化的一种世界观和方法论。阴阳学说认为世界是物质性的整体,世界本身是阴阳二气对立统一的结果。如《素问·阴阳应象大论》说"清阳为天,浊阴为地;地气上为云,天气下为雨"。宇宙间的任何事物,都包含着阴和阳相互对立的两个方面,如白昼和黑夜、天气晴朗和阴雨、炎热和寒冷、运动状态的躁动和静止等。阴和阳的对立统一矛盾运动是宇宙间一切事物内部所固有的;宇宙间一切事物的发生、发展和变化,都是阴和阳的对立统一矛盾运动的结果。所以《素问·阴阳应象大论》说"阴阳者,天地之道也,万物之纲纪,变化之父母,生杀之本始,神明之府也"。神明,也就是指物质世界无穷变化的意思。

阴阳,是对自然界相互关联的某些事物和现象对立双方的概括,即含有对立统一的概念。阴和阳,既可代表相互对立的事物,又可用以分析一个事物内部所存在着的相互对立的两个方面。阴和阳代表着相互对立又相互关联的事物属性。一般来说,凡是剧烈运动着的、外向的、上升的、温热的、明亮的,都属于阳;相对静止着的、内守的、下降的、寒冷的、晦暗的,都属于阴。任何事物,虽然均可以阴阳的属性来区别,但必须指出:用阴阳来概括或区分事物的属性,必须是相互关联的一对事物,或是一个事物的两个方面,才具有实际意义。如果两者不是相互关联的,不是统一体的对立双方,也就不能用阴阳来区分其相对属性及其相互关系,因而也就没有实际意义。

事物的阴阳属性,并不是绝对的,而是相对的。这种相对性,一方面表现为在一定的条件下,阴和阳之间可以发生相互转化,即阴可以转化为阳,阳也可以转化为阴。另一方面,体现于事物的无限可分性上,即《类经·阴阳类》说的"阴阳者,一分为二也"。例如,昼为阳,夜为阴,而上午与下午相对而言,则上午为阳中之阳,下午为阳中之阴;前半夜与后半夜相对而言,则前半夜为阴中之阴,后半夜为阴中之阳。所以说,阴阳之中仍有阴阳可分。

由此可见,宇宙间的任何事物都可以概括为阴和阳两类,任何一种事物内部又可分为阴和阳两个方面,而每一事物中的阴或阳的任何一方,还可以再分阴阳。这种事物既相互对立而又相互联系的现象,在自然界是无穷无尽的。所以《素问·阴阳离合论》说:"阴阳者,数之可十,推之可百,数之可千,推之可万,万之大不可胜数,然其要一也。"

阴阳学说作为中医学特有的思维方法,广泛用来解释人体的生命活动、疾病的发生原因和病理变化,并指导着疾病的诊断和防治,成为中医学理论体系的重要组成部分。

一、阴阳学说的基本内容

(一)阴阳的对立制约

阴阳对立制约,是指属性相反的阴阳双方在一个统一体中的相互斗争、相互制约和相互排斥。

阴阳学说认为自然界一切事物或现象都存在着相互对立的阴阳两个方面,如上与下、左与右、动与静、昼与夜、明与暗、寒与热、水与火等。阴阳既是对立的,又是统一的。换句话说,对立是二者之间相反的一面,统一是二者之间相成的一面。没有对立也就没有统一,没有相反也就没有相成。阴阳两个方面的相互对立,主要表现于它们之间的相互制约、相互消长。阴与阳相互制约和相互消长的结果,取得了统一,即取得了动态平衡,称为"阴平阳秘"(《素问·生气通天论》)。如春、夏、秋、冬四季有温、热、凉、寒的气候变化,春夏之所以温热,是因为春夏阳气上升抑制了秋冬的寒凉之气;秋冬之所以寒冷,是因为秋冬阴气上升抑制了春夏温热之气。这是自然界阴阳相互制约、相互消长的结果。

阴阳相互制约的过程,也就是相互消长的过程,没有消长,也就没有制约。人的机体之所以能进行正常的生命活动,就是阴与阳相互制约、相互消长取得统一(动态平衡)的结果。只有阴与阳之间相互制约、相互消长,事物才能发展变化,自然界才能生生不息。任何事物互相对立着的一方面,总是通过消长对另一方面起着制约的作用。人体处于正常生理状态下,阴阳两个对立着的方面,也是处在互相制约、互相消长的动态之中。所谓"阴平阳秘",也是阴阳在对立制约和消长中所取得的动态平衡。如果这种动态平衡遭到破坏,即是疾病的形成。《素问·阴阳应象大论》所说"阴胜则阳病,阳胜则阴病",就说明了阴阳的制约、消长失调,就要导致疾病的发生。

(二)阴阳的互根互用

阴和阳是对立统一的,二者既相互对立,又相互依存,任何一方都不能脱离另一方而单独存在。如上为阳,下为阴;没有上也就无所谓下;没有下,也就无所谓上。左为阳,右为阴;没有左,就无所谓右;没有右,也就无所谓左;等等。所以说,阳依存于阴,阴依存于阳,每一方都以其相对的另一方的存在为自己存在的条件。如《医贯砭·阴阳论》说:"阴阳又各互为其根,阳根于阴,阴根于阳;无阳则阴无以生,无阴则阳无以化。"阴阳之间的这种互相依存关系,称为阴阳的互根互用。

阴和阳之间的互根互用体现在以下几个方面。①相对物质之间的相互依存关系:就组成人体和维持人体生命活动的最基本物质——气和血的关系而言,气属于阳,血属于阴;气为血之帅,血为气之府,二者是互根互用的。②机体的相对功能之间的相互依存关系:如人体最本质的生理功能是兴奋和抑制,兴奋属阳,抑制属阴,没有兴奋,也就无所谓抑制;没有抑制,也就无所谓兴奋,二者之间也是互根互用的。③物质与功能之间的相互依存关系:物质属阴,功能属阳,功能是物质运动的结果,世界上没有不运动的物质,因而也就不存在没有功能的物质和没有物质运动的功能,二者之间同样存在着互根互用的关

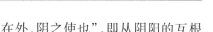

系。《素问·阴阳应象大论》说"阴在内,阳之守也,阳在外,阴之使也",即从阴阳的互根互用理论,高度概括了机体的物质与物质之间、功能与功能之间、功能与物质之间的相互依存关系。

阳依赖于阴而存在,阴也依赖于阳而存在;没有阴也就无以言阳,没有阳亦无以言阴。如果由于某些原因,阴和阳之间这种互根互用关系遭到了破坏,就会导致"孤阴不生,独阳不长",甚至"阴阳离决,精气乃绝"而死亡。也就是说,机体的物质与物质之间、功能与功能之间、功能与物质之间的互根互用关系失常,机体的生生不息之机也就遭到破坏,甚则"阴阳离决,精气乃绝"而死亡。

此外,阴阳的互根互用,又是阴阳转化的内在根据。这是由于阴和阳是指相关事物的对立双方,或本是一个事物内部的对立双方,因而阴和阳可以在一定的条件下各自向着自己相反的方面转化。如果阴和阳之间不存在互根互用的关系,也即是说阴和阳之间不是处在一个统一体中,那就不可能发生相互转化的关系。

(三) 阴阳的消长平衡

阴阳消长是指对立互根的阴阳双方不是一成不变的,而是处于不断的增长和消减的变化之中。阴阳双方在彼此消长的运动过程中保持着动态平衡。阴阳的消长平衡包括阴阳皆消皆长、阴阳互为消长等。阴阳平衡是指阴阳双方在相互斗争、相互作用中处于大体均势的状态,即阴阳协调和相对稳定状态。

阴阳的消长平衡,符合于事物的运动是绝对的,静止是相对的;消长是绝对的,平衡是相对的规律。也就是说,在绝对运动之中包含着相对的静止,在相对的静止之中又蕴伏着绝对的运动;在绝对的消长之中维持着相对的平衡,在相对的平衡之中又存在着绝对的消长。事物就是在绝对的运动和相对的静止、绝对的消长和相对的平衡之中生化不息而得到发生和发展的。阴阳的消长虽然是绝对的,平衡虽然是相对的,但决不能忽视相对平衡的重要性和必要性。因为只有不断地消长和不断地平衡,才能推动着事物的正常发展,对人体来说也就能维持正常的生命活动。如果只有"阴消阳长"而无"阳消阴长",或只有"阳消阴长"而无"阴消阳长",即破坏了阴阳的相对平衡,形成阴或阳的偏盛或偏衰,导致阴阳的消长失调。对人体来说,也即是病理状态。所以《素问·阴阳应象大论》说:"阴胜则阳病,阳胜则阴病;阳胜则热,阴胜则寒。"

如以四时气候变化而言,从冬至春及夏,气候从寒冷逐渐转暖变热,即是"阴消阳长"的过程。由夏至秋及冬,气候由炎热逐渐转凉变寒,即是"阳消阴长"的过程。四时气候的变迁,寒暑的更易,实际上即是反映了阴阳消长的过程。其中虽有"阴消阳长""阴长阳消"的不同,但从一年的总体来说,还是处于相对的动态平衡的。

如以人体的生理功能而言,白天阳盛,故机体的生理功能也以兴奋为主;黑夜阴盛,故机体的生理功能也以抑制为主。子夜一阳生,日中阳气隆,机体的生理功能由抑制逐渐转向兴奋,即是"阴消阳长"的过程;日中至黄昏,阳气渐衰,阴气渐盛,机体的生理功能也从兴奋逐渐转向抑制,即是"阳消阴长"的过程。所以说,阴阳的消长平衡,不是绝对的、静止的平衡状态,而是相对的、动态的平衡。

(四)阴阳的相互转化

阴阳转化是指事物的总体属性,在一定的条件下可以各自向其相反的方向转化,即阴可以转化为阳,阳也可以转化为阴。阴阳对立双方之所以能够相互转化,是因为对立的双方已相互倚伏着向其对立面转化的因素。

阴阳的转化,必须具备一定的条件。"四时之变,寒暑之胜,重阴必阳,重阳必阴。故阴主寒,阳主热。故寒甚则热,热甚则寒。故曰:寒生热,热生寒,此阴阳之变也"(《灵枢·论疾诊尺》)。"重阴必阳,重阳必阴""寒极生热,热极生寒"(《素问·阴阳应象大论》)。这里的"重"和"极"就是促进转化的条件,阴有了"重"这个条件,就会转化为阳;阳有了"重"这个条件,就会转化为阴。寒在"极"的条件下,便可向热的方向转化;热在"极"的条件下,便可向寒的方向转化。在这里,条件是主要的,没有一定的条件,阴阳便不能转化。

从四季气候变迁来看,由春温发展到夏热之极点,就是向寒凉转化的起点;秋凉发展到冬寒之极点,就是逐渐向温热转化的起点。昼夜的更迭和自然界云雨的变化也是如此。就生理而言,抑制和兴奋的互相转化,也是如此。在疾病的发展过程中,由阳转阴,由阴转阳的变化,是常常可以见到的。如某些急性温热病,由于热毒极重,大量耗伤机体元气,在持续高热的情况下,可突然出现体温下降、面色苍白、四肢厥冷、脉微欲绝等阳气暴脱的危象。这种病证变化即属于由阳证转化为阴证。此时,若抢救及时,处理得当,四肢转温,色脉转和,阳气得以恢复,病情又可出现好的转机。再如寒饮中阻之患者,本为阴证,但由于某种原因,寒饮可以化热,也就是阴证可以转化为阳证。从辩证唯物论的观点看,阴阳的互相转化是有条件的。上述两个病例中,前者的热毒极重,阳气随津液外泄而亡脱,后者的寒饮郁而化热,是促成阴阳互相转化的条件。

综上所述,阴和阳是事物的相对属性,因而存在着无限可分性;阴阳的对立制约、互根互用、消长平衡和相互转化等,是说明阴和阳之间的相互关系不是孤立的、静止不变的,它们之间是互相联系、互相影响、相反相成的。理解了这些最基本的观点,进而理解中医学对阴阳学说的运用,是比较容易的。

二、阴阳学说在中医学中的应用

阴阳学说贯穿于中医学理论体系的各个方面,用来说明人体的组织结构、生理功能、疾病的发生发展规律,并指导着临床诊断和治疗。

(一)说明人体的组织结构

人体是一个有机整体。组成人体的所有脏腑、经络、形体组织,既有联系,又可根据其所在部位、功能特点划分为相互对立的阴阳两部分。

根据阴阳对立统一的观点,人体是个有机整体,人体内部充满着阴阳对立统一的关系。所以说"人生有形,不离阴阳"(《素问·宝命全形论》)。人体一切组织结构,既是有机联系的,又可以划分为相互对立的阴阳两部分。"夫言人之阴阳,则外为阳,内为阴,言人身之阴阳,则背为阳,腹为阴。言人身之脏腑中阴阳,则脏者为阴,腑者为阳。肝、心、脾、肺、肾五脏皆为阴,胆、胃、大肠、小肠、膀胱,三焦六腑皆为阳"(《素问·金匮真言论》)。

人体脏腑组织的阴阳属性,就大体部位来说,上部为阳,下部为阴;体表属阳,体内属阴。就其背腹四肢内外侧来说,则背属阳,腹属阴;四肢外侧为阳,四肢内侧为阴。以脏腑来分,五脏属里,藏精气而不泻,故为阴;六腑属表,传化物而不藏,故为阳。五脏之中,又各有阴阳所属,即心、肺居于上部(胸腔)属阳,肝、脾、肾位于下部(腹腔)属阴。如具体到每一脏腑,则又有阴阳之分,如心有心阴、心阳;肾有肾阴、肾阳;等等。"是故内有阴阳,外亦有阴阳。在内者,五脏为阴,六腑为阳;在外者,筋骨为阴,皮肤为阳"(《灵枢·寿夭刚柔》)。

总之,人体组织结构的上下、内外、表里、前后各部分之间,以及内脏之间,无不包含着阴阳的对立统一。

(二)说明人体的生理功能

对于人体的生理功能,无论是生命活动的整体还是就其各个部分,都可以用阴阳来概括说明。中医学认为人体的正常生命活动,是阴阳两个方面保持着对立统一协调关系的结果。如以功能与物质相对而言,则功能属于阳,物质属于阴。物质与功能之间的关系,就是这种对立统一关系的体现。人体的生理活动是以物质为基础的,没有物质的运动就无以产生生理功能,而生理活动的结果,又不断促进着物质的新陈代谢。人体功能与物质的关系,也就是阴阳相互依存、相互消长的关系。如果阴阳不能相互为用而分离,人的生命也就终止了,所以说"阴平阳秘,精神乃治;阴阳离决,精气乃绝"(《素问·生气通天论》)。

(三)说明人体的病理变化

人体的正常生命活动,是阴阳两个方面保持着对立统一的协调关系,处于动态平衡的结果。疾病的发生标志着这种协调平衡的破坏。阴阳是互根互用的,又是互为制约消长的,所以阴阳失调就会导致阴阳的偏盛偏衰而发生疾病。但疾病的发生和发展关系到正气和邪气两个方面。正气,实质上即是指整个机体的结构与功能,包括人体对疾病的抵抗力等;邪气,泛指各种致病因素。正气和邪气,均可以用阴阳来区分其属性;它们之间的相互作用、相互斗争的情况,皆可用阴阳的消长失调,即偏盛偏衰来概括说明。正气分阴阳,包括阴液和阳气两部分;邪气亦有阴邪和阳邪之分,如六淫致病因素中的寒、湿为阴邪,风、暑、热(火)、燥为阳邪。疾病的过程,多为邪正斗争的过程,其结果是引起机体的阴阳偏胜偏衰,所以无论疾病的病理变化如何复杂,都不外乎阴阳的偏胜偏衰。

1. 阴阳偏胜　即阴偏胜、阳偏胜,是属于阴或阳任何一方高于正常水平的病变。《素问·阴阳应象大论》指出:"阴胜则阳病,阳胜则阴病。阳胜则热,阴胜则寒。"阳胜则热,阳胜则阴病:阳胜一般是指阳邪致病,是阳的绝对亢盛;但阳长则阴消,阳偏胜必然要导致伤阴,故说阳胜则阴病。"阳胜则热",是指因阳邪所致疾病的性质而言;"阳胜则阴病",是指阳胜的病变必然损伤人体的阴液。

阴胜则寒,阴胜则阳病:阴胜一般是指阴邪致病,是阴的绝对偏盛,但阴长则阳消,阴偏胜必然要导致阳衰,故说阴胜则阳病。"阴胜则寒",是指因阴邪所致疾病性质而言;

"阴胜则阳病",则是指阴胜的病变必然损伤人体的阳气。

2.阴阳偏衰　即阴虚、阳虚,是属于阴或阳任何一方低于正常水平的病理状态。《素问·调经论》指出:"阳虚则外寒,阴虚则内热。"根据阴阳动态平衡的原理,阴或阳任何一方的不足,必然导致另一方相对的亢盛。阳虚则寒:阳虚是指人体的阳气虚损,阳虚不能制约阴,则阴相对偏盛而出现寒象,如面色苍白、畏寒肢冷、神疲倦卧、自汗、脉微等"阳虚则寒"的虚寒证。阴虚则热:阴虚是人体的阴液不足,阴虚不能制约阳,则阳相对偏亢而出现热象,如潮热、盗汗、五心烦热、口干舌燥、脉细数等"阴虚则热"的虚热证。

综上所述,尽管疾病的病理变化复杂多端,但均可用阴阳失调(偏胜偏衰)来概括说明。"阳胜则热,阴胜则寒;阳虚则寒,阴虚则热",是中医学的病机总纲。

3.阴阳互损　由于阴阳之间互根互用,所以在阴阳偏衰到一定程度时,就会出现阴损及阳、阳损及阴的阴阳互损的情况。阳损及阴,阴损及阳,阴阳俱损:根据阴阳互根的原理,机体的阴或阳任何一方虚损到一定程度,必然导致另一方的不足。阳虚至一定程度时,因阳虚不能化生阴液,而同时出现阴虚的现象,称"阳损及阴"。同样,阴虚至一定程度时,因阴虚不能化生阳气,而同时出现阳虚的现象,称"阴损及阳"。"阳损及阴"或"阴损及阳",最终导致"阴阳两虚"。阴阳两虚并不是阴阳对立处于低水平的平衡状态,同样存在着偏于阳虚或偏于阴虚的不同。

4.阴阳转化　人体阴阳失调而出现的病理现象,还可以在一定的条件下,各自向相反的方向转化,即阳证可以转化为阴证,阴证可以转化为阳证。所谓"重寒则热,重热则寒""重阴必阳,重阳必阴"。

(四)用于疾病的诊断

中医诊断疾病的过程包括诊察疾病和辨识证候两个方面。由于疾病的发生发展变化的内在原因在于阴阳失调,所以任何疾病,尽管它的临床表现错综复杂,千变万化,但都可用阴或阳来加以概括说明。故曰:"善诊者,察色按脉,先别阴阳。"

在辨证方面,虽有阴、阳、表、里、寒、热、虚、实八纲,但八纲中又以阴阳作为总纲,表、实、热属阳;里、虚、寒属阴。八纲就是以阴阳作为总纲的。在临床辨证中,首先要分清阴阳,才能抓住疾病的本质,做到执简驭繁。阴阳,大则可以概括整个病证是属阴证、属阳证,小则可分析四诊中一个具体脉症。如以下几种。

1.色泽的阴阳　从色泽的明暗,可以辨别病情的阴阳属性。色泽鲜明为病属于阳,色泽晦暗为病属于阴。

2.声息的阴阳　观察呼吸气息的动态,听其发出的声音,可以区别病情的阴阳属性。语声高亢洪亮,多言而躁动者,多属实、属热,为阳;语声低微无力,少言而沉静者,多属虚、属寒,为阴。呼吸微弱,多属于阴证;呼吸有力,声高气粗,多属于阳证。

3.脉象分阴阳　以部位分,则寸为阳,尺为阴;以脉动过程分,则至(起)者为阳,去(伏)者为阴;以至数分,则数者为阳,迟者为阴;以形态分,则浮大洪滑为阳,沉小细涩为阴。故《素问·脉要精微论》说:"微妙在脉,不可不察,察之有纪,从阴阳始。"

总之,无论望、闻、问、切四诊,都应以分别阴阳为首务,只有掌握住阴阳的属性,才能在辨证中正确地区别阴阳。所以说:"凡诊病施治,必须先审阴阳,乃为医道之纲领,阴阳

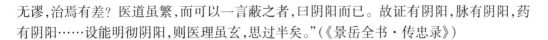

无谬,治焉有差? 医道虽繁,而可以一言蔽之者,曰阴阳而已。故证有阴阳,脉有阴阳,药有阴阳……设能明彻阴阳,则医理虽玄,思过半矣。"(《景岳全书·传忠录》)

(五)用于疾病的治疗

疾病发生发展的根本原因是阴阳失调。因此,调整阴阳,补其不足,泻其有余,恢复阴阳的相对平衡,就是治疗的基本原则。故曰"谨察阴阳所在而调之,以平为期"(《素问·至真要大论》)。阴阳学说用以指导疾病的治疗,一是确定治疗原则,二是归纳药物的性能。

1. 指导养生　养生,又称"摄生",即保养生命之意。养生的目的,一是延年,二是防病。注重养生是保持身体健康无病的重要手段,而其最根本的原则就是要"法于阴阳",即遵循自然界阴阳的变化规律来调养人体的阴阳,使人体中的阴阳与四时阴阳的变化相适应,以保持人与自然界的协调统一。《素问·四气调神大论》说:"夫四时阴阳者,万物之根本也,所以圣人春夏养阳,秋冬养阴,以从其根,故与万物沉浮于生长之门。逆其根,则伐其本,坏其真矣。"依据"春夏养阳,秋冬养阴"的原则,对"能夏不能冬"的阳虚阴盛体质者,夏用温热之药预培其阳,则冬不易发病;对"能冬不能夏"的阴虚阳亢体质者,冬用凉润之品预养其阴,则夏不得发病。此即所谓"冬病夏治""夏病冬养"之法。

2. 确定治疗原则　阴阳失调是疾病的基本病机,阴阳的偏胜偏衰和互损又是其基本表现形式,因而在把握阴阳失调状况的基础上,用药物、针灸等方法调整其偏胜偏衰和互损,恢复阴阳的协调平衡,是治疗疾病的基本原则之一。

(1)阳阳偏胜的治疗原则:阴阳偏胜,即阴或阳的一方偏盛,为有余之证。由于阳胜则阴病,阳胜则热,阳热盛易于损伤阴液。阴胜则阳病,阴胜则寒,阴寒盛易于损伤阳气。故在调整阴阳的偏胜时,应注意有无相应的阴或阳偏衰的情况存在。若阴或阳偏胜而其相对的一方并没有构成虚损时,即可采用"损其有余"的方法。若其相对一方有偏衰时,则当兼顾其不足,配合以扶阳或益阴之法。阳胜则热属实热证,宜用寒凉药以制其阳,治热以寒,即"热者寒之"。阴胜则寒属寒实证,宜用温热药以制其阴,治寒以热,即"寒者热之"。因二者均为实证,所以称这种治疗原则为"损其有余",即"实者泻之"。

(2)阴阳偏衰的治疗原则:阴阳偏衰,即阴或阳的一方不足,或为阴虚,或为阳虚。阴虚不能制阳而致阳亢者,属虚热证,一般不能用寒凉药直折其热,须用"壮水之主,以制阳光"(《素问·至真要大论》王冰注)的方法,即用滋阴壮水之法,以抑制阳亢火盛。《内经》称这种治疗原则为"阳病治阴"(《素问·阴阳应象大论》)。若阳虚不能制阴而造成阴盛者,属虚寒证,不宜用辛温发散药以散阴寒,须用"益火之源,以消阴翳"(《素问·至真要大论》王冰注)的方法,即用扶阳益火之法,以消退阴盛。《内经》称这种治疗原则为"阴病治阳"(《素问·阴阳应象大论》)。

对阴阳偏衰的治疗,张景岳根据阴阳互根的原理,提出了阴中求阳,阳中求阴的治法,他说:"善补阳者,必于阴中求阳,则阳得阴助而生化无穷;善补阴者,必于阳中求阴,则阴得阳升而泉源不竭。"(《景岳全书·新方八阵·补略》)

总之,治疗的基本原则是泻其有余,补其不足。阳盛者泻热,阴盛者祛寒;阳虚者扶阳,阴虚者补阴,以使阴阳偏胜偏衰的异常现象,复归于平衡协调的正常状态。

3.归纳药物的性能　　阴阳学说用于疾病的治疗,不仅用于确定治疗原则,而且也用于概括药物的性能,作为指导临床用药的根据。治疗疾病,不但要有正确的诊断和确切的治疗方法,还必须熟练地掌握药物的性能。根据治疗方法,选用适宜药物,才能收到良好的疗效。药物的性能,一般来说,主要靠它的气(性)、味和升降浮沉来决定,而药物的气、味和升降浮沉,又皆可用阴阳来归纳说明。

(1)药性:主要是寒、热、温、凉 4 种药性,又称"四气"。其中寒凉属阴(凉次于寒),温热属阳(温次于热)。能减轻或消除热证的药物,一般属于寒性或凉性,如黄芩、栀子等。反之,能减轻或消除寒证的药物,一般属于温性或热性,如附子、干姜之类。

(2)五味:就是辛、甘、酸、苦、咸 5 种味。有些药物具有淡味或涩味,所以实际上不止5 种,但是习惯上仍然称为 5 种。其中辛、甘、淡属阳,酸、苦、咸属阴。《素问·至真要大论》说:"辛甘发散为阳,酸苦涌泄为阴,咸味涌泄为阴,淡味渗泄为阳。"

(3)升降浮沉:升是上升,降是下降,浮为浮散,沉为重镇等作用。大抵具有升阳发表、祛风散寒、涌吐、开窍等功效的药物,多上行向外,其性升浮,升浮者为阳;而具有泻下、清热、利尿、重镇安神、潜阳熄风、消导积滞、降逆、收敛等功效的药物,多下行向内,其性皆沉降,沉降者为阴。

总之,治疗疾病,就是根据病证的阴阳偏胜偏衰情况,确定治疗原则。再结合药物性能的阴阳属性,选择相应的药物,以纠正由疾病引起的阴阳失调状态,从而达到治愈疾病之目的。

第三节　五行学说

五行,即是木、火、土、金、水 5 种物质及其运动变化。我国古代人民在长期的生活和生产实践中,认识到木、火、土、金、水是不可缺少的最基本物质,故五行最初称作"五材"。如《左传》说"天生五材,民并用之,废一不可"。《尚书》中说得更清楚:"水火者,百姓之所饮食也;金木者,百姓之所兴作也;土者,万物之所资生,是为人用。"

五行学说是研究木火土金水五行的概念、特性、生克制化乘侮规律,并用于阐释宇宙万物的发生、发展、变化及相互关系的一种古代哲学思想,属于中国古代唯物论和辩证法范畴。五行学说认为,宇宙间的一切事物都是由木、火、土、金、水 5 种基本物质所构成的,自然界各种事物和现象的发展变化,都是这 5 种物质不断运动和相互作用的结果。

中医学理论体系在其形成过程中,受到五行学说极其深刻的影响,它同阴阳学说一样,也已成为中医学独特理论体系的组成部分,在历史上对中医学术的发展起了深远的影响。

一、五行学说的基本内容

(一)五行的特性

五行的特性,是古人在长期的生活和生产实践中,对木、火、土、金、水 5 种物质的朴素认识基础上,进行抽象而逐渐形成的理论概念,用以分析各种事物的五行属性和研究事物之间相互联系的基本法则。因此,五行的特性,虽然来自木、火、土、金、水,但实际上已超越了木、火、土、金、水具体物质本身,而具有更广泛的涵义。对于五行特性的经典性概括,现分述如下。

"木曰曲直":"曲直",实际上是指树木的生长形态,都是枝干曲直,向上向外周舒展。因而引申为具有生长、升发、条达舒畅等作用或性质的事物,均归属于木。

"火曰炎上":"炎上",是指火具有温热、上升的特性。因而引申为具有温热、升腾作用的事物,均归属于火。

"土爰稼穑":"稼穑",是指土有播种和收获农作物的作用。因而引申为具有生化、承载、受纳作用的事物,均归属于土。故有"土载四行""万物土中生,万物土中灭""土为万物之母"之说。

"金曰从革":"从革",是指"变革"的意思。引申为具有清洁、肃降、收敛等作用的事物,均归属于金。

"水曰润下":是指水具有滋润和向下的特性。引申为具有寒凉、滋润、向下运行的事物,均归属于水。

(二)事物的五行属性推演和归类

五行学说是以五行的特性来推演和归类事物的五行属性的。所以事物的五行属性,并不等同于木、火、土、金、水本身,而是将事物的性质和作用与五行的特性相类比,而得出事物的五行属性。如事物与木的特性相类似,则归属于木;与火的特性相类似,则归属于火;等等。例如:以方位配属五行,则由于日出东方,与木的升发特性相类,故归属于木;南方炎热,与火的炎上特性相类,故归属于火;日落于西,与金的肃降特性相类,故归属于金;北方寒冷,与水的特性相类,故归属于水。以五脏配属五行,则由于肝主升而归属于木,心阳主温煦而归属于火,脾主运化而归属于土,肺主降而归属于金,肾主水而归属于水。

事物的五行属性,除了可用上述方法进行取象类比之外,还有间接的推演络绎的方法。如:肝属于木以后,则肝主筋和肝开窍于目的"筋"和"目"亦属于木;心属于火,则"脉"和"舌"亦属于火;脾属于土,则"肉"和"口"亦属于土;肺属于金,则"皮毛"和"鼻"亦属于金;肾属于水,则"骨"和"耳"、"二阴"亦属于水。

此外,五行学说还认为属于同一五行属性的事物,都存在着相关的联系。如《素问·阴阳应象大论》所说的"东方生风,风生木,木生酸,酸生肝,肝生筋……",即是说方位的东和自然界的风、木以及酸味的物质都与肝相关。因而也有人认为五行学说是说明人与自然环境统一的基础。现将自然界和人体的五行属性,列简表如下(表1-1)。

表1-1　自然界和人体的五行属性

五味	五音	五色	五方	五季	五气	五化	五行	五脏	五腑	五官	形体	情志	变动
酸	角	青	东	春	风	生	木	肝	胆	目	筋	怒	握
苦	徵	赤	南	夏	暑	长	火	心	小肠	舌	脉	喜	忧
甘	宫	黄	中	长夏	湿	化	土	脾	胃	口	肉	思	哕
辛	商	白	西	秋	燥	收	金	肺	大肠	鼻	皮	悲	咳
咸	羽	黑	北	冬	寒	藏	水	肾	膀胱	耳	骨	恐	栗
自然界							人体						

事物以五行的特性来分析、归类和推演络绎,把自然界的千变万化归结为木、火、土、金、水的五行系统。对人体来说,也即是将人体的各种组织和功能,归结为以五脏为中心的五个生理、病理系统。

(三)五行的生克乘侮

五行学说并不是静止地、孤立地将事物归属于五行,而是以五行之间的相生和相克联系来探索和阐释事物之间相互联系、相互协调平衡的整体性和统一性。同时,还以五行之间的相乘和相侮,来探索和阐释事物之间的协调平衡被破坏后的相互影响,这即是五行生克乘侮的主要意义。

1. 生克和制化　相生是指这一事物对另一事物具有促进、助长和资生的作用;相克是指这一事物对另一事物的生长和功能具有抑制和制约的作用。相生和相克,在五行学说中认为是自然界的正常现象;对人体生理来说,也属于正常生理现象。正因为事物之间存在着相生和相克的联系,才能在自然界维持生态平衡,在人体维持生理平衡,故说"制则生化"。

五行相生的次序是木生火,火生土,土生金,金生水,水生木。五行相克的次序是木克土,土克水,水克火,火克金,金克木。这样以次相生,以次相克,如环无端,生化不息,维持着事物之间的动态平衡。故《类经图翼》说:"造化之机,不可无生,亦不可无制。无生则发育无由,无制则亢而为害。"

由于五行之间存在着相生和相克的联系,所以从五行中的任何"一行"来说,都存在着"生我""我生"和"克我""我克"4个方面的联系。"生我"和"我生",在《难经》中被比喻为"母"和"子"的关系。"生我"者为"母","我生"者为"子",所以五行中的相生关系又可称作"母子"关系。如以火为例,由于木生火,故"生我"者为木;由于火生土,故"我生"者为土。这样木为火之"母",土为火之"子";也就是木和火是"母子",而火和土又是"母子"。"克我"和"我克",在《内经》中被称作"所不胜"和"所胜"。即"克我"者是"所不胜","我克"者是"所胜"。再以火为例,由于火克金,故"我克"者为金;由于水克火,故"克我"者为水。

"生我"和"我生"虽是五行中的相生,但生中有制。如木的"生我"为水,木的"我生"为火;而水又能制火。"克我"和"我克"虽是五行中的相克,但克中有生。如木的"克我"

为金,木的"我克"为土;而土又生金。五行学说就是以五行之间这种错综复杂的联系,来说明任何一个事物是受到整体的调节,防止其太过或不及,维持着相对的平衡。以此来阐释自然,即能说明自然气候的正常变迁和自然界的生态平衡;以此来阐释人体,即是机体的生理平衡。

2.乘侮 五行之间的相乘、相侮,其基本概念首见于《内经》,是指五行之间的生克制化遭到破坏后出现的不正常相克现象。

（1）相乘:乘,即是以强凌弱的意思。五行中的相乘,是指五行中某"一行"对被克的"一行"克制太过,从而引起一系列的异常相克反应。引起相乘的原因,不外乎两个方面。一是五行中的某"一行"本身过于强盛,因而造成对被克制的"一行"克制太过,促使被克的"一行"虚弱,从而引起五行之间的生克制化异常。例如:木过于强盛,则克土太过,造成土的不足,即称为"木乘土"。二是五行中的某"一行"本身的虚弱,因而对它"克我""一行"的相克就显得相对增强,而其本身就更衰弱。例如:木本不过于强盛,其克制土的力量也仍在正常范围。但由于土本身的不足,因而形成了木克土的力量相对增强,使土更加不足,即称为"土虚木乘"。

（2）相侮:侮,在这里是指"反侮"。五行中的相侮,是指由于五行中的某"一行"过于强盛,对原来"克我"的"一行"进行反侮,所以反侮亦称反克。如:木本受金克,但在木特别强盛时,不仅不受金的克制,反而对金进行反侮(即反克),称作"木侮金",这是发生反侮的一个方面。另一方面,也可由于金本身十分虚弱,不仅不能对木进行克制,反而受到木的反侮,称作"金虚木侮"。

相乘和相侮,都是不正常的相克现象,两者之间是既有区别又有联系的。相乘与相侮的主要区别是:前者是按五行的相克次序发生过强的克制,而形成五行间的生克制化异常;后者是与五行相克次序发生相反方向的克制现象,而形成五行间的生克制化异常。两者之间的联系是:在发生相乘时,也可同时发生相侮;在发生相侮时,也可同时发生相乘。如:木过强时,既可以乘土,又可以侮金;金虚时,既可受到木的反侮,又可受到火乘,因而相乘与相侮之间存在着密切的联系。《素问·五运行大论》说"气有余,则制己所胜而侮所不胜;其不及,则己所不胜,侮而乘之,己所胜,轻而侮之",就是对五行之间相乘和相侮及其相互关系做了很好的说明。

二、五行学说在中医学中的应用

五行学说在中医学中的应用,主要是以五行的特性来分析和研究机体的脏腑、经络等组织器官的五行属性;以五行之间的生克制化来分析和研究机体的脏腑、经络之间和各个生理功能之间的相互关系;以五行之间乘侮来阐释病理状况下的相互影响。因此,五行学说在中医学中不仅被用作理论上的阐释,而且亦具有指导临床的实际意义。

（一）说明五脏的生理功能及其相互关系

1.说明五脏的生理功能 五行学说,将人体的内脏分别归属于五行,以五行的特性来说明五脏的生理功能。木性可曲可直,枝叶条达,有生发的特性。肝喜条达而恶抑郁,有疏泄的功能,故以肝属木。火性温热,其性炎上。心阳有温煦之功,故以心属火。

土性敦厚,有生化万物的特性。脾有运化水谷,输送精微,营养五脏六腑、四肢百骸之功,为气血生化之源,故以脾属土。金性清肃、收敛。肺具清肃之性,肺气以肃降为顺,故以肺属金。水性润下,有寒润、下行、闭藏的特性。肾有藏精、主水等功能,故以肾属水。

五行学说将人体的脏腑组织结构,分别配属五行,同时又将自然界的五方、五时、五气、五味、五色等与人体的五脏、六腑、五体、五官等联系起来。这样就把人与自然环境统一起来了。如以肝为例,"东方生风,风生木,木生酸,酸生肝,肝生筋……肝主目"(《素问·阴阳应象大论》),这样把自然界的东方、春季、风、酸等,通过五行的木与人体的肝、筋、目联系起来,表达了天人相应的整体观念。

2. 说明五脏之间的相互关系 五脏的功能活动不是孤立的,而是互相联系的。五脏的五行归属,不仅阐明了五脏的功能特性,而且运用五行生克制化的理论,来说明脏腑生理功能的内在联系,即五脏之间既有相互资生的关系,又有相互制约的关系。

(1)五脏相互资生的关系:肝生心就是木生火,如肝藏血以济心;心生脾就是火生土,如心阳以温脾;脾生肺就是土生金,如"脾气散精,上归于肺";肺生肾就是金生水,如肺金清肃下行以助肾水;肾生肝就是水生木,如肾藏精以滋养肝的阴血;等等。这就是用五行相生的理论来阐释五脏相互资生的关系。

(2)五脏相互制约的关系:《素问·五脏生成论》说"心……其主肾也""肺……其主心也""脾……其主肝也""肾……其主脾也"。这里所说的"主",实际上是指制约,也即相克。由于"克中有生""制则生化",所以称它为"主"。如《素问集注》说:"心主火,而制于肾水,是肾乃心脏生化之主。"以此类推,肺属金,而制于心火,故心为肺之主;脾属土,而制于肝木,故肝为脾之主;肾属水,而制于脾土,故脾为肾之主。这就是用五行相克的理论来阐释五脏相互制约的关系。

综上所述,五行学说在生理方面的应用,可以概括为如下三点。第一,五脏配五行,五脏又联系着自己所属的五体、五官、五志等,从而把机体各部分联结在一起,形成了中医学以五脏为中心的生理病理体系,体现了人体的整体观。第二,根据五行生克制化规律,阐释机体肝、心、脾、肺、肾5个系统之间相互联系、相互制约的关系,进一步确立了人体是一个完整的有机整体的基本观念。第三,以五脏为中心的五行归属,说明人体与外在环境之间相互联系的统一性。总之,五行学说应用于生理,就在于说明人体脏腑组织之间,以及人体与外在环境之间相互联系的统一性。

(二)说明五脏病变的相互影响

五行学说不仅可用以说明在生理情况下脏腑间的相互联系,而且也可用以说明在病理情况下脏腑间的相互影响。

五脏在生理上相互联系,在病理上也必然相互影响。本脏之病可以传至他脏,他脏之病也可以传至本脏,这种病理上的相互影响称之为传变。以五行学说来说明五脏疾病的传变,可以分为相生关系的传变和相克关系的传变。

1. 相生关系的传变 包括"母病及子"和"子病犯母"两个方面。

母病及子,是指疾病的传变,从母脏传及子脏。如肾属水,肝属木,水能生木,故肾为母脏,肝为子脏,肾病及肝,即是母病及子。临床上常见的"肝肾精血不足"和"水不涵木",都属于母病及子的范围。这是由于先有肾精不足,然后累及肝脏,而致肝血不足,从而形成肝肾精血不足;由于先有肾水不足,不能滋养肝木,从而形成肝肾阴虚,肝阳上亢,故称"水不涵木"。

子病犯母,又可称"子盗母气",是指疾病的传变,从子脏传及母脏。如肝属木,心属火,木能生火,故肝为母脏,心为子脏;心病及肝,即是子病犯母,或称"子盗母气"。临床上常见的心肝血虚和心肝火旺,都属于子病犯母的范围。这是由于先有心血不足,然后累及肝脏,而致肝血不足,从而形成心肝血虚;由于先有心火旺盛,然后累及肝脏,引动肝火,从而形成心肝火旺。

2.相克关系的传变　包括"相乘"和"相侮"(即"反侮")两个方面。

(1)相乘是相克太过为病。相克太过有两种情况:一种是由于一方的力量过强,而致被克的一方受到过分的克伐;另一种是由于被克的一方本身虚弱,不能任受对方的克伐,从而也可出现克伐太过的病理现象。如以木和土的相克关系而言,前者称为"木乘土";后者称作"土虚木乘"。这两类相克太过的原因虽然不同,但其结果均可导致一方太过和一方不及。如临床上常见的肝气横逆犯胃、犯脾,均属于"相乘"致病的范围。

(2)相侮,又称反侮,即是相克的反向而致病。形成相侮亦有两种情况:一种是由于一方太盛,不仅不受克己的一方所克制,而且对克己的一方进行反克;另一种是由于一方的虚弱,丧失克制对方的能力,反而受到被克一方的克制,从而也导致反克的病理现象。这两种相侮的原因虽然有所不同,但其结果也均是一方的不足和一方的太过。如以金克木的关系而言,肺属金,肝属木,在正常生理情况下,肺金的肃降,有制约肝气、肝火上升的作用,故称金克木。如在肺金不足或肝的气火上逆情况下,即可出现"左升太过,右降不及"的肝气、肝火犯肺的反克病理变化。

相乘与相侮,都是相克的异常而致病。《素问·五运行大论》说"气有余,则制己所胜而侮所不胜,其不足,则己所不胜,侮而乘之;己所胜,轻而侮之",即是对相乘和相侮的概括说明。

总之,五行学说认为五脏病变时的相互传变,均可以五行间的生克乘侮规律来阐明。并认为按相生规律传变时,母病及子的病情较轻浅,子病犯母时的病情较深重。按相克规律传变时,相乘时的病情较深重,相侮时的病情较轻浅。

(三)指导疾病的诊断和治疗

1.指导疾病的诊断　人体是一个有机整体,内脏有病可以反映到体表,"有诸内者,必形诸外",故曰"视其外应,以知其内脏,则知所病矣"(《灵枢·本脏》)。

当内脏有病时,人体内脏功能活动及其相互关系的异常变化,可以反映到体表相应的组织器官,出现色泽、声音、形态、脉象等诸方面的异常变化,由于五脏与五色、五音、五味等都归属于五行,这即是五行学说在诊断中的应用。因此,在临床诊断疾病时,就可以综合望、闻、问、切四诊所得的材料,根据五行的归属及其生克乘侮的变化规律来推断病情。如面见青色,喜食酸味,脉见弦象,可以诊断为肝病;面见赤色,口味苦,脉象洪,可以诊断为心火亢盛。脾虚的病人,面见青色,为木来乘土;心脏病人,面见黑色,为水来克火;等等。

2. 指导疾病的治疗　五行学说指导疾病的治疗,主要表现在:根据药物的色、味,按照五行归属指导脏腑用药;按五行的生克乘侮规律,控制疾病的传变和确定治则治法;指导针灸取穴和情志疾病的治疗等几个方面。

(1)指导脏腑用药:不同的药物,有不同的颜色和气味。以颜色分,有青、赤、黄、白、黑"五色";以气味辨,则有酸、苦、甘、辛、咸"五味"。药物的五色、五味与五脏的关系是以天然色味为基础,以其不同性能与归经为依据,按照五行的归属来确定的。即青色、酸味入肝,赤色、苦味入心,黄色、甘味入脾,白色、辛味入肺,黑色、咸味入肾。如白芍、山茱萸味酸入肝经以补肝之精血;丹参味苦色赤入心经以活血安神;石膏色白味辛入肺经以清肺热;白术色黄味甘以补益脾气;玄参、生地黄色黑味咸入肾经以滋养肾阴等。临床脏腑用药,除色味外,还必须结合药物的四气(寒、热、温、凉)和升降浮沉理论综合分析,辨证应用。

(2)控制疾病的传变:疾病的传变,多见一脏受病,波及他脏而致疾病发生传变。因此,在治疗时,除对所病本脏进行处理外,还应根据五行的生克乘侮规律,来调整各脏之间的相互关系,如有太过者,泻之;不及者,补之。以控制其传变,有利于恢复正常的功能活动。如肝脏有病,可通过生克乘侮规律影响心、脾、肺、肾,又可由心、脾、肺、肾的疾病影响至肝而得病。若肝气太过,木旺必克土,此时应先健脾胃以防其传变,脾胃不伤,则病不传,易于痊愈。所以说"见肝之病,则知肝当传之与脾,故先实其脾气"(《难经·七十七难》)。"实其脾气",就是健脾,调补脾脏之意。木旺克土,肝病传脾,必须补脾以防传变。这是用五行生克乘侮理论阐述疾病传变规律和确定预防性治疗措施。至于能否传变,则取决于脏腑的功能状态,即五脏虚则传,实则不传。所以说:"见肝之病,知肝传脾,当先实脾,四季脾旺不受邪,即勿补之。"(《金匮要略》)

(3)确定治疗原则和方法:五行学说不仅用于说明人体脏腑的生理功能和病理传变,指导疾病的诊断和预防,而且也可用以确定疾病的治疗原则和方法。

1)根据相生规律确定治疗原则和方法。临床上运用相生规律来治疗疾病,其基本治疗原则是补母和泻子,即所谓"虚则补其母,实则泻其子"(《难经·六十九难》)。

所谓补母,主要用于母子关系的虚证,如肾阴不足,不能滋养肝木,而致肝阴不足者,称为水不生木或水不涵木。其不直接治肝,而补肾之虚。因为肾为肝母,肾水生肝木,所以补肾水以生肝木。

所谓泻子,主要用于母子关系的实证。如肝火炽盛,有升无降,出现肝实证时,肝木是母,心火是子,这种肝之实火的治疗,可采用泻心法,泻心火有助于泻肝火。

临床上运用相生规律来治疗,除母病及子、子盗母气外,还有单纯子病,均可用母子关系加强相生力量。所以相生的治法,主要是掌握母子关系,它的原则是"虚则补其母""实则泻其子"。凡母病及子,先有母的症状;子病犯母、子盗母气,先有子的症状;或单纯一脏的疾病,均可按照"补母泻子"的原则来论治。

根据相生规律确定的治疗方法,常用的有以下几种。①滋水涵木法:是滋养肾阴以养肝阴的方法,又称滋肾养肝法、滋补肝肾法。本法适用于肾阴亏损而肝阴不足,以及肝阳偏亢之证。②益火补土法:是温肾阳而补脾阳的一种方法,又称温肾健脾法、温补脾肾法。适用于肾阳式微而致脾阳不振之证。这里必须说明,就五行生克关系而言,心属火、脾属土。火不生土应当是心火不生脾土。但是,从命门学说兴起以来,一般所说的"火不生土"多是指命门之火(肾阳)不能温煦脾土的脾肾阳虚之证,很少指心火与脾阳的关系。③培土生金法:是用补脾益气而补益肺气的方法,又称补养脾肺法。适用于脾胃虚弱,不能滋养肺而肺虚脾弱之候。④金水相生法:是滋养肺肾阴虚的一种治疗方法,又称补肺滋肾法、滋养肺肾法。金水相生是肺肾同治的方法,有"金能生水,水能润金之妙"(《时病论》)。适用于肺虚不能输布津液以滋肾,或肾阴不足,精气不能上滋于肺,而致肺肾阴虚者。

2)根据相克规律确定治疗原则和方法。临床上由于相克规律的异常而出现的病理变化,虽有相克太过、相克不及和反克之不同,但总的来说,可分强弱两个方面,即克者属强,表现为功能亢进;被克者属弱,表现为功能衰退。因而治疗上同时采取抑强扶弱的手段,并侧重在制其强盛,使弱者易于恢复。若一方虽强盛而尚未发生克伐太过现象时,必要时也可利用这一规律,预先加强被克者的力量,以防止病情的发展。

根据相克规律确定的治疗方法,常用的有以下几种。①抑木扶土法:是以疏肝健脾药治疗肝旺脾虚的一种方法,又称疏肝健脾法、平肝和胃法、调理肝脾法。适用于木旺乘土、木不疏土之证。②培土制水法:是用温运脾阳或温肾健脾药以治疗水湿停聚为病的一种方法,又称敦土利水法、温肾健脾法。适用于脾虚不运,水湿泛滥而致浮肿胀满之证。若肾阳虚衰,不能温煦脾阳,则肾不主水,脾不制水,水湿不化,这是水反克土,治当温肾为主,兼顾健脾。③佐金平木法:是清肃肺气以抑制肝木的一种治疗方法,又称泻肝清肺法。临床上多用于肝火偏盛,影响肺气清肃之证。④泻南补北法:即泻心火滋肾水,又称泻火补水法、滋阴降火法。适用于肾阴不足,心火偏旺,水火不济,心肾不交之证。因心主火,火属南方;肾主水,水属北方,故称泻南补北,这是水不制火。但必须指出,肾为水火之脏,肾阳虚亦能使相火偏旺,也称水不制火,这种属于一脏本身水火阴阳的偏盛偏衰,不能与五行生克的水不克火相提并论。

总之,根据五行相生、相克规律可以确立有效的治则和治法,指导临床用药。但是具体运用时又须分清主次,要根据双方力量的对比进行全面考虑。或以治母为主,兼顾其子;治子为主,兼顾其母。或以抑强为主、扶弱为辅;扶弱为主,抑强为辅。如此,方能正确地指导临床,提高治疗效果。

(4)指导针灸取穴:在针灸疗法上,针灸医家将手足十二经四肢末端的穴位分属于五行,即井、荥、输、经、合5种穴位分属于木、火、土、金、水,临床根据不同的病情以五行生克乘侮规律进行选穴治疗。如治疗肝虚证时,根据"虚则补其母"的原则,取肾经的合穴(水穴)阴谷,或本经合穴(水穴)曲泉进行治疗。若治疗肝实证,根据"实则泻其子"的原则,取心经荥穴(火穴)少府,或本经荥穴(火穴)行间治疗,以达到补虚泻实,恢复脏腑正常功能之效。

(5)指导情志疾病的治疗:人的情志活动,属五脏功能之一,而情志活动异常,又会损伤相应内脏。精神疗法主要用于治疗情志疾病。情志生于五脏,五脏之间有着生克关系,所以情志之间也存在这种关系。由于在生理上人的情态变化有着相互抑制的作用,在病理上和内脏有密切关系,故在临床上可以用情志的相互制约关系来达到治疗的目的。如:"怒伤肝,悲胜怒……喜伤心,恐胜喜……思伤脾,怒胜思……忧伤肺,喜胜忧……恐伤肾,思胜恐"(《素问·阴阳应象大论》)。

可以看出,临床上依据五行生克规律确定治疗方法,确有其一定的实用价值。但是,应当指出,并非所有的疾病都可从五行生克这一规律来治疗,有些疾病需要用的就用,不需要用的就不用,绝不能机械地生搬硬套。换言之,在临床上既要正确地掌握五行生克的规律,又要根据具体病情进行辨证论治。

第四节　藏象学说

"藏象"二字,首见于《素问·六节藏象论》。藏,是指藏于体内的内脏;象,是指表现于外的生理、病理现象。藏象学说,即是通过对人体生理、病理现象的观察,研究人体各个脏腑的生理功能、病理变化及其相互关系的学说。

藏象学说,是以脏腑为基础。脏腑,是内脏的总称。按照脏腑的生理功能特点,可分为脏、腑、奇恒之腑三类:脏,即心、肺、脾、肝、肾,合称为"五脏";腑,即胆、胃、小肠、大肠、膀胱、三焦,合称为"六腑";奇恒之腑,即脑、髓、骨、脉、胆、女子胞(子宫)。藏象学说在中医学理论体系中占有极其重要的地位,对于阐明人体的生理和病理,指导临床实践具有普遍的指导意义。

五脏的共同生理特点,是化生和贮藏精气;六腑的共同生理特点,是受盛和传化水谷;奇恒之腑,是指这一类腑的形态及其生理功能均有异于"六腑",不与水谷直接接触,而是一个相对密闭的组织器官,而且还具有类似于脏的贮藏精气的作用,因而称为奇恒之腑。所以,《素问·五藏别论》说:"所谓五藏者,藏精气而不泻也,故满而不能实。六腑者,传化物而不藏,故实而不能满。所以然者,水谷入口,则胃实而肠虚;食下,则肠实而胃虚。故曰,实而不满,满而不实也。"这里的"满"和"实",主要是针对精气和水谷的各自特点而言,如王冰说:"精气为满,水谷为实。五脏但藏精气,故满而不实;六腑则不藏精气,但受水谷,故实而不能满也。"脏与腑的这些区别,并不仅仅是说明其生理上的功能特点,而且也具有指导临床实践的意义。如脏病多虚,腑病多实;脏实者可泻其腑,腑虚者可补其脏等,至今仍为指导临床的准则。

一、五脏

五脏,是心、肺、脾、肝、肾的合称。五脏的生理功能,虽然各有专司,但心脏的生理功能起着主宰的作用。五脏之间各种生理功能活动的相互依存、相互制约和相互协调平衡,主要是以阴阳五行学说的理论为基础来进行阐释的。

(一)心

心居于胸腔,隔膜之上,圆而尖长,形似倒垂的未开莲蕊,有心包卫护于外。心为神之居、血之主、脉之宗,在五行属火,起着主宰生命活动的作用,故《素问·灵兰秘典论》称之为"君主之官"。手少阴心经与手太阳小肠经在心与小肠之间相互络属,故心与小肠相为表里。

1. 心的主要生理功能

（1）主血脉：心主血脉，包括主血和主脉两个方面。全身的血，都在脉中运行，依赖于心脏的搏动而输送到全身，发挥其濡养的作用。脉是血液运行的通道，脉道的通利与否，营气和血液的功能健全与否，直接影响着血液的正常运行。由此可见，《素问·痿论》所说的"心主身之血脉"和《素问·六节藏象论》所说的"心者，其充在血脉"，是针对心脏、脉和血液所构成的一个相对独立系统而言。这个系统的生理功能，都属于心所主，都有赖于心脏的正常搏动。因此，心脏的搏动是否正常，起着十分关键的作用。

中医学理论上认为，心脏的正常搏动主要依赖于心气。心气充沛，才能维持正常的心力、心率和心律，血液才能在脉内正常地运行，周流不息，营养全身，而见面色红润光泽、脉象和缓有力等外在的表现。血液的正常运行，也有赖于血液本身的充盈。如果血衰少，血脉空虚，同样也能直接影响心脏的正常搏动和血液的正常运行。所以，血液的正常运行，必须以心气充沛、血液充盈和脉道通利为其最基本的前提条件。如果心气不足、血液亏虚、脉道不利，势必形成血流不畅，或血脉空虚，而见面色无华、脉象细弱无力等外在表现，甚则发生气血瘀滞、血脉受阻，而见面色灰暗、唇舌青紫、心前区憋闷和刺痛，以及脉象结、代、促、涩等外在表现。

（2）主神志：心主神志，即是心主神明，或称心藏神。神有广义和狭义之分。广义的神，是指整个人体生命活动的外在表现，如整个人体的形象以及面色、眼神、言语、应答、肢体活动姿态等，无不包含于神的范围。狭义的神，即是心所主之神志，是指人的精神、意识、思维活动。由于人的精神、意识和思维活动不仅仅是人体生理功能的重要组成部分，而且在一定条件下，又能影响整个人体各方面生理功能的协调平衡，所以《素问·灵兰秘典论》说："心者，君主之官也，神明出焉。"

古人之所以把心称作"五脏六腑之大主"，是与心主神明的功能分不开的。人的精神意识和思维活动，虽可分属于五脏，但主要归属于心主神明的生理功能。因此，心主神明的生理功能正常，则精神振奋、神志清晰、思考敏捷，对外界信息的反应灵敏和正常。如果心主神志的生理功能异常，即可出现精神意识思维的异常，而出现失眠、多梦、神志不宁，甚至谵狂；或可出现反应迟钝、健忘、精神委顿，甚则昏迷、不省人事等临床表现。

心主神志的生理功能与心主血脉的生理功能密切相关。血液是神志活动的物质基础。正因为心具有主血脉的生理功能，所以才具有主神志的功能。心主血脉的功能异常，亦必然出现神志的改变。

2. 心的在志、在液、在体和在窍

（1）在志为喜：心在志为喜，是指心的生理功能和精神情志的"喜"有关。藏象学说认为，人对外界信息引起情志变化，是由五脏的生理功能所化生，故把喜、怒、忧、思、恐称作五志，分属于五脏。《素问·阴阳应象大论》说"在脏为心……在志为喜"，这是说五志之中，喜为心之志。喜，一般说来，对外界信息的反应，是属于良性的刺激，有益于心主血脉等生理功能。但是，喜乐过度，则又可使心神受伤。从心主神志的生理功能状况来分析，又有太过与不及的变化。一般来说，心主神志的功能过亢，则使人嬉笑不止；心主神志的功能不及，则使人易悲。

（2）在液为汗：汗液，是津液通过阳气的蒸腾汽化后，从玄府（汗孔）排出之液体。汗液的排泄,有赖于卫气对腠理的开阖作用:腠理开,则汗液排泄;腠理闭,则无汗。由于汗为津液所化生,血与津液又同出一源,因此有"汗血同源"之说。而血又为心所主,故有"汗为心之液"之称。

(3)在体合脉、其华在面:心合脉,即是指全身的血脉都属于心。其华在面,即是心的生理功能是否正常,可以显露于面部的色泽变化。由于头面部的血脉极为丰富,所以心气旺盛,血脉充盈,面部红润有光泽;心气不足,则可见面色㿠白、晦滞;血虚则面色无华;血瘀则面色青紫等。故《素问·五脏生成篇》也说:"心之合脉也,其荣色也。"

(4)在窍为舌:在窍,即是开窍(下同),心开窍于舌是指舌为心之外候,又称舌为"心之苗"。舌的功能是主司味觉和表达语言。舌的味觉功能和正确地表达语言,有赖于心主血脉和心主神志的生理功能。如果心的生理功能异常,可导致味觉的改变和舌强语謇等病理现象。又由于舌面无表皮覆盖,血管又极其丰富,因此,从舌质的色泽可以直接察知气血的运行和判断心主血脉的生理功能。心的功能正常,则舌体红润,柔软灵活,味觉灵敏,语言流利。若心有病变,可以从舌上反映出来。如心的阳气不足,则舌质淡白胖嫩;心的阴血不足,则舌质红绛瘦瘪;心火上炎则舌红,甚至生疮;若心血瘀阻,则舌质暗紫或有瘀斑;心主神志的功能异常,则舌卷、舌强、语謇或失语等。

总之,在藏象学说中,心的生理功能,不仅包括心、血、脉在内的完整的循环系统,而且还包括主宰精神、意识和思维活动。《素问·六节脏象论》说"心者,生之本,神之变也,其华在面,其充在血脉",即是对心的主要生理功能的简明概括。

(二)肺

肺位于胸腔,左右各一。由于肺位最高,故称"华盖"。因肺叶娇嫩,不耐寒热,易被邪侵,故又称"娇藏"。为魄之处、气之主,在五行属金。手太阴肺经与手阳明大肠经相互络属于肺与大肠,故肺与大肠为表里。

1.肺的主要生理功能

(1)主气、司呼吸:肺的主气功能包括主一身之气和呼吸之气。

1)肺主一身之气,是指一身之气都归属于肺,由肺所主。肺主一身之气,首先体现于气的生成方面,特别是宗气的生成,主要依靠肺吸入的清气与脾胃运化的水谷精气相结合。因此,肺的呼吸功能健全与否,直接影响着宗气的生成,也影响着全身之气的生成。其次,肺主一身之气,还体现于对全身的气机具有调节作用。肺的呼吸运动,即是气的升降出入运动。肺有节律的一呼一吸,对全身之气的升降出入运动起着重要的调节作用。

2)肺主呼吸之气,即是指肺是体内外气体交换的场所,通过肺的呼吸,吸入自然界的清气,呼出体内的浊气,实现了体内外气体的交换。通过不断地呼浊吸清,吐故纳新,促进着气的生成,调节着气的升降出入运动,从而保证了人体新陈代谢的正常进行。肺主一身之气和呼吸之气,实际上都隶属于肺的呼吸功能。肺的呼吸均匀和调,是气的生成和气机调畅的根本条件。反之,呼吸功能失常,必然影响宗气的生成和气的运动,肺主持一身之气和呼吸之气的作用也就减弱;如果肺丧失了呼吸的功能,清气不能吸入,浊气不能排出,人的生命活动也就终结。所以说,肺主一身之气的作用,主要取决于肺的呼吸功能。但是,气的不足和升降出入运动的异常,以及血的运行和津液的输布排泄异常,均可

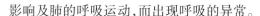

影响及肺的呼吸运动,而出现呼吸的异常。

(2)主宣发和肃降:所谓"宣发",即是宣发和布散,也就是肺气向上的升宣和向外周的布散。所谓"肃降",即是清肃、洁净和下降,也就是肺气向下的通降和使呼吸道保持洁净的作用。

1)肺主宣发的生理作用,主要体现于三个方面:一是通过肺的气化,排出体内的浊气;二是将脾所转输的津液和水谷精微,布散到全身,外达于皮毛;三是宣发卫气,调节腠理之开合,将代谢后的津液化为汗液,排出体外。因此,肺失于宣散,即可出现呼气不利、胸闷、咳喘,以及鼻塞、喷嚏和无汗等病理现象。

2)肺主肃降的生理作用,主要体现于三个方面:一是吸入自然界的清气。二是由于肺位最高,为华盖之脏,故将肺吸入的清气和由脾转输至肺的津液和水谷精微向下布散。三是将脏腑代谢后产生的浊液下输于肾或膀胱,成为尿液生成之源。因此,肺失于肃降,即可出现呼吸短促或表浅、咳喘气逆等病理现象。

肺的宣发和肃降,是相反相成的矛盾运动:在生理情况下相互依存和相互制约;在病理情况下,则又常常相互影响。所以说,没有正常的宣发,就没有很好的肃降;没有很好的肃降,也必然会影响正常的宣发。宣发与肃降正常,则气道通畅,呼吸调匀,体内外气体得以正常交换。如果二者的功能失去协调,就会发生"肺气失宣"或"肺失肃降"的病变,从而出现喘、咳、肺气上逆之证。

(3)通调水道:肺的通调水道功能,是指肺的宣发和肃降对体内水液的输布、运行和排泄起着疏通和调节的作用。肺主宣发,不但将津液和水谷精微宣发至全身,而且主司腠理的开合,调节汗液的排泄;肺气肃降,不但将吸入之清气下纳于肾,而且也将体内的水液不断地向下输送,而成为尿液生成之源,经肾和膀胱的气化作用,生成尿液而排出体外。这就是肺在调节水液代谢中的作用,也就是肺的通调水道的生理功能。如果肺的通调水道功能减退,就可发生水液停聚而生痰、成饮,甚则水泛为肿等病变。

(4)朝百脉、主治节:肺朝百脉,是指全身的血液,都通过经脉而聚会于肺,通过肺的呼吸进行气体的交换,然后再输布全身。全身的血和脉,均统属于心。心脏的搏动,是血液运行的基本动力。而血的运行,又依赖于气的推动,随着气的升降而运行至全身。肺主一身之气,由于肺主呼吸,调节着全身的气机,所以血液的运行,亦有赖于肺气的敷布和调节。

"治节",即治理和调节。肺主治节,出自《素问·灵兰秘典论》的"肺者,相傅之官,治节出焉"。肺的治节作用,主要体现在四个方面:一是肺主呼吸,人体的呼吸运动是有节奏地一呼一吸;二是随着肺的呼吸运动,治理和调节着全身的气机,即是调节着气的升降出入的运动;三是由于调节着气的升降出入运动,因而辅助心脏,推动和调节血液的运行;四是肺的宣发和肃降,治理和调节津液的输布、运行和排泄。因此,肺主治节,实际上是对肺的主要生理功能的高度概括。

2.肺的在志、在液、在体和在窍

(1)在志为忧:以五志分属五脏来说,则肺在志为忧。忧和悲的情志变化,虽略有不同,但其对人体生理活动的影响是大体相同的,因而忧和悲同属肺志。忧愁和悲伤,均属于非良性刺激的情绪反映,它对于人体的主要影响,是使气不断地消耗。由于肺主气,所以悲忧易于伤肺。反之,在肺虚时,机体对外来非良性刺激的耐受性就会下降,而易于产生悲忧的情绪变化。

(2)在液为涕:涕是由鼻黏膜分泌的黏液,有润泽鼻窍的功能。鼻为肺窍,在正常情况下,鼻涕润泽鼻窍而不外流。若肺寒,则鼻流清涕;肺热,则涕黄浊;肺燥,则鼻干。

(3)在体合皮、其华在毛:皮毛,包括皮肤、汗腺、毫毛等组织,是一身之表。依赖于卫气和津液的温养和润泽,成为抵御外邪侵袭的屏障。由于肺主气属卫,具有宣发卫气、输精于皮毛等生理功能。肺的生理功能正常,则皮肤致密,毫毛光泽,抵御外邪侵袭的能力亦较强;反之,肺气虚,宣发卫气和输精于皮毛的生理功能减弱,则卫表不固,抵御外邪侵袭的能力就低下,可出现多汗和易于感冒,或皮毛憔悴枯槁等现象。由于肺和皮毛相合,所以在外邪侵犯皮毛,腠理闭塞,卫气郁滞的同时,也常常影响肺,而致肺气不宣;外邪侵肺,肺气不宣时,也同样能引起腠理闭塞、卫气郁滞等病理变化。

(4)在窍为鼻:肺开窍于鼻,鼻与喉相通而连于肺,鼻和喉是呼吸的门户,故有"鼻为肺之窍""喉为肺之门户"的说法。鼻的嗅觉与喉部的发音,都是肺气的作用。所以肺气和、呼吸利,则嗅觉灵敏,声音能彰。由于肺开窍于鼻而与喉直接相通,所以外邪袭肺,多从鼻喉而入;肺的病变,也多见鼻、喉的症状,如鼻塞、流涕、喷嚏、喉痒、音哑和失音等。

(三)脾

脾位于中焦,在膈之下。足太阴脾经与足阳明胃经,相互络属于脾胃,脾和胃相为表里。脾和胃同属于消化系统的主要脏器,机体的消化运动主要依赖于脾和胃的生理功能。机体生命活动的持续和气血津液的生化,都有赖于脾胃运化的水谷精微,而称脾胃为气血生化之源,"后天之本"。

1. 脾的主要生理功能

(1)主运化:运,即转运输送;化,即消化吸收。脾主运化,是指脾具有把水谷(饮食物)化为精微,并将精微物质转输至全身的生理功能。脾的运化功能,可分为运化水谷和运化水液两个方面。

1)运化水谷,即对饮食物的消化和吸收。饮食入胃后,对饮食物的消化和吸收,实际上是在胃和小肠内进行的。但是,必须依赖于脾的运化功能,才能将水谷化为精微。同样,也有赖于脾的转输和散精功能,才能把水谷精微"灌溉四旁"和布散至全身。因此,脾的运化水谷精微功能旺盛,则机体的消化吸收功能才能健全,才能为化生精、气、血、津液提供足够的养料,才能使脏腑、经络、四肢百骸,以及筋肉皮毛等组织得到充分的营养,而进行正常的生理活动。反之,若脾运化水谷精微的功能减退,即称作脾失健运,则机体的消化吸收功能即因之而失常,而出现腹胀、便秘、食欲减退,以至倦怠、消瘦和气血生化不足等病变。所以说脾胃为后天之本,气血生化之源。

2)运化水液,也有人称作"运化水湿",是指脾对水液的吸收、转输和布散作用。饮食物中营养物质的吸收,多属于液态状物质,所谓运化水液的功能,即是对被吸收的水谷精微中多余水分,能及时地转输至肺和肾,通过肺、肾的气化功能,化为汗和尿排出体外。因此,脾的运化水液功能健旺,就能防止水液在体内发生不正常的停滞,也就能防止湿、痰、饮等病理产物的生成。反之,脾的运化水液功能减退,必然导致水液在体内的停滞,而产生湿、痰、饮等病理产物,甚则导致浮肿。所以,《素问·至真要大论》说"诸湿肿满,皆属于脾",这也就是脾虚生湿,脾为生痰之源和脾虚浮肿的发生机制。

运化水谷和水液,是脾主运化功能的两个方面,二者可分而不可离。脾的运化功能,不仅是脾的主要生理功能,而且对于整个人体的生命活动至关重要,故称脾胃为"后天之本",气血生化之源。这实际上是对脾对饮食的消化吸收功能在理论上的高度概括。

脾胃为"后天之本",在防病和养生方面也有着重要的意义。如李东垣在《脾胃论·脾胃盛衰论》中说:"百病皆由脾胃衰而生也。"故在日常生活中不仅要注意饮食营养,而且要善于保护脾胃。如:在患病时,针对病情进行忌口;用药时也要顾及脾胃;等等。这些都是脾胃为"后天之本"在防病和养生中的具体体现。

(2)主升清:脾的运化功能,是以升清为主。"升清",是指水谷精微等营养物质的吸收和上输于心、肺、头目,通过心肺的作用化生气血,以营养全身。故说"脾以升为健"。脾的升清功能正常,水谷精微等营养物质才能被吸收和正常输布,正如李东垣所强调的脾气升发,则元气充沛,人体始有生生之机;同时,也由于脾气的升发,才能使机体内脏不致下垂。若脾气不能升清,则水谷不能运化,气血生化无源,可出现神疲乏力、头目眩晕、腹胀、泄泻等症。脾气(中气)下陷,则可见久泄脱肛,甚或内脏下垂等病症。

(3)主统血:脾主统血即是脾有统摄血液在经脉之中流行,防止血液逸出脉外的功能。脾统血的主要机制,实际上是气的固摄作用。脾之所以能统血,与脾为气血生化之源密切相关。脾的运化功能健旺,则气血充盈,气的固摄作用也较健全,而血液也不会逸出脉外而致出血;反之,脾的运化功能减退,则气血生化无源,气血虚亏,气的固摄功能减退,而导致出血。但是,由于脾主升清,脾气主升,所以在习惯上,多将便血、尿血、崩漏等称作脾不统血。

2.脾的在志、在液、在体和在窍

(1)在志为思:思,即思考、思虑,是人体精神意识思维活动的一种状态。思虽为脾之志,但亦与心主神明有关,故有"思出于心,而脾应之"之说。正常地思考问题,对机体的生理活动并无不良的影响,但思虑过度、所思不遂等就能影响机体的正常生理活动。其中最主要的是影响气的正常运动,导致气滞和气结,从影响脏腑生理功能。最明显的是脾的运化功能,由于气结于中,影响了脾的升清,所以思虑过度,常能导致不思饮食、脘腹胀闷、头目眩晕等症。

(2)在液为涎:唾液中较清稀的称作涎,具有保护口腔黏膜、润泽口腔的作用。其在进食时分泌较多,有助于食物的吞咽和消化。在正常情况下,涎液上行于口,但不溢于口外。若脾胃不和,则往往导致涎液分泌急剧增加,而发生口涎自出等现象,故说脾在液为涎。

(3)在体合肌肉、主四肢:《素问·痿论》说"脾主身之肌肉",这是由于脾胃为气血生化之源,全身的肌肉都需要依靠脾胃所运化的水谷精微来营养,才能使肌肉发达丰满,臻于健壮。因此,人体肌肉的壮实与否,与脾胃的运化功能相关。脾胃的运化功能障碍,必致肌肉瘦削,软弱无力,甚至萎弱不用。

四肢与躯干相对而言,是人体之末,故又称"四末"。人体的四肢,同样需要脾胃运化的水谷精微等营养,以维持其正常的生理活动。四肢的营养输送,全赖于清阳的升腾宣发,故《素问·阴阳应象大论》说:"清阳实四肢。"脾主运化和升清,因此,脾气健运,则四肢的营养充足,而活动也轻劲有力;若脾失健运,清阳不升,布散无力,则四肢的营养不足,可见倦怠无力,甚或萎弱不用。所以四肢的功能正常与否,与脾的运化水谷精微和升清功能是否健旺密切相关。

(4)在窍为口,其华在唇:脾开窍于口,系指饮食口味等与脾运化功能有密切关系。口味的正常与否,全赖于脾胃的运化功能,即脾的升清与胃的降浊是否正常。脾胃健运,则口味正常,而增进食欲。若脾失健运,则可出现口淡无味、口甜、口腻、口苦等口味异常的感觉,从而影响食欲。

口唇的色泽,与全身的气血是否充盈有关。由于脾为气血生化之源,所以口唇的色泽是否红润,不但是全身气血状况的反映,而且是脾胃运化水谷精微的功能状态的反映。所以《素问·五脏生成篇》说:"脾之合肉也,其荣唇也。"

(四)肝

肝位于腹部,横膈之下,右胁之内。肝为魂之处,血之藏,筋之宗。肝在五行属木,主动,主升。所以《素问·灵兰秘典论》说:"肝者,将军之官,谋虑出焉。"《素问·六节脏象论》说:"肝者,罢极之本,魂之居也。"肝与胆,不仅是足厥阴肝经与足少阳胆经相互络属于肝胆之间,而且肝与胆本身也直接相连,而为表里。

1. 肝的主要生理功能

(1)主疏泄疏,即疏通;泄,即发泄、升发。肝的疏泄功能反映了肝为刚脏,主升、主动的生理特点,是调畅全身气机、推动血和津液运行的一个重要环节。肝的疏泄功能,主要表现在以下三个方面。

1)调畅气机:气机,即气的升降出入运动。机体的脏腑、经络、器官等的活动,全赖于气的升降出入运动。由于肝的生理特点是主升、主动,这对于气机的疏通、畅达、升发,是一个重要的因素。因此,肝的疏泄功能是否正常,对于气的升降出入之间的平衡协调,起着调节作用。肝的疏泄功能正常,则气机调畅,气血和调,经络通利,脏腑、器官等的活动也就正常和调。如果肝的疏泄功能异常,则可出现两个方面的病理现象。一是肝的疏泄功能减退,即肝失疏泄,则气的升发就显现不足,气机的疏通和畅达就会受到阻碍,从而形成气机不畅、气机郁结的病理变化,出现胸胁、两乳或少腹等某些局部的胀痛不适等病理现象。二是肝的升发太过,气的下降就不及,从而形成肝气上逆的病理变化,出现头目胀痛、面红目赤、易怒等病理表现。气升太过,则血随气逆,导致吐血、咯血等血从上溢的病理变化。甚则可以导致卒然昏不知人,称为气厥,亦即《素问·生气通天论》所说的"阳气者,大怒则形气绝,而血菀于上,使人薄厥"。

血的运行和津液的输布代谢,亦有赖于气的升降出入运动。因此,气机的郁结,会导致血行的障碍,形成血瘀,或为癥积、肿块,在妇女则可导致经行不畅、痛经、闭经等。气机的郁结,也会导致津液的输布代谢障碍,产生痰、水等病理产物,或为痰阻经络而成痰核,或为水停而成臌胀。

2)促进脾胃的运化功能:脾胃的运化功能正常与否的一个极重要环节,是脾的升清与胃的降浊之间是否协调平衡;肝的疏泄功能,又和脾胃的升降密切相关。肝的疏泄功能正常,是脾胃正常升降的一个重要条件。如肝的疏泄功能异常,则不仅能影响脾的升清功能,在上则为眩晕,在下则为飧泄;而且还能影响及胃的降浊功能,在上则为呕逆暖气,在中则为脘腹胀满疼痛,在下则为便秘。前者称作肝气犯脾,后者称作肝气犯胃,二者可统称为"木旺乘土"。肝的疏泄,有助于脾胃的运化功能,还体现于胆汁的分泌与排泄。胆与肝相连,胆汁是肝之余气积聚而成。胆汁的分泌与排泄,实际上也是肝主疏泄功能的一个方面,肝的疏泄正常,则胆汁能正常地分泌和排泄,有助于脾胃的运化功能。肝气郁结,则可影响胆汁的分泌与排泄,而出现胁下胀满、疼痛、口苦、纳食不化,甚则黄疸等症。

3)调畅情志:情志活动与肝的疏泄功能也密切相关。正常的情志活动,主要依赖于气血的正常运行,情志异常对机体生理活动的重要影响,也在于干扰正常的气血运行。《素问·举痛论》所说的"百病生于气也",就是针对情志所伤,影响气机的调畅而言。所以,肝的疏泄功能具有调畅情志的作用,实际上是调畅气机功能所派生的。肝的疏泄功能正常,则气机调畅,气血和调,心情就易于开朗;肝的疏泄功能减退,则肝气郁结,心情易于抑郁,稍受刺激,即抑郁难解;肝的升泄太过,阳气升腾而上,则心情于急躁,稍有刺激,即易于发怒,这是肝的疏泄功能对情志的影响。反之,在反复的、持久的情志异常情况下,亦会影响肝的疏泄功能,而导致肝气郁结,或升泄太过的病理变化。

此外,妇女的排卵和月经来潮、男子的排精,与肝的疏泄功能也有密切的关系。

(2)主藏血:肝藏血是指肝有贮藏血液和调节血量的生理功能。肝的藏血功能,主要体现于肝内必须贮存一定的血量,以制约肝的阳气升腾,勿使过亢,以维护肝的疏泄功能,使之冲和条达。其次,肝的藏血,亦有防止出血的重要作用。因此,肝不藏血,则不仅可出现肝血不足,阳气升泄太过等病变,而且还可导致出血。但是,肝的藏血功能,还包含着调节人体各部分血量的分配,特别是对外周血量的调节起着主要的作用。在正常生理情况下,人体各部分的血量是相对恒定的。但是随着机体活动量的增减、情绪的变化,以及外界气候的变化等因素,人体各部分的血量也有所改变。当机体活动剧烈或情绪激动时,肝脏就把所贮存的血液向机体的外周输布,以供机体的需要。当人体在安静休息及情绪稳定时,由于全身活动量少,机体外周的血液需要量相对减少,部分血液便藏之于肝。由于肝脏对血液有贮藏和调节作用,所以人体各部分的生理活动皆与肝有密切关系。如果肝脏有病,藏血功能失常,不仅会引起血虚或出血,而且也能引起机体许多部分的血液濡养不足的病变。如肝血不足,不能濡养于目,则两目干涩昏花,或为夜盲;若不能濡养于筋,则筋脉拘急,肢体麻木,屈伸不利等。肝的贮藏血液与调节血量的功能,还体现于女子的月经来潮。所以肝血不足或肝不藏血时,即可引起月经量少,甚则闭经,或月经量多,甚则崩漏等症。

2.肝的在志、在液、在体和在窍

(1)在志为怒:肝在志为怒,怒是人们在情绪激动时的一种情志变化。怒对于机体的生理活动来说,一般属于一种不良的刺激,可使气血上逆,阳气升泄,故《素问·举痛论》说:"怒则气逆,甚则呕血、飧泄,故气上矣。"由于肝主疏泄,阳气升发为肝之用,故说肝在志为怒。如大怒,则势必造成肝的阳气升发太过,故又说"怒伤肝"。反之,肝的阴血不足,肝的阳气升泄太过,则稍有刺激,即易发怒。

(2)在液为泪:肝开窍于目,泪从目出,故《素问·宣明五气篇》说"肝为泪"。泪有濡润眼睛,保护眼睛的功能。在正常情况下,泪液的分泌是濡润而不外溢,但在异物侵入目中时,泪液即可大量分泌,起到清洁眼目和排除异物的作用。在病理情况下,则可见泪液的分泌异常。如肝的阴血不足时两目干涩,实质上是泪液分泌不足;如在风火赤眼、肝经湿热等情况下,可见目眵增多、迎风流泪等症。此外,在极度悲哀的情况下,泪液的分泌也可大量增多。

(3)在体合筋,其华在爪:筋即筋膜,附着于骨而聚于关节,是联结关节、肌肉的一种组织。筋和肌肉的收缩和弛张,即是肢体、关节运动的屈伸或转侧。筋膜有赖于肝血的滋养,肝的血液充盈,才能养筋;筋得其所养,才能运动有力而灵活。如果肝的气血衰少,筋膜失养,则表现为筋力不健,运动不利。此外,肝的阴血不足,筋失所养,还可出现手足震颤、肢体麻木、屈伸不利甚则痿疭等症。故《素问·至真要大论》说:"诸风掉眩,皆属于肝。"

爪,即爪甲,包括指甲和趾甲,乃筋之延续,故称"爪为筋之余"。肝血的盛衰,可影响爪甲的荣枯。肝血充足,则爪甲坚韧明亮,红润光泽。若肝血不足,则爪甲软薄,枯而色夭,甚则变形脆裂。

(4)在窍为目:目又称"精明",是视觉器官。肝的经脉上联于目系,目的视力,有赖于肝气之疏泄和肝血之营养,故说:"肝开窍于目"。但还须指出,五脏六腑之精气皆上注于目,因此,目与五脏六腑都有内在联系,后世医家在此基础上发展为"五轮"学说,给眼科的辨证论治打下了一定的基础。

由于肝与目的关系非常密切,因而肝的功能是否正常,往往可以从目上反映出来。如肝之阴血不足,则两目干涩,视物不清或夜盲;肝经风热,则可见目赤痒痛;肝火上炎,则可见目赤生翳;肝阳上亢,则头目眩晕;肝风内动,则可见目斜上视等。

(五)肾

肾位于腰部,脊柱两旁,左右各一,故《素问·脉要精微论》说:"腰者,肾之府。"由于肾藏有"先天之精",为脏腑阴阳之本,生命之源,故称肾为"先天之本"。肾在五行属水。由于足少阴肾经与足太阳膀胱经相互络属于肾与膀胱,肾与膀胱在水液代谢方面亦直接相关,故肾与膀胱相为表里。

1.肾的主要生理功能

(1)藏精:主生长、发育与生殖藏精,是肾的主要生理功能。肾藏精指的是肾对于精气具有闭藏的作用。肾对于精气的闭藏,主要是为精气在体内能充分发挥其应有的生理效应,创造良好的条件,不使精气无故流失而影响机体的生长、发育和生殖能力。故《素问·六节脏象论》说:"肾者主蛰,封藏之本,精之处也。"

精气是构成人体的基本物质,也是人体生长发育及各种功能活动的物质基础。肾所藏的精气包括"先天之精"和"后天之精"。"先天之精"是禀受于父母的生殖之精。它与生俱来,是构成胚胎发育的原始物质,所以称"肾为先天之本"。"后天之精"是指出生以后,摄入的饮食物通过脾胃运化功能而生成的水谷之精气,以及脏腑生理活动中化生的精气通过代谢平衡后的剩余部分,藏之于肾,故《素问·上古天真论》说:"肾者主水,受五脏六腑之精而藏之。"

"先天之精"与"后天之精"的来源虽然有异,但均同归于肾,二者是相互依存、相互为用的。"先天之精"有赖于"后天之精"的不断培育和充养,才能充分发挥其生理效应;"后天之精"的化生,又依赖于"先天之精"的活力资助。二者相辅相成,在肾中密切结合而组成肾中精气。肾中精气的主要生理效应是促进机体的生长、发育和逐步具备生殖能力。《素问·上古天真论》中明确地指出了机体生、长、壮、老、已的自然规律,与肾中精气的盛衰密切相关,较全面地阐明了肾中精气的盛衰决定着机体的生、长、壮、老、已。这对于防治某些先天性疾病、生长发育不良、生殖功能低下和防止衰老等,均有较普遍的指导意义。

肾中精气,是机体生命活动之本,对机体各方面的生理活动均起着极其重要的作用。为了在理论和实践上全面阐明肾中精气的生理效应,概括为肾阴和肾阳两个方面:对机体各个脏腑组织器官起着滋养、濡润作用的称为肾阴;对机体各个脏腑组织器官起着推动、温煦作用的称为肾阳。肾阴和肾阳,又称元阴和元阳、真阴和真阳,是机体各脏阴阳的根本,二者之间相互制约、相互依存、相互为用,维护着各脏阴阳的相对平衡。如果由于某些原因,这种相对平衡遭到破坏而又不能自行恢复时,即能形成肾阴虚或肾阳虚,出现内热、眩晕、耳鸣、腰膝酸软、遗精、舌质红而少津等肾阴虚的证候,或是出现疲惫乏力、形寒肢冷、腰膝冷痛和痿弱、小便清长或不利或遗尿失禁、舌质淡,以及性功能减退和浮肿等肾阳虚的证候。由于肾阴和肾阳均是以肾中精气为其物质基础的,肾的阴虚或阳虚,实质上均是肾中精气不足的表现形式。所以肾阴虚到一定程度的时候,可以累及肾阳,发展为阴阳两虚,称作"阴损及阳";肾阳虚到一定程度的时候,也可累及肾阴,发展为阴阳两虚,称作"阳损及阴"。

肾阴和肾阳是各脏阴阳之本,故在肾的阴阳失调时,会因此而导致其他各脏的阴阳失调。如肝失去肾阴的滋养,即称作"水不涵木",可出现肝阳上亢,甚则肝风内动;心失肾阴的上承,则可引起心火上炎,或导致心肾阴虚;肺失去肾阴的滋养,则可出现咽燥、干咳、潮热、升火等肺肾阴虚之证;脾失去肾阳的温煦,则可出现五更泄泻、下利清谷等脾肾阳虚之证;心失去肾阳的温煦,则可出现心悸、脉迟、汗出、肢冷、气短等心肾阳虚之证。反之,其他各脏的阴阳失调,日久也必累及于肾,损耗肾中精气,导致肾的阴阳失调,这即是"久病及肾"的理论依据。

此外,还需加以说明的是,肾中精气亏损的表现形式是多种多样的。在一定条件下,肾中精气虽已亏损,但其阴阳失调的状况却又不很明显,因而称作肾中精气亏损,或可分别称为肾精不足和肾气虚。

(2)主水:肾主水液,主要是指肾中精气的气化功能,对于体内津液的输布和排泄,维持体内津液代谢的平衡,起着极为重要的调节作用。所以《素问·逆调论》称"肾者水脏,主津液"。

在正常生理情况下,津液的代谢,是通过胃的摄入、脾的运化和传输、肺的宣散和肃降、肾的蒸腾汽化,以三焦为通道,输送到全身;经过代谢后的津液,则化为汗液、尿液和气排出体外。肾中精气的蒸腾汽化,实际上是主宰着整个津液代谢,肺、脾等内脏对津液的气化,均依赖于肾中精气的蒸腾汽化;特别是尿液的生成和排泄,更是与肾中精气的蒸腾汽化直接相关,而尿液的生成和排泄,在维持体内津液代谢平衡中又起着极其关键的作用,故说肾主水液。如果肾中精气的蒸腾汽化失常,则既可引起关门不利,小便代谢障碍而发生尿少、浮肿等病理现象,又可引起气不化水而发生小便清长、尿量大量增多等病理现象。

(3)主纳气:纳,即固摄、受纳的意思。肾主纳气,是指肾有摄纳肺所吸入的清气,防止呼吸表浅的作用,才能保证体内外气体的正常交换。人体的呼吸功能,虽为肺所主,但必须依赖于肾的纳气作用。肾的纳气功能,实际上就是肾的闭藏作用在呼吸运动中的具体体现。从理论上来说,肺吸入之清气,必须下达于肾。但实际上肺的呼吸要保持一定的深度,有赖于肾的纳气作用。因此,肾的纳气功能正常,则呼吸均匀和调。若肾的纳气功能减退,摄纳无权,呼吸就表浅,可出现动辄气喘、呼多吸少等病理现象。这即称为"肾不纳气"。

2. 肾的在志、在液、在体和在窍

(1)在志为恐:肾在志为恐。恐是人们对事物惧怕的一种精神状态。恐与惊相似,但惊为不自知,事出突然而受惊;恐为自知,俗称胆怯。惊或恐,对机体的生理活动来说,是一种不良的刺激。惊恐属肾,恐为肾之志,但总与心主神明相关。心藏神,神伤则心怯而恐。《素问·举痛论》说的"恐则气下,惊则气乱",即是说明恐和惊的刺激,对机体的气机运行产生不良的影响。"恐则气下",是指人在恐惧的状态中,上焦的气机闭塞不畅,气迫于下焦,则下焦胀满,甚至遗尿。"惊则气乱",是指机体的正常生理活动遭到一时性的扰乱,出现心神不定、手足无措的现象。如《素问·举痛论》说:"惊则心无所倚,神无所归,虑无所定,故气乱矣。"

(2)在液为唾:唾为口津,唾液中较稠厚的称作唾。唾为肾精所化,咽而不吐,有滋养肾中精气的作用。若多唾或久唾,则易耗损肾中精气。

(3)在体为骨、主骨生髓,其华在发:肾主骨、生髓的生理功能,实际上是肾中精气具有促进机体生长发育功能的一个重要组成部分。骨的生长发育,有赖于骨髓的充盈及其所提供的营养。肾中精气充盈,才能充养骨髓。小儿囟门迟闭,骨软无力,以及老年人的骨质脆弱、易于骨折等,都与肾中精气不足、骨髓空虚有关。

髓有骨髓、脊髓和脑髓之分,这三者均属于肾中精气所化生。因此,肾中精气的盛衰,不仅影响骨的生长和发育,而且也影响脊髓和脑髓的充盈和发育。脊髓上通于脑,髓聚而成脑,故称脑为"髓海"。肾中精气充盈,则髓海得养,脑的发育就健全,就能充分发挥其"精明之府"的生理功能;反之,肾中精气不足,则髓海失养,而形成髓海不足的病理变化。

"齿为骨之余"。齿与骨同出一源,牙齿也由肾中精气所充养,牙齿的生长与脱落,与肾中精气的盛衰密切相关。肾中精气充沛,则牙齿坚固而不易脱落;肾中精气不足,则牙齿易于松动,甚至早期脱落。此外,由于手足阳明经均进入齿中,牙齿的某些病变,也与手足阳明经,大肠与胃的生理功能失调有关。

发的生长,全赖于精和血。肾藏精,故说"其华在发"。发的生长与脱落、润泽与枯槁,不仅依赖于肾中精气之充养,而且有赖于血液的濡养,故称"发为血之余"。青壮年时,由于精血充盈,则发长而光泽;老年人的精血多虚衰,毛发变白而脱落,一般说来,这是正常规律。但临床所见未老先衰,头发枯萎,早脱早白者,与肾中精气不足和血虚有关。

(4)在窍为耳及二阴:耳是听觉器官,听觉的灵敏与否,与肾中精气的盈亏有密切关系。肾中的精气充盈,髓海得养,则听觉灵敏,分辨力较高。反之,肾中精气虚衰时,则髓海失养,而可见听力减退,或见耳鸣,甚则耳聋。人到老年,肾中精气多见衰退,听力每多减退。故说肾开窍于耳。

二阴,即前阴(外生殖器)和后阴(肛门)。前阴是排尿和生殖的器官,后阴是排泄粪便的通道。尿液的排泄虽在膀胱,但须依赖肾的气化才能完成。因此,尿频、遗尿、尿失禁、尿少或尿闭,均与肾的气化功能失常有关。人的生殖功能,亦为肾所主,已见前述,不再复赘。粪便的排泄,本是大肠的传化糟粕功能,但亦与肾的气化有关,如肾阴不足时,可致肠液枯涸而便秘;肾阳虚损时,则气化无权而致阳虚便秘或阳虚泄泻;肾的封藏失司时,则可见久泄滑脱。故说肾开窍于二阴。

二、六腑

六腑,即胆、胃、大肠、小肠、膀胱、三焦的总称。它们共同的生理功能是将饮食物腐熟消化,传化糟粕。由于六腑以传化饮食物为其生理特点,故有"实而不能满,六腑以降为顺,以通为用"之说。但是,"通"和"降"的不及与太过,都属于病态。

(一)胆

胆,居六腑之首,又隶属于奇恒之府。胆与肝相连,附于肝之短叶间;肝和胆又有经脉相互络属,而为表里。胆汁的化生和排泄,由肝的疏泄功能控制和调节。若肝的疏泄功能正常,则胆汁排泄畅达,脾胃运化功能也健旺。反之,肝失疏泄,导致胆汁排泄不利,影响脾胃的运化功能,而出现胁下胀满疼痛、食欲减退、腹胀、便溏等症;若胆汁上逆,则可见口苦、呕吐黄绿苦水;胆汁外溢,则可出现黄疸。

总之,胆的主要生理功能是贮存和排泄胆汁。胆汁直接有助于饮食物的消化,故为六腑之一;因胆本身并无传化饮食物的生理功能,且藏精汁,与胃、肠等腑有别,故又属奇恒之府。

(二)胃

胃,又称胃脘,分上、中、下三部。胃的上部称上脘,包括贲门;胃的中部称中脘,即胃体的部位;胃的下部称下脘,包括幽门。胃的主要生理功能是受纳与腐熟水谷,胃以降为和。

1. 主受纳、腐熟水谷　受纳,是接受和容纳的意思。腐熟,是饮食物经过胃的初步消化,形成食糜的意思。饮食入口,经过食管,容纳于胃,故称胃为"太仓""水谷之海"。机体的生理活动和气血津液的化生,都需要依靠饮食物的营养,故又称胃为"水谷气血之海"。容纳于胃中的水谷,经过胃的腐熟后,下传于小肠,其精微经脾之运化而营养全身。所以,胃虽有受纳与腐熟水谷的功能,但必须和脾的运化功能配合,才能使水谷化为精微,以化生气血津液,供养全身。饮食营养和脾胃对饮食水谷的运化功能,对于维持机体的生命活动,至关重要。临床上诊治疾病,亦十分重视胃气,常把"保胃气"作为重要的治疗原则。故《景岳全书·杂证谟·脾胃》说:"凡欲察病者,必须先察胃气;凡欲治病者,必须常顾胃气。胃气无损,诸可无虑。"

2.主通降,以降为和　胃为"水谷之海",饮食物入胃,经胃的腐熟后,必须下行入小肠,进一步消化吸收,所以说胃主通降,以降为和。在藏象学说中,以脾升胃降来概括机体整个消化系统的生理功能。因此,胃的通降作用,还包括小肠将食物残渣下输于大肠及大肠传化糟粕的功能在内。

胃的通降是降浊,降浊是受纳的前提条件。所以,胃失通降不仅会影响食欲,而且因浊气在上而发生口臭、脘腹胀闷或疼痛,以及大便秘结等症状。如《素问·阴阳应象大论》说:"浊气在上,则生䐜胀。"若胃气不仅失于通降,进而形成胃气上逆,则可出现嗳气酸腐、恶心、呕吐、呃逆等症。

(三)小肠

小肠是一个相当长的管道器官,位于腹中,其上口在幽门处与胃之下口相接,其下口在阑门处与大肠之上口相连。小肠与心有经脉互相络属,故与心相为表里。小肠的主要生理功能是受盛、化物和泌别清浊。

1.受盛和化物　受盛,即是接受、以器盛物的意思。化物,具有变化、消化、化生的意思。小肠的受盛功能主要体现于两个方面:一是说明小肠是接受经胃初步消化之饮食物的盛器;二是指经胃初步消化的饮食物,在小肠内必须有相当时间的停留,以利于进一步消化和吸收。小肠的化物功能,是将经胃初步消化的饮食物,进一步进行消化,将水谷化为精微。所以《素问·灵兰秘典论》说"小肠者,受盛之官,化物出焉"。

2.泌别清浊　泌,即分泌;别,即分别。小肠的泌别清浊功能,主要体现于三个方面:①将经过小肠消化后的饮食物,分为水谷精微和食物残渣两个部分;②将水谷精微吸收,把食物残渣向大肠输送;③小肠在吸收水谷精微的同时,也吸收了大量的水液,故又称"小肠主液"。张介宾在注解《素问·灵兰秘典论》中说:"小肠居胃之下,受盛胃中水谷而分清浊,水液由此而渗入前,糟粕由此而归于后,脾气化而上升,小肠化而下降,故曰化物出焉。"这就进一步指出:小肠的泌别清浊功能还与尿液的量有关。如小肠的泌别清浊功能正常,则二便正常;如小肠的泌别清浊异常,则大便变稀薄,而小便短少,也就是说,小肠内的水液量多寡与尿量有关。临床上常用的"利小便即所以实大便"的治法,即是这个原理在临床治疗中的应用。

由此可见,小肠受盛、化物和泌别清浊的功能,在水谷化为精微的过程中是十分重要的,实际上这是脾胃升清降浊功能的具体表现。因此,小肠的功能失调,既可引起浊气在上的腹胀、腹痛、呕吐、便秘等症,又可引起清气在下的便溏、泄泻等症。

(四)大肠

大肠亦居腹中,其上口在阑门处紧接小肠,其下端紧接肛门。大肠与肺有经脉相互络属而为表里。大肠的主要生理功能是传化糟粕。

大肠接受经过小肠泌别清浊后所剩下的食物残渣,再吸收其中多余的水液,形成粪便,经肛门而排出体外,所以《素问·灵兰秘典论》中说"大肠者,传导之官,变化出焉"。传导,即接上传下之意。"变化出焉",即将糟粕化为粪便。大肠的传导变化作用,是胃的降浊功能的延伸,同时亦与肺的肃降有关。此外,大肠的传导作用,亦与肾的气化功能有关,故有"肾主二便"之说。

(五)膀胱

膀胱位于小腹中央,为贮尿的器官。膀胱和肾直接相通,二者又有经脉相互络属,故为表里,膀胱的主要生理功能是贮尿和排尿。尿液为津液所化,在肾的气化作用下生成尿液,下输于膀胱。尿液在膀胱内潴留至一定程度时,即可及时自主地排出体外。所以《素问·灵兰秘典论》说:"膀胱者,州都之官,津液藏焉,气化则能出矣。"

膀胱的贮尿和排尿功能,全赖于肾的气化功能。所谓膀胱气化,实际上隶属于肾的蒸腾汽化。膀胱的病变,主要表现为尿频、尿急、尿痛;或是小便不利、尿有余沥,甚至尿闭;或是遗尿,甚则小便失禁。如《素问·宣明五气篇》所说:"膀胱不利为癃,不约为遗溺。"膀胱的这些病变,归根结底,也多与肾的气化功能有关。

(六)三焦

三焦是上焦、中焦、下焦的合称,为六腑之一。由于三焦的某些具体概念不够明确,《难经》在"二十五难"和"三十八难"中又提出"有名而无形"之说,因而引起了后世的争论,但对三焦生理功能的认识是一致的,认为三焦的主要生理功能是主持诸气、通行水道。在形态方面,目前部分学者认为三焦是分布于胸腹腔的一个大腑。在人体脏腑中,唯它最大,故有"孤府"之称。三焦的主要生理功能,一是通行元气,二为水液运行之道路。

1. 主持诸气,总司全身的气机和气化　三焦是气的升降出入的通道,又是气化的场所,故有主持诸气,总司全身气机和气化的功能。元气,是人体最根本的气。元气根于肾,通过三焦而充沛于全身。

2. 为水液运行之道路　三焦有疏通水道、运行水液的作用,是水液升降出入的通路。全身的水液代谢,是由肺、脾胃和肠、肾和膀胱等许多脏腑的协同作用而完成的,但必须以三焦为通道,才能正常地升降出入。如果三焦的水道不够通利,则肺、脾、肾等输布调节水液的功能也难以实现。所以,又把水液代谢的协调平衡作用称作"三焦气化"。

三焦上述两个方面的功能是相互关联的。这是由于水液的运行全赖于气的升降出入;人体的气是依附于血、津液而存在的。因此,气的升降出入的通道,必然是血或津液的通道;津液升降出入的通道,必然是气的通道。实际上是一个功能两个方面的作用而已。

3. 上焦、中焦、下焦的部位划分及其各自的生理功能特点

(1)上焦:一般将横膈以上的胸部,包括心、肺两脏和头面部,称作上焦;也有人将上肢归属于上焦。上焦的生理功能特点,也根据《灵枢·决气》的论述,以"开发""宣化""若雾露之溉"为其主要生理功能。也就是说,上焦是主气的升发和宣散,但它不是有升无降,而是"升已而降",故说"若雾露之溉",《灵枢·营卫生会》也因此而概括为"上焦如

雾"。《温病条辨》中"治上焦如羽,非轻不举"的治疗原则,也是以此为其主要的理论依据。

(2)中焦:中焦的部位,是指膈以下、脐以上的上腹部,但在《灵枢·营卫生会》中是指整个胃,即从胃的上口(贲门)至胃的下口(幽门)。对于中焦的生理功能特点,实际上包括脾和胃的整个运化功能,故说中焦是"泌糟粕,蒸津液",升降之枢,气血生化之源。《灵枢·营卫生会》概括为"中焦如沤"和《温病条辨》提出的"治中焦如衡,非平不安"的治疗原则,都是以中焦是"升降之枢"为其主要的理论依据。

中焦所属的脏腑,从解剖部位来说,包括脾、胃、肝、胆。温病学说以"三焦"作为辨证纲领,将外感热病后期出现的一系列肝的病证列入"下焦"的范围后,现在临床辨证中,仍多从之。

(3)下焦:下焦的部位,一般也根据《灵枢·营卫生会》之说,将胃以下的部位和脏器,如小肠、大肠、肾和膀胱等,均归属于下焦。对于下焦的生理功能特点,《内经》说它是排泄糟粕和尿液,如《灵枢·营卫生会》概括为"下焦如渎",但后世对藏象学说有了发展,将肝肾精血、命门原气等都归属于下焦,因而扩大了下焦的生理功能特点。《温病条辨》提出"治下焦如权,非重不沉",实际上也包含这一个概念。

三、奇恒之府

奇恒之府,包括脑、髓、骨、脉、胆、女子胞6个脏器组织。它们在形态上多属中空而与腑相似,在功能上则不是饮食物消化排泄的通道,而且又贮藏精气,与脏的生理功能特点相类似,所以《素问·五脏别论》说:"脑、髓、骨、脉、胆、女子胞,此六者,地气之所生也,皆藏于阴而象于地,故藏而不泻,名曰奇恒之府。"奇恒之府中除胆为六腑之一外,其余的都没有表里配合,也没有五行的配属,这是不同于五脏六腑的又一特点。下面仅介绍脑与女子胞。

(一)脑

脑居颅内,由髓汇集而成。脑的功能,如《素问·脉要精微论》说:"头者,精明之府。"《灵枢·大惑论》中将眼的结构名称及与脑的关系也作了说明,同时把视觉、听觉以及精神状态的病理变化与脑联系起来了。脑、耳、目都在头部,脑之"不满"则可导致耳鸣、目眩以及精神委顿。明代李时珍明确提出脑与精神活动有关,谓"脑为元神之府"。清·汪昂在《本草备要》中有"人之记性,皆在脑中"的记载。后来,王清任在前人认识的基础上,对脑的功能作了较为详细的论述,把忆、视、听、嗅、言等感官功能皆归于脑。

中医学藏象学说,将脑的生理和病理统归于心而分属于五脏,认为心是"君主之官,神明出焉",为"五脏六腑之大主,精神之所舍也"。把人的精神意识和思维活动统归于心,故曰"心藏神"。同时,又把神分为5种不同表现的神,即魂、魄、意、志、神。这5种神分别归属于五脏,但都是在心的统领下而发挥作用的,如心藏神,主喜;肝藏魂,主怒;脾藏意,主思;肺藏魄,主悲;肾藏志,主恐;等等。其中特别与心、肝、肾的关系更密切。因此,对于精神意识思维活动异常的精神情志病,决不能简单地认为是心主神明的病变,而与其他四脏无关;对于脑的病变,也不能简单地责之于肾,而与其他四脏无关。

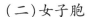

（二）女子胞

女子胞，又称胞宫，即子宫，位于小腹部，在膀胱之后，呈倒梨形。女子胞是发生月经和孕育胎儿的器官。

女子的月经来潮和胎儿的孕育，是一个复杂的生理活动过程，主要有如下三个方面的生理因素。

1.“天癸”的作用 生殖器官的发育，全赖于“天癸”。“天癸”是肾中精气充盈到一定程度时的产物，具有促进性腺发育而至成熟的生理效应。因此，在“天癸”的促发下，女子生殖器官才能发育成熟，月经来潮，为孕育胎儿准备条件。反之，进入老年，由于肾中精气的衰少，而“天癸”亦随之而衰少，甚至衰竭，则进入绝经期，“形坏而无子”。如《素问·上古天真论》说：“二七而天癸至，任脉通，太冲脉盛，月事以时下，故有子……七七，任脉虚，太冲脉衰少，天癸竭，地道不通，故形坏而无子也。”可见“天癸”的至与竭，是月经来潮与否的前提条件；“天癸”的至与竭，能引起冲、任二脉的相应生理效应。

2.冲、任二脉的作用 冲、任二脉，同起于胞中。冲脉与肾经并行，与阳明脉相通，能调节十二经脉的气血，有“冲为血海”之称；任主胞胎，在小腹部与足三阴经相会，能调节全身的阴经，有“阴脉之海”之称。十二经脉气血充盈，才能溢入冲、任二脉，经过冲、任二脉的调节，注入胞宫，而发生月经。冲、任二脉的盛衰，受着“天癸”的调节。幼年时期，肾中精气未盛，“天癸”未至，故任脉未通，冲脉未盛，没有月经；人至老年，由于“天癸”逐渐衰竭，冲、任二脉的气血也逐渐衰少，而进入绝经期，出现月经紊乱，以至经绝。临床上，由于某些原因引起冲、任二脉失调时，即可出现月经周期紊乱，甚至不孕等症。

3.心、肝、脾三脏的作用 心主血、肝藏血、脾为气血生化之源而统血，对于全身血液的化生和运行均有调节作用。月经的来潮和周期，以及孕育胎儿，均离不开气血的充盈和血液的正常调节。因此，月经的来潮与心、肝、脾三脏的生理功能状态有关。若肝的藏血、脾的统血功能减退，即可引起月经过多，周期缩短，行经期延长，甚至崩漏等症。若脾的生化气血功能减弱，则月经的化源不足，可导致月经量少，周期延长，甚至经闭。若因情志所伤，损伤心神或影响肝的疏泄功能，也都能导致月经失调等病理现象。

综上所述，月经来潮的是一个复杂的生理过程，并不是单一的因素，而更多的是与全身的整体情况和精神状态有关。从脏腑、经络等生理功能来说，月经来潮主要与心、肝、肾和冲、任二脉的关系最密切。

四、脏腑之间的关系

人体是一个统一的有机整体，它是由脏腑、经络等许多组织器官所构成的。各脏腑、组织、器官的功能活动不是孤立的，而是整体活动的一个组成部分，它们不仅在生理功能上存在着相互制约、相互依存和相互为用的关系；而且还以经络为联系通道，在各脏腑组织之间相互传递着各种信息，在气、血、津液环周于全身的情况下，形成了一个非常协调和统一的整体。

（一）脏与脏之间的关系

脏与脏之间的关系，古人在理论上多是以五行的生克乘侮来进行阐述的。但是，经过历代医家的观察和研究，脏与脏之间的关系早已超越了五行生克乘侮的范围，目前已从各脏的生理功能来阐释其相互之间的关系。

1. 心与肺　心与肺的关系，主要是心主血和肺主气、心主行血和肺主呼吸之间的关系。"诸血者，皆属于心""诸气者，皆属于肺"，心主血与肺主气的关系，实际上是气和血相互依存、相互为用的关系。

肺主宣发肃降和"朝百脉"，能促进心行血之作用，因此是血液正常运行的必要条件，符合"气为血之帅"的一般规律。反之，只有正常的血液循环，方能维持肺呼吸功能的正常进行，故又有"呼出心与肺"之说，这也符合"气舍于血"的一般规律。但是，联结心之搏动和肺之呼吸两者之间的中心环节，主要是积于胸中的"宗气"。宗气具有贯心脉而司呼吸的生理功能，从而强化了血液循环与呼吸之间的协调平衡，因此，无论是肺的气虚还是肺失宣肃，均可影响心的行血功能，而导致血液的运行失常、涩迟，而出现胸闷、心率改变，甚则唇青、舌紫等血瘀之病理表现。反之，若心气不足、心阳不振、瘀阻心脉等导致血行异常时，也会影响肺的宣发和肃降功能失常，出现咳嗽、气促等肺气上逆的病理现象。这即是心肺之间在病理上的相互影响。

2. 心与脾　心主血，脾统血，脾又为气血生化之源，故心与脾的关系至为密切。脾的运化功能正常，则化生血液的功能旺盛。血液充盈，则心有所主。脾气健旺，脾的统血功能正常，则血行脉中，而不溢出于脉外。因此，心与脾的关系主要表现在血液的生成和运行方面。在病理上，心脾两脏亦常互为影响，如思虑过度，不仅暗耗心血，且可影响脾的运化功能；若脾气虚弱，运化失职，则气血生化无源，则可导致血虚而心无所主。若脾不统血而致血液妄行，则也会造成心血不足。以上种种，均可形成以眩晕、心悸、失眠、多梦、腹胀、食少、体倦、面色无华等为主要见症的"心脾两虚"之病理变化。

3. 心与肝　心主血，肝藏血。人体的血液，生化于脾，贮藏于肝，通过心以运行全身。心之行血功能正常，则血运正常，肝有所藏；若肝不藏血，则心无所主，血液的运行必致失常。正是由于心和肝在血行方面密切相关，故在临床上"心肝血虚"常常同时出现。

心主神志，肝主疏泄。人的精神、意识和思维活动，虽由心所主，但与肝的疏泄功能亦密切相关。由于情志所伤，多化火伤阴，因而在临床上心肝阴虚、心肝火旺常相互影响或同时并见。

4. 心与肾　心在五行属火，位居于上而属阳；肾在五行属水，位居于下而属阴。从阴阳、水火的升降理论来说，位于下者，以上升为顺；位于上者，以下降为和。《素问·六微旨大论》说的"升已而降，降者为天；降已而升，升者为地。天气下降，气流于地；地气上升，气腾于天"，即是从宇宙的范围来说明阴阳、水火的升降。所以，在理论上认为心火必须下降于肾，肾水必须上济于心。这样，心肾之间的生理功能才能协调，而称为"心肾相交"，也即是"水火既济"。反之，若心火不能下降于肾而独亢，肾水不能上济于心而凝聚，那么，心肾之间的生理功能就会失去协调而出现一系列的病理表现，即称为"心肾不交"，也就是"水火失济"。例如：在临床上出现的以失眠为主症的心悸、怔忡、心烦、腰膝酸软,或见男子梦遗、女子梦交等症,多属"心肾不交"。

此外,由于心肾阴阳之间亦有密切的关系,在心或肾发生病变时,亦能相互影响。例如:肾的阳虚水泛,能上凌于心,而见浮肿、惊悸等"水气凌心"之证候;心的阴虚,亦能下汲肾阴,而致阴虚火旺之证。

5.肺与脾　肺与脾的密切关系,主要表现于气的生成和津液的输布代谢两个方面。机体气的生成,主要依赖于肺的呼吸功能和脾的运化功能,肺所吸入的清气和脾胃所运化的水谷精气是组成气的主要物质基础。因此,肺的呼吸功能和脾的运化功能是否健旺,与气的盛衰密切相关。

在津液的输布代谢方面,则主要是由肺的宣发肃降、通调水道和脾的运化水液、输布津液所构成。肺的宣发肃降和通调水道,有助于脾的运化水液功能,从而防止内湿的产生;而脾的转输津液,散精于肺,不仅是肺通调水道的前提,而且,实际上也为肺的生理活动提供了必要的营养。因此,二者之间在津液的输布代谢中存在着相互为用的关系。

肺脾二脏在病理上的相互影响,主要也在于气的生成不足和水液代谢失常两个方面。例如:脾气虚损时,常可导致肺气不足;脾失健运,津液代谢障碍,水液停滞,则聚而生痰、成饮,多影响肺的宣发和肃降,可出现喘咳痰多等临床表现。所以说"脾为生痰之源,肺为贮痰之器"。当然,肺病日久,也可影响脾,而致脾的运化功能失常或使脾气虚,从而出现纳食不化、腹胀、便溏,甚则浮肿等病理表现,称为"上病及中",亦是"培土生金"治法的理论依据。

6.肺与肝　肺与肝的关系,主要表现于气机的调节方面。肺主降而肝主升,二者相互协调,对于全身气机的调畅是一个重要的环节。若肝升太过,或肺降不及,则多致气火上逆,可出现咳逆上气,甚则咯血等病理表现,称为"肝火犯肺"。相反,肺失清肃,燥热内盛,亦可影响肝,而致肝失条达,疏泄不利,则在咳嗽的同时,出现胸胁引痛、胀满、头晕头痛、面红目赤等症。

7.肺与肾　肺与肾的关系,主要表现于水液的代谢和呼吸运动两个方面。肾为主水之脏,肺为"水之上源",肺的宣发肃降和通调水道有赖于肾的蒸腾汽化。反之,肾的主水功能亦有赖于肺的宣发肃降和通调水道。因此,肺失宣肃,通调水道失职,必累及于肾,而至尿少,甚则浮肿;肾的气化失司,关门不利,则水泛为肿,甚则上为喘呼,咳逆倚息而不得平卧。即如《素问·水热穴论》所说:"其本在肾,其末在肺,皆积水也。"

肺主呼气,肾主纳气,肺的呼吸功能需要肾的纳气作用来协助。肾气充盛,吸入之气方能经肺之肃降而下纳于肾,故有"肺为气之主,肾为气之根"之说。若肾的精气不足,摄纳无权,气浮于上;或肺气久虚、久病及肾,均可导致肾不纳气,出现动则气喘等症。

此外,肺与肾之间的阴液也是相互资生的。肾阴为一身阴液之根本,所以肺阴虚可损及肾阴。反之,肾阴虚亦不能上滋肺阴。故肺肾阴虚常同时并见,而出现两颧嫩红、骨蒸潮热、盗汗、干咳音哑、腰膝酸软等症。

8.肝与脾　肝藏血而主疏泄,脾统血、主运化而为气血生化之源。肝脾两脏的关系,首先在于肝的疏泄功能和脾的运化功能之间的相互影响。脾的运化,有赖于肝的疏泄,肝的疏泄功能正常,则脾的运化功能健旺。若肝失疏泄,就会影响脾的运化功能,从而引起"肝脾不和"的病理表现,可见精神抑郁、胸胁胀满、腹胀腹痛、泄泻便溏等症。其次,肝与脾在血的生成、贮藏及运行等方面亦有密切的联系。脾运健旺,生血有源,且血不溢出脉外,则肝有所藏。若脾虚气血生化无源,或脾不统血、失血过多,均可导致肝血不足。

此外,如脾胃湿热郁蒸、胆热液泄,则可形成黄疸。可见,在病理上肝病可以传脾,脾病也可以及肝,肝脾两脏在病变上常常是互为影响的。

9.肝与肾 肝肾之间关系极为密切,有"肝肾同源"之说。肝藏血,肾藏精。藏血与藏精之间的关系,实际上是精和血之间存在着相互资生和相互转化的关系。血的化生,有赖于肾中精气的气化;肾中精气的充盛,亦有赖于血液的滋养。所以说精能生血,血能化精,称为"精血同源"。在病理上,精与血的病变亦常相互影响。如肾精亏损,可导致肝血不足;反之,肝血不足,也可引起肾精亏损。

另外,肝主疏泄与肾主封藏之间亦存在着相互制约、相反相成的关系,主要表现在女子的月经来潮和男子泄精的生理功能。若二者失调,则可出现女子月经周期的失常,经量过多,或闭经;男子遗精滑泄,或阳强不泄等症。

由于肝肾同源,肝肾阴阳之间的关系极为密切。肝肾阴阳息息相通,相互制约,协调平衡,故在病理上也常相互影响。如肾阴不足可引起肝阴不足,阴不制阳而导致肝阳上亢,称为"水不涵木";如肝阴不足,可导致肾阴亏虚,而致相火上亢。反之,肝火太盛也可下劫肾阴,形成肾阴不足的病理变化。

10.脾与肾 脾为后天之本,肾为先天之本。脾之健运,化生精微,须借助于肾阳的温煦,故有"脾阳根于肾阳"之说。肾中精气亦有赖于水谷精微的培育和充养,才能不断充盈和成熟。因此,脾与肾在生理上是后天与先天的关系,它们是相互资助、相互促进的。在病理上亦常相互影响,互为因果。如肾阳不足,不能温煦脾阳,则可见腹部冷痛、下利清谷,或五更泄泻,浮肿等症。若脾阳久虚,进而可损及肾阳,而成脾肾阳虚之病证。

(二)六腑之间的关系

六腑,是以"传化物"为其生理特点,六腑之间的相互关系,主要体现于饮食物的消化、吸收和排泄过程中的相互联系和密切配合。

饮食入胃,经胃的腐熟和初步消化,下传于小肠,通过小肠的进一步消化,泌别清浊。其清者为精微物质,经脾的转输,以营养全身;其剩余之水液吸收后成为渗入膀胱的尿液之化源;其浊者为糟粕(食物之残渣),下达于大肠。渗入膀胱的尿液,经气化作用及时排出体外;进入大肠的糟粕,经传导与燥化,而由肛门排出体外。在饮食物的消化、吸收和排泄过程中,还有赖于胆汁的排泄以助饮食的消化;三焦不仅是水谷传化的道路,更重要的是三焦的气化,推动和支持着传化功能的正常进行。所以《灵枢·本脏》说:"六腑者,所以化水谷而行津液者也。"由于六腑传化水谷,需要不断地受纳、消化、传导和排泄,虚实更替,宜通而不宜滞,故《素问·五脏别论》有"胃实而肠虚""肠实而胃虚"的论述,这说明了饮食物在胃肠中必须更替运化而不能久留,所以后世医家有"六腑以通为用"和"腑病以通为补"的说法。

六腑之间在病理上亦可相互影响。如胃有实热,消灼津液,则可致大肠传导不利,大便秘结不通;而大肠燥结,便闭不行,亦可影响胃的和降,而使胃气上逆,出现恶心、呕吐等症。又如胆火炽盛,常可犯胃,导致胃失和降而见呕吐苦水。脾胃湿热,熏蒸肝胆,而使胆汁外泄,可发生黄疸病证。应当指出,六腑虽然是以通为用,但亦有太过不及之异,故必须认真进行辨证分析。

（三）五脏与六腑之间的关系

脏与腑的关系,实际上就是阴阳表里关系。由于脏属阴,腑属阳;脏为里,腑为表,一脏一腑、一阴一阳、一表一里相互配合,并有经脉相互络属,从而构成了脏腑之间的密切联系。

1. 心与小肠　心的经脉属心而络小肠,小肠的经脉属小肠而络心,二者通过经脉的相互络属构成表里关系。表现在病理方面,如心有实火,可移热于小肠,引起尿少、尿热赤、尿痛等症。反之,如小肠有热,亦可循经上炎于心,可见心烦、舌赤、口舌生疮等症。

2. 肺与大肠　肺与大肠亦是通过经脉的络属而构成表里关系。肺气的肃降,有助于大肠传导功能的发挥;大肠传导功能正常,则有助于肺的肃降。若大肠实热,腑气不通,则可影响肺的肃降,而产生胸满、喘咳等症。如肺失清肃,津液不能下达,可见大便困难;肺气虚弱,气虚推动无力,则可见大便艰涩而不行,称为"气虚便秘"。若气虚不能固摄,清浊混杂而下,可见大便溏泄。

3. 脾与胃　脾与胃通过经脉相互络属而构成表里关系。胃主受纳,脾主运化,两者之间的关系是"脾主为胃行其津液",共同完成饮食物的消化、吸收及其精微的输布,从而滋养全身,故称脾胃为"后天之本"。

脾主升,胃主降,相反相成。脾气升,则水谷之精微得以输布;胃气降,则水谷及其糟粕才得以下行。故《临证指南医案》说:"脾宜升则健,胃宜降则和。"胃属燥,脾属湿,胃喜润恶燥,脾喜燥恶湿,两脏燥湿相济,阴阳相合,方能完成饮食物的传化过程。故《临证指南医案》又说:"太阴湿土得阳始运,阳明燥土得阴自安。"

由于脾胃在生理上的相互联系,因而在病理上也是相互影响的。如脾为湿困,运化失职,清气不升,即可影响胃的受纳与和降,可出现食少、呕吐、恶心、脘腹胀满等症。反之,若饮食失节、食滞胃脘、胃失和降,亦可影响脾的升清与运化,可出现腹胀、泄泻等症。《素问·阴阳应象大论》说:"清气在下,则生飧泄;浊气在上,则生䐜胀。"这是对脾胃升降失常所致病症的病理及临床表现的概括。

4. 肝与胆　胆附于肝,有经脉互为络属,构成表里关系。胆汁来源于肝之余气,胆汁之所以能正常排泄和发挥作用,亦依靠肝的疏泄功能。若肝的疏泄功能失常,就会影响胆汁的分泌与排泄;反之,若胆汁排泄不畅,亦会影响肝的疏泄。因此,肝与胆在生理和病理上密切相关,肝病常影响及胆,胆病也常波及于肝,终则肝胆同病,如肝胆火旺、肝胆湿热等。此外,肝主谋虑,胆主决断,从情志意识过程来看,谋虑后则必须决断,而决断又来自谋虑,两者亦是密切联系的。

5. 肾与膀胱　肾与膀胱通过经脉互为络属,构成表里关系。膀胱的贮尿和排尿功能依赖于肾的气化。肾气充足,则固摄有权,膀胱开合有度,从而维持水液的正常代谢。若肾气不足,气化失常,固摄无权,则膀胱之开合失度,即可出现小便不利或失禁或遗尿、尿频等病症。例如,老年人常见的小便失禁、多尿等,即多为肾气衰弱所致。

第五节　气血津液学说

气、血、津液是构成人体的基本物质,是脏腑、经络等组织器官进行生理活动的物质基础。气,是不断运动着的具有很强活力的精微物质;血,基本上是指血液;津液,是机体一切正常水液的总称。从气、血、津液的相对属性来分阴阳,则气具有推动、温煦等作用,属于阳;血和津液,都为液态物质,具有濡养、滋润等作用,属于阴。

机体的脏腑、经络等组织器官,进行生理活动所需要的能量,来源于气、血、津液;气、血、津液的生成和代谢,又依赖于脏腑、经络等组织器官的正常生理活动。因此,无论在生理还是病理方面,气、血、津液和脏腑、经络等组织器官之间,始终存在着互为因果的密切关系。

此外,构成人体的基本物质,在中医学中还有"精"。"精"在中医学理论上的基本含义,有狭义与广义之分:狭义之"精",即通常所说的生殖之精;广义之"精",泛指一切精微物质,包括气、血、津液和从饮食物中摄取的营养物质,故称作"精气"。生殖之精与肾的关系最密切。

一、气

气,在古代是人们对于自然现象的一种朴素认识。早在春秋战国时期的唯物主义哲学家,就认为"气"是构成世界最基本的物质;宇宙间的一切事物,都是由气的运动变化而产生的。这种朴素的唯物主义观点被引进医学领域,在中医学中逐渐形成了气的基本概念。

气,是构成人体的最基本物质。人是自然界的产物,也就是"天地之气"的产物。人的形体构成,实际上也是以"气"为其最基本的物质基础,故《医门法律》又说:"气聚则形成,气散则形亡。"

气,又是维持人的生命活动最基本的物质。人的生命活动,需要从"天地之气"中摄取营养成分,以养五脏之气,从而维持机体的生理活动。所以,气是维持人体生命活动最基本的物质。

气,是构成人体和维持人体生命活动最基本的物质。由于气具有活力很强的不断运动着的特性,对人体生命活动有推动和温煦等作用,因而中医学中以气的运动变化来阐释人体的生命活动。

(一)气的生成

人体的气,来源于禀受父母的先天之精气、饮食物中的营养物质(即水谷之精气,简称"谷气")和存在于自然界的清气。通过肺、脾胃和肾等脏器生理功能的综合作用,将三者结合起来而生成。

先天之精气,依赖于肾藏精气的生理功能,才能充分发挥先天之精气的生理效应;水谷之精气,依赖于脾胃的运化功能,才能从饮食物中摄取而化生;存在于自然界的清气,则依赖于肺的呼吸功能,才能吸入。因此,从气的来源或气的生成来看,除与先天禀赋、后天饮食营养,以及自然环境等状况有关外,均与肾、脾胃、肺的生理功能密切相关。肾、脾胃、肺等生理功能正常并保持平衡,人体的气才能充沛;反之,肾、脾胃、肺等生理功能任何环节的异常或失去协调平衡,均能影响气的生成,或影响气的正常生理效应,从而形成气虚等病理变化。

此外,在气的生成过程中,脾胃的运化功能尤其重要。因人在出生以后,必须依赖饮食物的营养以维持生命活动,而机体从饮食物中摄取营养物质,又完全依赖脾胃的受纳和运化功能,才能对饮食物进行消化、吸收,把其中营养物质化为水谷精气。先天之精气,必须依赖于水谷精气的充养,才能发挥其生理效应。

(二)气的生理功能

气,是维持人体生命活动最基本的物质,它对于人体具有多种十分重要的生理功能。气的生理功能,主要有五个方面。这五个方面虽然各不相同,但都在人体生命活动中不可缺一,它们密切地协调配合,相互为用。

1.推动与调控作用　气是活力很强的精微物质,它对于人体的生长发育,各脏腑、经络等组织器官的生理活动,血的生成和运行,津液的生成、输布和排泄等,均起着推动作用和激发其运动的作用。气的虚衰或气的推动、激活作用减弱,均能影响机体的生长、发育,或出现早衰,或使脏腑、经络等组织器官的生理活动减弱,或使血和津液的生成不足和运行迟缓,从而引起血虚、血液运行不利和水液停滞等病理变化。

气在调控人体内部各种功能活动之间的平衡协调方面也有重要作用。气中的阳性成分发挥着推动、兴奋、升发作用,气中的阴性部分发挥着宁静、抑制、肃降作用。阴阳二气的功能协调则维持着生命活动的井然有序,既无太过,也无不及。如果阴阳二气出现太过或不及,就会出现相应的病理改变。

2.温煦与凉润作用　发挥温煦作用的气是阳气,是人体热量的来源。人体的体温,是依靠气的温煦作用来维持恒定;各脏腑、经络等组织器官,也要在气的温煦作用下进行正常的生理活动;血和津液等液态物质,也要依靠气的温煦作用,进行着正常的循环运行,故说"血得温而行,得寒而凝"。如果气的温煦作用失常,不仅会出现畏寒喜热、四肢不温、体温低下、血和津液运行迟缓等寒象,还可因某些原因,引起气聚而不散,气郁而化热,出现恶热喜冷、发热等热象。

发挥凉润作用的气是阴气,人体体温的恒定、脏腑功能及气、血、津液的运行输布代谢除了离不开阳气外,还需要阴气的参与。若阴气作用减退,可出现低热、盗汗、五心烦热等脏腑功能亢奋、代谢加快的虚热病变。

3.防御作用　气的防御作用,主要体现于护卫全身的肌表,防御外邪的入侵,同时也可祛除侵入人体内的病邪。若气的防御作用减弱,全身的抗病能力必然随之而下降,机体也易罹患疾病。

4.固摄作用　气的固摄作用,主要是防止血、津液等液态物质无故流失。其具体表现在:固摄血液,可使血液循脉而行,防止其溢出脉外;固摄汗液、尿液、唾液、胃液、肠液和精液等,控制其分泌排泄量,以防止其无故流失。气的固摄作用减弱,有导致体内液态物质大量流失的危险。如气不摄血,可导致各种出血;气不摄津,可导致自汗、多尿或小便失禁、流涎、泛吐清水、泄泻滑脱;气不固精,可出现遗精、滑精和早泄等。

5.中介作用　气充斥于人体内部各个脏腑组织器官之间,并成为脏腑组织器官之间联系的中介。气是感应传递信息的载体,人体内各种生命信息都可以通过气来感应和传递,从而构建人体各部分之间的密切联系。例如:脏腑精气盛衰可通过气的传导而反映于体表;内部脏腑之间可以气为载体传递信息、加强联系、维护协调。

(三)气的运动和运动形式

人体的气,是不断运动着的具有很强活力的精微物质。它流行于全身各脏腑、经络等组织器官,无处不有,时刻推动和激发着人体的各种生理活动。

气的运动,称作"气机"。气的运动形式,虽是多种多样,但在理论上可以归纳为升、降、出、入4种基本运动形式。人体的脏腑、经络等组织器官,都是气的升降出入场所。气的升降出入运动,是人体生命活动的根本,不仅推动和激发了人体的各种生理活动,而且只有在脏腑、经络等组织器官的生理活动中,才能得到具体的体现。其是协调平衡各种生理功能的一个重要环节。气的升降出入运动一旦止息,也就意味着生命活动的终止而死亡。

气的升降出入运动之间的协调平衡,称作"气机调畅";升降出入的平衡失调,即是"气机失调"的病理状态。"气机失调"有多种表现形式:如由于某些原因,气的升降出入运动受到阻碍,称作"气机不畅";在某些局部发生阻滞不通时,称作"气滞";气的上升太过或下降不及时,称作"气逆";气的上升不及或下降太过时,称作"气陷";气不能内守而外逸时,称作"气脱";气不能外达而结聚于内时,称作"气结"或"气郁",甚则"气闭"等。

(四)气的分类与分布

人体的气,是多种多样的。由于主要组成部分、分布部位和功能特点的不同,气又有各种不同的名称。气主要有如下几种。

1.元气　又名"原气""真气",是人体最基本、最重要的气,是人体生命活动的原动力。

(1)组成与分布:元气的组成,以肾所藏的精气为主,依赖于肾中精气所化生。肾中精气以受之于父母的先天之精为基础,又赖后天水谷精气的培育。元气的充盈与否不仅取决于先天禀赋,亦与脾胃运化水谷精气的功能密切相关。其以三焦为通道而流行于全身。

(2)主要功能:元气的主要功能是推动人体的生长和发育,温煦和激发各个脏腑、经络等组织器官的生理活动。所以说,元气是人体生命活动的原动力,是维持生命活动最基本的物质。机体的元气充沛,则各脏腑、经络等组织器官的活力就旺盛,机体的素质就强健而少病。若因先天禀赋不足,或因后天失调,或因久病损耗,以致元气的生成不足或耗损太过时,就会形成元气虚衰而产生种种病变。

2.宗气　是积于胸中之气,宗气在胸中积聚之处,称作"气海",又称"膻中"。

（1）组成与分布：宗气是以肺从自然界吸入的清气和脾胃从饮食物中运化而生成的水谷精气为其主要组成部分，相互结合而成。因此，肺的呼吸功能与脾胃的运化功能正常与否，直接影响着宗气的旺盛与衰少。宗气聚集于胸中，贯注于心肺之脉，上出于肺，循喉咽，故呼则出，吸则入。

（2）主要功能：宗气的主要功能有两个方面。一是走息道以行呼吸。凡语言、声音、呼吸的强弱，都与宗气的盛衰有关。二是贯心脉以行气血。凡气血的运行、肢体的寒温和活动能力、视听的感觉能力、心搏的强弱及其节律等，皆与宗气的盛衰有关。宗气具有推动心脏的搏动、调节心率和心律等功能。所以，在临床上常常以"虚里"处（相当于心尖搏动部位）的搏动状况和脉象来测知宗气的盛衰。

3. 营气　是与血共行于脉中之气。营与血关系极为密切，故常"营血"并称。营气与卫气相对而言，属于阴，故又称为"营阴"。

（1）组成与分布：营气，主要来自脾胃运化的水谷精气，由水谷精气中的精华部分所化生。营气分布于血脉之中，成为血液的组成部分而循脉上下，营运于全身。

（2）主要功能：营气的主要生理功能有营养和化生血液两个方面。水谷精微中的精专部分，是营气的主要成分，是脏腑、经络等生理活动所必需的营养物质，同时又是血液的组成部分。

4. 卫气　是运行于脉外之气。卫气与营气相对而言，属于阳，故又称为"卫阳"。

（1）组成与分布：卫气，主要由水谷精气所化生，它的特性是"慓疾滑利"。也就是说它的活动力特别强，流动很迅速。所以它不受脉管的约束，运行于皮肤、分肉之间，熏于肓膜，散于胸腹。

（2）主要功能：卫气的生理功能有三个方面。一是护卫肌表，防御外邪入侵；二是温养脏腑、肌肉、皮毛等；三是调节控制腠理的开合、汗液的排泄，以维持体温的相对恒定等。

营气和卫气都以水谷精气为其主要的生成来源，但是"营在脉中""卫在脉外"（《灵枢·营卫生会》）；营主内守而属于阴，卫主外卫而属于阳，二者之间的运行必须协调，不失其常，才能维持正常的腠理开合、正常的体温、"昼精而夜瞑"（《灵枢·营卫生会》），以及正常的防御外邪的能力；反之，若营卫不和，即可出现恶寒发热、无汗或汗多、"昼不精而夜不瞑"，以及抗御外邪能力低下等。

人体的气，除了上述最重要的四种气之外，还有"脏腑之气""经络之气"等。所谓"脏腑之气"和"经络之气"，实际上都是元气所派生的，是元气分布于某一脏腑或某一经络，成为某一脏腑或某一经络之气。它属于人体元气的一部分，是构成各脏腑、经络的最基本物质，又是推动和维持各脏腑、经络进行生理活动的物质基础。

二、血

血是红色的液态物质，是构成人体和维持人体生命活动的基本物质之一，具有营养和滋润作用。血必须在脉中运行，才能发挥它的生理效应。如因某些原因而溢出于脉外，即为出血，又称为"离经之血"。

（一）血的生成

血主要由营气和津液所组成。营气和津液，都来自所摄入的饮食物经脾和胃的消化、吸收而生成的水谷精微，所以说脾和胃是气血生化之源。血液的生成又要通过营气和肺的作用。

营气和津液是血液生成的主要物质基础，都来源于水谷精气，所以饮食营养和优劣和脾胃运化功能的强弱，直接影响血液的化生。饮食营养的长期摄入不足，或脾胃运化功能的长期失调，均可导致血液的生成不足而形成血虚的病理变化。

此外，精和血之间还存在着相互资生和转化的关系。精藏于肾，血藏于肝。肾中精气充盈，则肝有所养，血有所充；肝的藏血量充盛，则肾有所藏，精有所资，故有"精血同源"之说。

（二）血的功能

血具有营养和滋润全身的生理功能。血在脉中循行，内至脏腑，外达皮肉筋骨，如环无端，运行不息，不断地对全身各脏腑组织器官起着充分的营养和滋润作用，以维持正常的生理活动。血的营养和滋润作用，具体体现在面色的红润、肌肉的丰满和壮实、皮肤和毛发的润泽有华、感觉和运动的灵活自如等方面。如果血的生成不足或持久地过度耗损，或血的营养和滋润作用减弱，均可引起全身或局部血虚的病理变化，出现头昏目花、面色不华或萎黄、毛发干枯、肌肤干燥、肢体或肢端麻木等临床表现。

血是机体精神活动的主要物质基础。不论何种原因所形成的血虚、血热或运行失常，均可出现精神衰退、健忘、多梦、失眠、烦躁，甚则可见神志恍惚、惊悸不安，以及谵狂、昏迷等神志失常的多种临床表现。

（三）血的运行

血在脉管中运行不息，流布于全身，环周不休。血的运行为全身各脏腑组织器官提供了丰富的营养，以供其需要。血液的正常运行，决定于气的推动作用和固摄作用之间的协调平衡。血液循环的正常运行，不仅依赖于心的生理功能是否正常，而且还在于肺、肝、脾等脏器的生理功能是否协调平衡。如果推动和促进血液运行的因素增加，或固摄血液的作用减弱，则血液的运行可因之而变速，甚则溢出脉外，而导致出血；反之，则血液的运行因之而变慢，运行不利，可导致血瘀等病理变化。

三、津液

津液，是机体一切正常水液的总称，包括各脏腑组织器官的内在体液及其正常的分泌物，如胃液、肠液和涕、泪等，是构成人体和维持人体生命活动的基本物质。

津和液，同属于水液，都来源于饮食，有赖于脾和胃的运化功能而生成。由于津和液在性状、功能及分布部位等方面均有所不同，因而也有一定的区别。一般来说，性质较清稀，流动性较大，布散于体表皮肤、肌肉和孔窍，并能渗注于血脉，起滋润作用的，称为津；性质较稠厚，流动性较小，灌注于骨节、脏腑、脑、髓等组织，起濡养作用的，称为液。津和液之间可以相互转化,故津和液常同时并称,但在发生"伤津"和"脱液"的病理变化时,在辨证论治中,又须加以区分。

(一)津液的生成、输布和排泄

津液的生成、输布和排泄,是一个复杂的生理过程,涉及多个脏腑的一系列生理功能。津液来源于饮食水谷。津液的生成,是通过胃对饮食物的"游溢精气"和小肠的"分清别浊""上输于脾"而生成。津液的输布和排泄,主要是通过脾的转输、肺的宣降和肾的蒸腾汽化,以三焦为通道输布于全身。

脾对津液的输布作用,即是"为胃行其津液"。脾胃是通过经脉,一方面将津液"以灌四旁"和全身;另一方面,则将津液"上输于肺"。这两个方面统属于脾的"散精"功能。

肺对津液的输布和排泄作用,又称作"通调水道"。通过肺的宣发作用,将津液输布于全身体表,以发挥津液的营养和滋润作用,津液通过代谢化为汗液而排出体外。津液通过肺的肃降作用,向下输送到肾和膀胱,最后化为尿液而排出体外。此外,肺在呼气中也排出了大量的水分。可见,肺的宣发肃降、通调水道,对于津液的输布和排泄起着重要的作用。

肾对于津液的输布和排泄,亦起着极其重要的主宰作用。肾对津液的主宰作用,主要表现在肾所藏的精气,是机体生命活动的原动力,亦是气化作用的原动力。因而胃的"游溢精气"、脾的"散精"、肺的"通调水道"以及小肠的"分清别浊",都需要依靠肾的蒸腾汽化作用而实现。全身的津液,最后亦都要通过肾的蒸腾汽化,升清降浊,使"清者"蒸腾上升,从而向全身布散;"浊者"下降化为尿液,注入膀胱。尿液排泄量的多少,实际上是调节着全身津液的代谢平衡。

综上所述,津液的生成,依赖于脾胃对饮食物的运化功能;津液的输布,依靠脾的"散精"和肺的"通调水道"功能;津液的排泄,主要是依靠汗液、尿液和随着呼吸排出的水汽;津液在体内的升降出入,是在肾的气化蒸腾作用下,以三焦为通道,随着气的升降出入,布散于全身而环流不息。津液的生成、输布、排泄及其维持代谢平衡,依赖于气和许多脏腑一系列生理功能的协调平衡;其中尤以肺、脾、肾三脏的生理功能起着主要的调节平衡作用。所以,不论是气的病变或许多脏腑的病变,均可影响及津液的生成、输布、排泄,破坏津液的代谢平衡,从而形成伤津、脱液等津液不足的病理变化,或形成内生水、湿、痰、饮等津液环流障碍,水液停滞积聚的病理变化。

(二)津液的功能

津液有滋润和濡养的生理功能。如:布散于肌表的津液,具有滋润皮、毛、肌肤的作用;流注于孔窍的津液,具有滋润和保护眼、鼻、口等孔窍的作用;渗入于血脉的津液,具有充养和滑利血脉的作用,而且也是组成血液的基本物质;注入于内脏组织器官的津液,具有濡养和滋润各脏腑组织器官的作用;渗入于骨的津液,具有充养和濡润骨髓、脊髓和脑髓等作用。

四、气、血、津液之间的相互关系

气、血、津液的性状及其功能,均有其各自的特点。但是,这三者又均是构成人体和维持人体生命活动最基本的物质。三者的组成均离不开脾胃运化而生成的水谷精气。三者的生理功能,又存在着相互依存、相互制约和相互为用的关系。因此,无论在生理或病理情况下,气、血、津液之间均存在着极为密切的相互关系。

(一)气和血的关系

气属于阳,血属于阴。气和血之间,又存在着"气为血之帅""血为气之母"的密切关系。

1.气为血之帅　气为血之帅,包含气能生血、气能行血和气能摄血三个方面。

(1)气能生血:是指血的组成及其生成均离不开气和气的运动变化——气化功能。营气和津液,是血的主要组成部分,它们来自脾胃所运化的水谷精气。从摄入的饮食物,转化成水谷精气;从水谷精气转化成营气和津液;从营气和津液转化成赤色的血,均离不开气的运动变化。因此说,气能生血。气旺,则化生血的功能亦强;气虚,则化生血的功能亦弱,甚则可导致血虚。因此,在临床治疗血虚的病证时,常常配合应用补气的药物以提高疗效,这是气能生血理论指导临床的实际应用。

(2)气能行血:血属阴而主静。血不能自行,有赖于气的推动;气行则血行,气滞则血瘀。血液的循行,有赖于心气的推动,肺气的宣发布散,肝气的疏泄条达。因此,气虚则推动无力;气滞则血行不利、血行迟缓而形成血瘀,甚则阻滞于脉络,结成瘀血。气机逆乱,血行亦随气的升降出入异常而逆乱。如血随气升,可见面红、目赤、头痛,甚则吐血;血随气陷,可脘腹坠胀,甚则下血、崩漏等。临床治疗血行失常的病证时,常分别配合应用补气、行气、降气等药物,才能获得较好的效果,此是气能行血理论指导临床的实际应用。

(3)气能摄血:摄血,是气固摄功能的具体体现。血在脉中循行而不溢出脉外,主要依赖于气对血的固摄作用。如果气虚而固摄血液的作用减弱,可导致各种出血的病证,即是"气不摄血"。治疗时,必须用补气摄血的方法,才能达到止血的目的。

2.血为气之母　包含血能养气和血能载气两个方面。血为气之母是指血是气的载体,并给气以充分的营养。由于气的活力很强,易于逸脱,所以气必须依附于血和津液,而存在于体内。如果气失去依附,则浮散无根而发生气脱。所以,血虚者,气亦易衰;血脱者,气亦逸脱。在治疗大出血时,往往多用益气固脱之法,其机制亦在于此。

(二)气和津液的关系

气属阳,津液属阴。气和津液的关系,与气和血的关系极其雷同。津液的生成、输布和排泄,全赖于气的升降出入运动和气的气化、温煦、推动和固摄作用;而气在体内的存在,不仅依附于血,且亦依附于津液,故津液亦是气的载体。兹分述如下。

1.气能生津　津液的生成,来源于摄入的饮食物,有赖于胃的"游溢精气"和脾的运化水谷精气。所以,脾胃之气健旺,则化生的津液就充盛;脾胃之气虚衰,则影响津液的生成,而致津液不足。因此,在临床上亦常可见气津两伤之证。

2.气能行(化)津 津液的输布及其化为汗、尿等排出体外,全赖于气的升降出入运动。脾气的"散精"和转输、肺气的宣发和肃降、肾中精气的蒸腾汽化,促使津液输布于全身而环周不休,使经过代谢的多余津液转化为汗液和尿液排出体外,津液的代谢才能维持生理平衡。在气的升降出入运动不利时,津液的输布和排泄亦随之而受阻;由于某种原因,津液的输布和排泄受阻而发生停聚时,则气的升降出入运动,亦随之而不利。因此,气虚、气滞可致津液停滞,称作气不行(化)水;津液停聚而致气机不利,则称作水停气滞(阻)。二者互为因果,从而形成内生之水湿、痰、饮,甚则形成水泛为肿的病理变化。临床治疗时,行气与利水之法须并用,才能取得较好的效果。

3.气能摄津、津能载气 津液的排泄,有赖于气的推动和气化作用。维持津液代谢的正常平衡,也有赖于气的固摄作用。因此,在气虚或气的固摄作用减弱时,势必导致体内津液的无故流失,发生多汗、漏汗、多尿、遗尿等病理现象。反之,由于津液能载气,故在多汗、多尿和吐泻等大量津液流失的情况下,亦可出现"气随津脱"的病证。《金匮要略心典》说"吐下之余,定无完气",即是此意。

(三)血和津液的关系

血和津液,都是液态样的物质,也都有滋润和濡养的作用,与气相对而言,二者都属于阴。血和津液的生成都来源于水谷精气,由水谷精气所化生,故有"津血同源"之说。津液渗注于脉中,即成为血液的组成部分。

在病理情况下,血和津液之间也多相互影响。如:在失血过多时,脉外之津液,可渗注于脉中,以补偿脉内血液容量的不足;与此同时,由于脉外之津液大量渗注于脉内,则又可形成津液的不足,出现口渴、尿少、皮肤干燥等病理现象。反之,在津液大量损耗时,不仅渗入脉内之津液不足,甚至脉内之津液亦可渗出于脉外,形成血脉空虚、津枯血燥等病变。因此,对于失血患者,临床上不宜采用汗法,《伤寒论》有"血家不可发汗"和"亡血家不可发汗"之诫;对于多汗夺津或津液大亏的患者,亦不可轻用破血、逐血之峻剂,故《灵枢·营卫生会》又有"夺血者无汗,夺汗者无血"之说。这即是"津血同源"理论在临床上的实际应用。

第六节 经络学说

经络学说,是研究人体经络的生理功能、病理变化及其与脏腑相互关系的学说,是中医学理论体系的重要组成部分。

经络,是经脉和络脉的总称,是运行全身气血,联络脏腑肢节,沟通上下内外的通路。经脉有一定的循行径路,而络脉则纵横交错,网络全身,把人体所有的脏腑、器官、孔窍以及皮肉筋骨等组织联结成一个统一的有机整体。

一、经络系统的组成

经络系统由经脉和络脉组成。在内连属于脏腑,在外连属于筋肉、皮肤,所以《灵枢·海论》说它"内属于腑脏,外络于肢节"。人体的经络系统由经脉、络脉及其连属部分组成(图1-1)。经脉可分为正经和奇经两类。

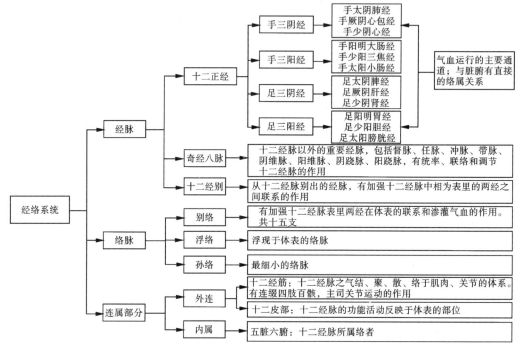

图1-1 人体经络

正经有十二条,即手、足三阴经和手、足三阳经,合称"十二经脉",是气血运行的主要通道。十二经脉有一定的起止、一定的循行部位和交接顺序,在肢体的分布和走向有一定的规律,同体内脏腑有直接的络属关系。

奇经有八条,即督脉、任脉、冲脉、带脉、阴跷脉、阳跷脉、阴维脉、阳维脉,合称"奇经八脉",有统率、联络和调节十二经脉的作用。

十二经别是从十二经脉别出的经脉,它们分别起自四肢,循行于体腔脏腑深部,上出于颈项浅部。阳经的经别从本经别出而循行体内后,仍回到本经;阴经的经别从本经别出而循行体内后,却与相为表里的阳经相合。十二经别的作用,主要是加强十二经脉中相为表里的两经之间的联系,还由于它通达某些正经未循行到的器官与形体部位,因而能补正经之不足。

络脉是经脉的分支,有别络、浮络和孙络之分。别络是较大的和主要的络脉。十二经脉与督脉、任脉各有一支别络,再加上脾之大络,合为"十五别络"。别络的主要功能是加强相为表里的两条经脉之间在体表的联系。浮络是循行于人体浅表部位而常浮现的络脉。孙络是最细小的络脉,《素问·气穴论》称它有"溢奇邪""通荣卫"的作用。

经筋和皮部，是十二经脉与筋肉和体表的连属部分。经络学说认为，人体的经筋是十二经脉之气"结、聚、散、络"于筋肉、关节的体系，是十二经脉的附属部分，所以称"十二经筋"。经筋有连缀四肢百骸、主司关节运动的作用。全身的皮肤，是十二经脉的功能活动反映于体表的部位，也是经络之气的散布所在，所以，把全身皮肤分为十二个部分，分属于十二经脉，称"十二皮部"。

二、十二经脉

(一)名称

十二经脉对称地分布于人体的两侧，分别循行于上肢或下肢的内侧或外侧，每一经脉分别属于一个脏或一个腑。因此，十二经脉中每一经脉的名称，包括手或足、阴或阳、脏或腑三个部分。手经行于上肢，足经行于下肢；阴经行于四肢内侧，属脏，阳经行于四肢外侧，属腑(表1-2)。

表1-2　十二经脉名称及分类

	阴经 （属脏）	阳经 （属腑）	循行部位 （阴经行于内侧，阳经行于外侧）	
手	太阴肺经	阳明大肠经	上肢	前缘
	厥阴心包经	少阳三焦经		中线
	少阴心经	太阳小肠经		后缘
足	太阴脾经*	阳明胃经	下肢	前缘
	厥阴肝经*	少阳胆经		中线
	少阴肾经	太阳膀胱经		后缘

注：*示在小腿下半部和足背部，肝经在前缘、脾经在中线。至内踝上八寸处交叉之后，脾经在前缘，肝经在中线。

(二)走向、交接、分布、表里关系及流注次序

1. 走向和交接规律　十二经脉的走向和交接是有一定规律的。手三阴经从胸腔走向手指末端，交手三阳经；手三阳经从手指末端走向头面部，交足三阳经；足三阳经从头面部走向足趾末端，交足三阴经；足三阴经从足趾走向腹腔、胸腔，交手三阴经(图1-2)。这样就构成一个"阴阳相贯，如环无端"(《灵枢·营卫生会》)的循环路径。手三阳经止于头部，足三阳经起于头部，手三阳与足三阳在头面部交接，所以说"头为诸阳之会"。

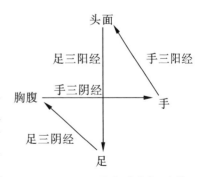

图1-2　手足阴阳经脉走向、交接规律示意

2.分布规律　十二经脉在体表的分布也有一定的规律,即在四肢部,阴经分布在内侧面,阳经分布在外侧面。内侧分三阴,外侧分三阳,大体上,太阴、阳明在前缘,少阴、太阳在后缘,厥阴、少阳在中线。在头面部,阳明经行于面部、额部;太阳经行于面颊、头顶及头后部;少阳经行于头侧部。在躯干部,手三阳经行于肩胛部;足三阳经则阳明经行于前(胸、腹面),太阳经行于后(背面),少阳经行于侧面。手三阴经均从腋下走出,足三阴经均行于腹面。循行于腹面的经脉,自内向外的顺序为足少阴经、足阳明经、足太阴经、足厥阴经。

3.表里关系　手足三阴、三阳,通过经别和别络互相沟通,组合成六对"表里相合"的关系。《素问·血气形志篇》说:"足太阳与少阴为表里,少阳与厥阴为表里,阳明与太阴为表里,是为足阴阳也。手太阳与少阴为表里,少阳与心主为表里,阳明与太阴为表里,是为手之阴阳也。"相为表里的两条经脉,都在四肢末端交接,都分别循行于四肢内外两个侧面的相对位置(足厥阴肝经与足太阴脾经在下肢内踝上八寸处交叉后,变换前后位置:足太阴在前缘,足厥阴在中线),分别络属于相为表里的脏腑(足太阳属膀胱络肾,足少阴属肾络膀胱)。

十二经脉的表里关系,不仅由于相为表里的两条经脉的衔接而加强了联系,而且由于相互络属于同一脏腑,使相为表里的一脏一腑在生理功能上互相配合,在病理上也可相互影响。如脾主运化、升清,胃主受纳、降浊,心火可下移小肠等。在治疗上,相为表里的两条经脉的腧穴可交叉使用,如肺经的穴位可用以治疗大肠或大肠经的疾病。

4.流注次序　十二经脉分布在人体内外,经脉中的气血运行是循环贯注的,即从手太阴肺经开始,依次传至足厥阴肝经,再传至手太阴肺经,首尾相贯,如环无端。其流注次序见图1-3。

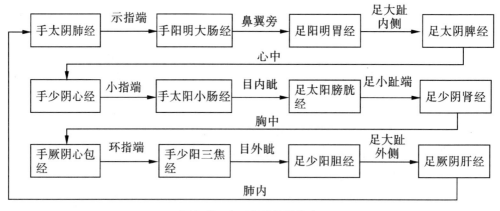

图1-3　十二经脉流注次序

(三)十二经脉的循行部位

1.手太阴肺经　起于中焦,下络大肠,还循胃口(下口幽门,上口贲门),通过膈肌,属肺,至喉部,横行至胸部外上方(中府穴),出腋下,沿上肢内侧前缘下行,过肘窝入寸口上鱼际,直出拇指之端(少商穴)。

分支:从手腕的后方(列缺穴)分出,沿掌背侧走向示指桡侧端(商阳穴),交于手阳明大肠经(图1-4)。

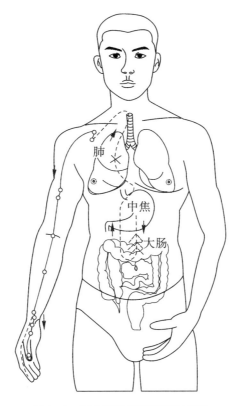

图1-4　手太阴肺经经脉循行示意

2.手阳明大肠经　起于示指桡侧端(商阳穴),经过手背行于上肢伸侧前缘,上肩,至肩关节前缘,向后到第七颈椎棘突下(大椎穴),再向前下行入锁骨上窝(缺盆),进入胸腔络肺,向下通过膈肌下行,属大肠。

分支:从锁骨上窝上行,经颈部至面颊,入下齿中,还出,挟口两旁,左右交叉于人中,至对侧鼻翼旁(迎香穴),交于足阳明胃经(图1-5)。

3.足阳明胃经　起于鼻翼旁(迎香穴),挟鼻上行,左右侧交会于鼻根部,旁行入目内眦,与足太阳经相交,向下沿鼻柱外侧,入上齿中,还出,挟口两旁,环绕嘴唇,在颏唇沟承浆穴处左右相交,退回沿下颌骨后下缘到大迎穴处,沿下颌角上行过耳前,经过上关穴(客主人),沿发际,到额前。

分支:从大迎穴前方下行到人迎穴,沿喉咙向下后行至大椎,折向前行,入缺盆,深入体腔,下行穿过膈肌,属胃,络脾。

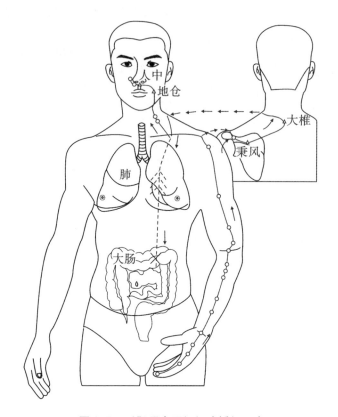

图1-5 手阳明大肠经经脉循行示意

直行者:从缺盆出体表,沿乳中线下行,挟脐两旁(旁开二寸),下行至腹股沟处的气街穴。

分支(胃下口幽门处):从胃下口幽门处分出,沿腹腔内下行到气街穴,与直行之脉会合,而后下行大腿前侧,至膝膑,沿下肢胫骨前缘下行至足背,入足第二趾外侧端(厉兑穴)。

分支(膝下三寸处):从膝下三寸处(足三里穴)分出,下行入中趾外侧端。

分支:从足背上冲阳穴分出,前行入足大趾内侧端(隐白穴),交于足太阴脾经(图1-6)。

4.足太阴脾经 起于足大趾内侧端(隐白穴),沿内侧赤白肉际,上行过内踝的前缘,沿小腿内侧正中线上行,在内踝上八寸处,交出足厥阴肝经之前,上行沿大腿内侧前缘,进入腹部,属脾,络胃。向上穿过膈肌,沿食管两旁,连舌本,散舌下。

分支:从胃别出,上行通过膈肌,注入心中,交于手少阴心经(图1-7)。

5.手少阴心经 起于心中,走出后属心系,向下穿过膈肌,络小肠。

分支:从心系分出,挟食管上行,连于目系。

直行者:从心系出来,退回上行经过肺,向下浅出腋下(极泉穴),沿上肢内侧后缘,过肘中,经掌后锐骨端,进入掌中,沿小指桡侧,出小指桡侧端(少冲穴),交于手太阳小肠经(图1-8)。

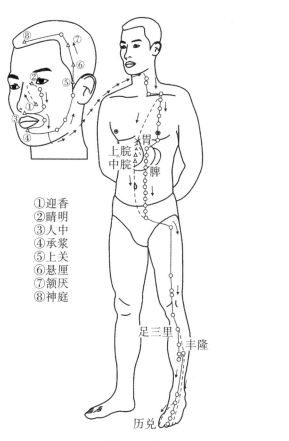

①迎香
②睛明
③人中
④承浆
⑤上关
⑥悬厘
⑦颔厌
⑧神庭

图1-6 足阳明胃经经脉循行示意

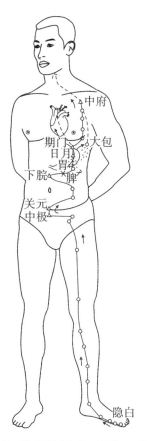

图1-7 足太阴脾经经脉循行示意

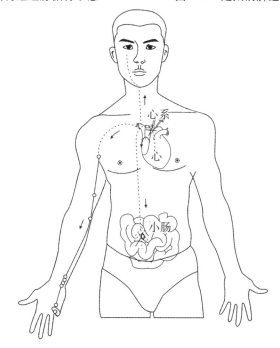

图1-8 手少阴心经经脉循行示意

6.**手太阳小肠经**　起于小指外侧端(少泽穴),沿手背、上肢外侧后缘,过肘部,到肩关节后面,绕肩胛部,交肩上(大椎穴),前行入缺盆,深入体腔,络心,沿食管,穿过膈肌,到达胃部,下行,属小肠。

分支(缺盆):从缺盆出来,沿颈部上行到面颊,至目外眦后,退行进入耳中(听宫穴)。

分支(面颊部):从面颊部分出,向上行于眼下,至目内眦(睛明穴),交于足太阳膀胱经(图1-9)。

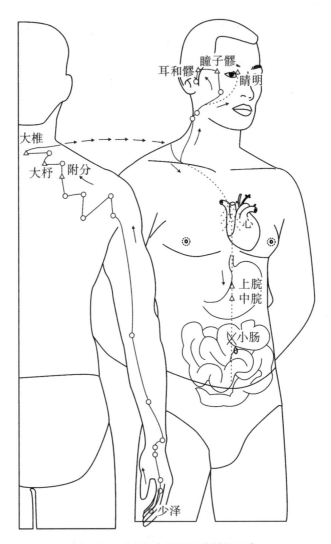

图1-9　手太阳小肠经经脉循行示意

7.**足太阳膀胱经**　起于目内眦(睛明穴),向上到达额部,左右交会于头顶部(百会穴)。

分支(头顶部):从头顶部分出,到耳上角部。

直行者:从头顶部分别向后行至枕骨处,进入颅腔,络脑,回出分别下行到项部(天柱穴),下行交会于大椎穴,再分左右沿肩胛内侧,脊柱两旁(一寸五分),到达腰部(肾俞穴),进入脊柱两旁的肌肉(膂),深入体腔,络肾,属膀胱。

分支(腰部):从腰部分出,沿脊柱两旁下行,穿过臀部,从大腿后侧外缘下行至腘窝中(委中穴)。

分支(项):从项分出下行,经肩胛内侧,从附分穴挟脊(三寸)下行至髀枢,经大腿后侧至腘窝中与前一支脉会合,然后下行穿过腓肠肌,出走于足外踝后,沿足背外侧缘至小趾外侧端(至阴穴),交于足少阴肾经(图1-10)。

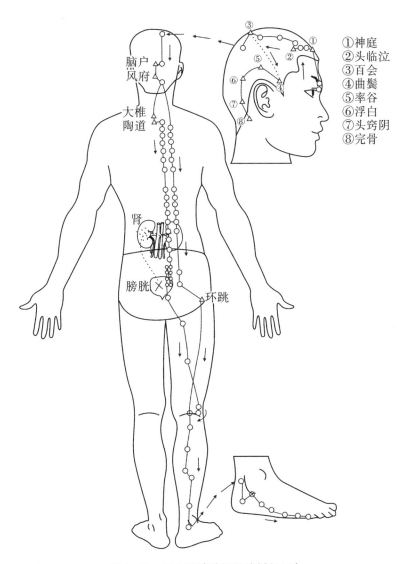

①神庭
②头临泣
③百会
④曲鬓
⑤率谷
⑥浮白
⑦头窍阴
⑧完骨

图1-10 足太阳膀胱经经脉循行示意

8.足少阴肾经　起于足小趾下,斜行于足心(涌泉穴),出行于舟骨粗隆之下,沿内踝后,分出进入足跟,向上沿小腿内侧后缘,至腘内侧,上股内侧后缘,入脊内(长强穴),穿过脊柱,属肾,络膀胱。

直行者:从肾上行,穿过肝和膈肌,进入肺,沿喉咙,到舌根两旁。

分支:从肺中分出,络心,注于胸中,交于手厥阴心包经(图1-11)。

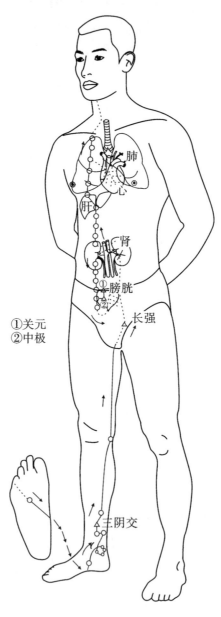

图1-11　足少阴肾经经脉循行示意

9.手厥阴心包经 起于胸中,出属心包络,向下穿过膈肌,依次络于上、中、下三焦。

分支(胸):从胸中分出,沿胸浅出胁部当腋下三寸处(天池穴),向上至腋窝下,沿上肢内侧中线入肘,过腕部,入掌中(劳宫穴),沿中指,出其末端(中冲穴)。

分支(掌):从掌中分出,沿环指出其尺侧端(关冲穴)。交于手少阳三焦经(图1-12)。

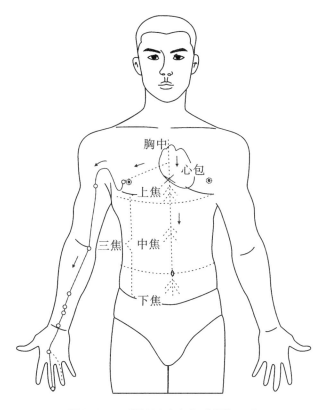

图1-12 手厥阴心包经经脉循行示意

10.手少阳三焦经 起于环指尺侧端(关冲穴),向上沿环指尺侧至手腕背面,上行尺骨、桡骨之间,通过肘尖,沿上臂外侧向上至肩部,向前行入缺盆,布于膻中,散络心包,穿过膈肌,依次属上、中、下三焦。

分支(膻中):从膻中分出,上行出缺盆,至肩部,左右交会于大椎,上行到项,沿耳后(翳风穴),直上出耳上角,然后屈曲向下经面颊部至目眶下。

分支(耳后):从耳后分出,进入耳中,出走耳前,经上关穴前,在面颊部与前一分支相交,至目外眦(瞳子髎穴),交于足少阳胆经(图1-13)。

11.足少阳胆经 起于目外眦(瞳子髎穴),上至头角(颔厌穴)。再向下到耳后(完骨穴),再折向上行,经额部至眉上(阳白穴),又向后折至风池穴,沿颈下行至肩上,左右交会于大椎穴,前行入缺盆。

分支(耳后):从耳后进入耳中,出走于耳前,至目外眦后方。

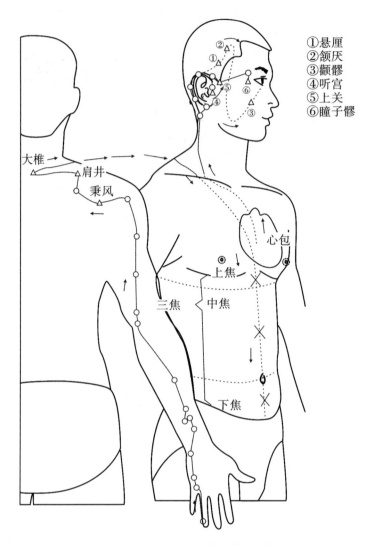

①悬厘
②颔厌
③颧髎
④听宫
⑤上关
⑥瞳子髎

图1-13　手少阳三焦经经脉循行示意

分支（目外眦）：从目外眦分出，下行至大迎穴，同手少阳经分布于面颊部的支脉相合，行至目眶下，向下经过下颌角部下行至颈部，与前脉会合于缺盆后，进入体腔，穿过膈肌，络肝，属胆，沿胁里浅出气街，绕毛际，横向至环跳穴处。

直行者：从缺盆下行至腋，沿胸侧，过季胁，下行至环跳穴处与前脉会合，再向下沿大腿外侧、膝关节外缘，行于腓骨前面，直下至腓骨下端，浅出外踝之前，沿足背行出于足第四趾外侧端（足窍阴穴）。

分支（足背）：从足背（足临泣穴）分出，前行出足大趾外侧端，折回穿过爪甲，分布于足大趾爪甲后丛毛处，交于足厥阴肝经（图1-14）。

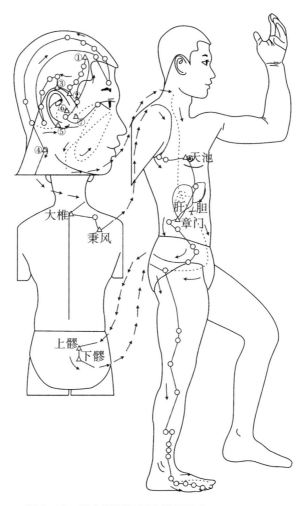

①头维
②耳和髎
③角孙
④天容
⑤翳风
⑥听宫
⑦下关

天池

肝　胆
章门

大椎
秉风

上髎　下髎

图1-14　足少阳胆经经脉循行示意

12. 足厥阴肝经　起于足大趾爪甲后丛毛处,向上沿足背至内踝前一寸处(中封穴),向上沿胫骨内缘,在内踝上八寸处交出足太阴脾经之后,上行过膝内侧,沿大腿内侧中线进入阴毛中,绕阴器,至小腹,挟胃两旁,属肝,络胆,向上穿过膈肌,分布于胁肋部,沿喉咙的后边,向上进入鼻咽部,上行连接目系,出于额,上行与督脉会于头顶部。

分支(目系):从目系分出,下行于颊里,环绕在口唇的里边。

分支(肝):从肝分出,穿过膈肌,向上注入肺,交于手太阴肺经(图1-15)。

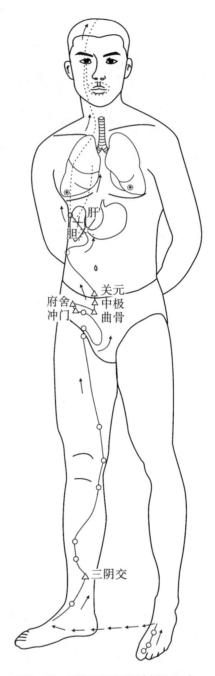

图 1-15 足厥阴肝经经脉循行示意

三、奇经八脉

奇经八脉是督脉、任脉、冲脉、带脉、阴跷脉、阳跷脉、阴维脉、阳维脉的总称。由于它们的分布不像十二经脉那样规则,同脏腑没有直接的相互络属,相互之间也没有表里关系,与十二正经不同,故称"奇经"。

奇经八脉纵横交叉于十二经脉之间,具有如下三方面的作用。①进一步密切十二经脉之间的联系。如"阳维维于阳",组合所有的阳经,"阴维维于阴",组合所有的阴经;带脉"约束诸经",沟通腰腹部的经脉;冲脉通行上下,渗灌三阴、三阳;督脉"总督诸阳",任脉为"诸阴之海"等。②调节十二经脉的气血。十二经脉气血有余时,则流注于奇经八脉,蓄以备用;十二经脉气血不足时,可由奇经"溢出",给予补充。③奇经与肝、肾等脏及女子胞、脑、髓等奇恒之腑的关系较为密切,相互之间在生理、病理上均有一定的联系。

(一)督脉

1. 循行部位 起于胞中,下出会阴,沿脊柱里面上行,至项后风府穴处进入颅内,络脑,并由项沿头部正中线,经头顶、额部、鼻部、上唇,到上唇系带处。

分支(脊柱里面):从脊柱里面分出,属肾。

分支(小腹内部):从小腹内部直上,贯脐中央,上贯心,到喉部,再向上到下颌部,环绕口唇。向上至两眼下部的中央(图1-16)。

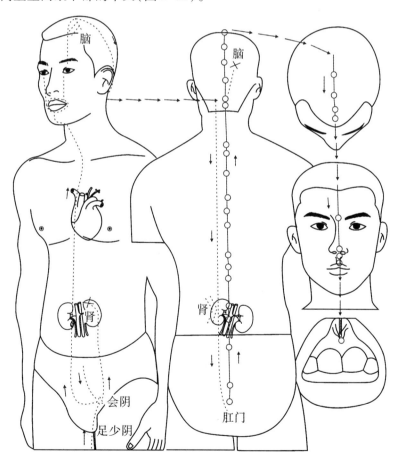

图1-16 督脉循行示意

2. 基本功能　督,有总管、统率的意思。督脉行于背部正中,其脉多次与手足三阳经及阳维脉交会,能总督一身之阳经,故又称为"阳脉之海"。其次,督脉行于脊里,上行入脑,并从脊里分出属肾,它与脑、脊髓和肾有密切的联系。

(二) 任脉

1. 循行部位　起于胞中,下出会阴,经阴阜,沿腹部和胸部正中线上行,至咽喉,上行至下颌部,环绕口唇,沿面颊,分行至目眶下(图1-17)。

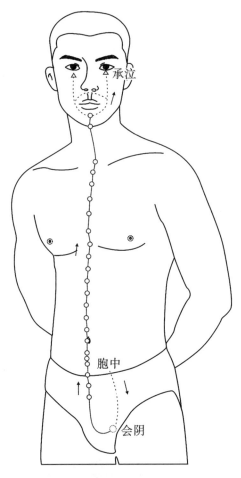

图1-17　任脉循行示意

2. 基本功能　任,有担任、任受的意思。任脉行于腹面正中线,其脉多次与手足三阴经及阴维脉交会,能总任一身之阴经,故又称"阴脉之海"。任,又与"妊"意义相通。其脉起于胞中,与女子妊娠有关,称"任主胞胎"。

(三) 冲脉

1. 循行部位　起于胞中,下出会阴后,从气街部起与足少阴经相并,挟脐上行,散布于胸中,再向上行,经喉,环绕口唇,到目眶下。

分支(肾):与足少阴之大络同起于肾,向下从气街部浅出体表,沿大腿内侧进入腘窝,再沿胫骨内缘,下行到足底;又有支脉从内踝后分出,向前斜入足背,进入足大趾。

分支(胞):从胞中出,向后与督脉相通,上行于脊柱内。

2.基本功能 冲,要有冲的意思。冲脉上至于头,下至于足,贯串全身,成为气血的要冲,能调节十二经气血,故有"十二经脉之海"之称。冲脉又称"血海",同妇女的月经有密切关系。

(四)带脉

1.循行部位 起于季胁,斜向下行到带脉穴,绕身一周。在腹面的带脉下垂到少腹。

2.基本功能 带脉围腰一周,犹如束带,能约束纵行诸脉。

(五)阴跷脉、阳跷脉

1.循行部位 跷脉左右成对。阴跷脉、阳跷脉均起于足踝下。阴跷脉从内踝下照海穴分出,沿内踝后直上下肢内侧,经前阴,沿腹、胸进入缺盆,出行于人迎穴之前,经鼻旁,到目内眦,与手足太阳经、阳跷脉会合。阳跷脉从外踝下申脉穴分出,沿外踝后上行,经腹部,沿胸部后外侧,经肩部、颈外侧,上挟口角,到达目内眦,与手足太阳经、阴跷脉会合,再上行进入发际,向下到达耳后,与足少阳胆经会于项后。

2.基本功能 跷,有轻健跷捷的意思,有濡养眼目、司眼睑之开合和下肢运动的功能。古人还有阴阳跷脉"分主一身左右之阴阳"之说。

(六)阴维脉、阳维脉

1.循行部位 阴维脉起于小腿内侧足三阴经交会之处,沿下肢内侧上行,至腹部,与足太阴脾经同行,到胁部,与足厥阴经相合,然后上行至咽喉,与任脉相会。阳维脉起于外踝下,与足少阳胆经并行,沿下肢外侧向上,经躯干部后外侧,从腋后上肩,经颈部、耳后,前行到额部,分布于头侧及项后,与督脉会合。

2.基本功能 维,有维系的意思。阴维脉的功能是"维络诸阴";阳维脉的功能是"维络诸阳"。

四、经别、别络、经筋、皮部

(一)经别

经别,就是别行的正经。十二经别,就是从十二经脉别行分出,循行于胸、腹及头部的重要支脉。

十二经别的循行,都是从十二经脉的四肢部分(多为肘、膝以上)别出(称为"离"),走入体腔脏腑深部(称为"入"),然后浅出体表(称为"出")而上头面,阴经的经别合入阳经的经别而分别注入六阳经脉(称为"合")。所以,十二经别的循行特点,可用"离、入、出、合"来概括。每一对相为表里的经别组成一"合",十二经别共组成"六合"。

由于十二经别的循行部位有些是十二经脉循行所不及之处,因而在生理、病理及治疗等方面都有一定的重要作用。主要有:加强了十二经脉中相为表里的两条经脉在体内的联系;加强了体表与体内、四肢与躯干的向心性联系;加强了十二经脉对头面的联系;扩大了十二经脉的主治范围;加强了足三阴、足三阳经脉与心脏的联系。因此,十二经别对于分析腹腔内脏腑与心的生理、病理联系有重要的意义,十二经别对"心为五脏六腑之大主"的理论亦提供了一定的基础。

(二)别络

别络,也是从经脉分出的支脉,大多分布于体表。别络有十五条,即十二经脉各有一条,加上任脉、督脉的络脉和脾之大络。另外,如再加上胃之大络,也可称为十六别络。别络是络脉中比较主要的部分,对全身无数细小的络脉起着主导作用。从别络分出的细小络脉称为"孙络",分布在皮肤表面的络脉称为"浮络"。

十五别络的分布有一定的部位,其中十二经脉的别络都是从四肢肘膝以下分出,表里两经的别络相互联络;任脉之络分布于腹部,督脉之络分布于背部,脾之大络分布在身之侧部。

别络的主要生理功能:可加强十二经脉中相为表里的两条经脉之间的联系;对其他络脉有统率作用,加强了人体前、后、侧面的统一联系;灌渗气血以濡养全身;使循行于经脉中的气血,通过别络、孙络,由线状流注扩展为面状弥散,以充分发挥对整个机体的营养作用;等等。

(三)经筋

经筋,是十二经脉连属于筋肉的体系,其功能活动有赖于经络气血的濡养,并受十二经脉的调节,所以也划分为十二个系统,称为"十二经筋"。经筋的主要作用是约束骨骼,有利于关节的屈伸运动,正如《素问·痿论》所说:"宗筋主束骨而利机关也。"

经筋的分布,一般都在浅部,从四肢末端走向头身,多结聚于关节和骨骼附近;有的进入胸腹腔,但不属络脏腑。经筋的分布,同十二经脉在体表的循行部位基本上是一致的,但其循行走向不尽相同。手足三阳的经筋分布于肢体的外侧;手足三阴的经筋分布于肢体的内侧,有的还进入胸廓和腹腔。

(四)皮部

皮部,是指体表的皮肤按经络的分布部位分区。十二经脉及其所属络脉,在体表有一定的分布范围与之相应,全身的皮肤也就划分为十二个部分,称十二皮部。皮部是十二经脉及其所属络脉在皮表的分区,也是十二经脉之气的散布所在。观察不同部位皮肤的色泽和形态变化,有助于诊断某些脏腑、经络的病变;在皮肤一定部位施行敷贴、温灸、热熨等疗法,以治内脏的病变等,这是皮部理论在诊断和治疗方面的运用。

五、经络的生理功能及经络学说的应用

(一)经络的生理功能

经络的功能活动,称为"经气"。其生理功能主要表现在沟通表里上下,联系脏腑器官;通行气血,濡养脏腑组织;感应传导及调节功能平衡等方面。

1.沟通表里上下,联系脏腑器官　人体是由五脏六腑、四肢百骸、五官九窍、皮肉脉筋骨等组成的,它们虽各有不同的生理功能,但又共同进行着有机的整体活动,使机体内外、上下保持协调统一,构成一个有机的整体。这种有机配合、相互联系,主要是依靠经络的沟通、联络作用实现的。由于十二经脉及其分支的纵横交错,入里出表,通上达下,相互络属于脏腑;奇经八脉联系沟通于十二正经;十二经筋、十二皮部联络筋脉皮肉,从而使人体的各个脏腑组织器官有机地联系起来,构成了一个表里、上下彼此间紧密联系,协调共济的统一体。

2.通行气血,濡养脏腑组织　人体各个组织器官,均需气血以濡养,才能维持其正常的生理活动。而气血之所以能通达全身,发挥其营养脏腑组织器官、抗御外邪、保卫机体的作用,则必须赖于经络的传注。所以《灵枢·本脏》说:"经脉者,所以行血气而营阴阳,濡筋骨,利关节者也。"

3.感应传导　感应传导是指经络系统对于针刺或其他刺激的感觉传递和通导作用,针刺中的"得气"现象和"行气"现象就是经络传导感应作用的表现。

4.调节功能平衡　经络能运行气血和协调阴阳,使人体机体活动保持相对的平衡。当人体发生疾病时,出现气血不和及阴阳偏胜偏衰的证候,即可运用针灸等治法以激发经络的调节作用,以"泻其有余,补其不足,阴阳平复"(《灵枢·刺节真邪》)。实验证明,针刺有关经络的穴位,可对各脏腑功能产生调整作用,即原来亢进的可使之抑制,原来抑制的可使之兴奋。

(二)经络学说的应用

1.阐释病理变化　在正常生理情况下,经络有运行气血、感应传导的作用,而在发生病变时,经络就成为传递病邪和反映病变的途径。由于脏腑之间通过经脉沟通联系,所以经络还可成为脏腑之间病变相互影响的途径。如足厥阴肝经挟胃、注肺中,所以肝病可犯胃、犯肺;足少阴肾经入肺、络心,所以肾虚水泛可凌心、射肺。至于相为表里的两经,更因或络或属于相同的脏腑,因而使相为表里的脏和腑在病理上常相互影响,如心火可下移小肠;大肠实热,腑气不通,可使肺气不利而喘咳胸满;等等。

经络是外邪由表入里和脏腑之间病变相互影响的途径,也是脏腑与体表组织之间病变相互影响的途径。通过经络的传导,内脏的病变可以反映于外表,表现于某些特定的部位或与其相应的孔窍。如肝气郁结常见两胁、少腹胀痛,即是因为足厥阴肝经抵小腹、布胁肋;真心痛,不仅表现为心前区疼痛,且常放射至上肢内侧尺侧缘,即是因为手少阴心经行于上肢内侧后缘之故。其他如胃火见牙龈肿痛、肝火上炎见目赤等,都是经络传导的反映。

2. 指导疾病的诊断和治疗

（1）指导疾病的诊断：经络有一定的循行部位和络属脏腑，可以反映所属脏腑的病症，因而在临床上，就可根据疾病症状出现的部位，结合经络循行的部位及所联系的脏腑，作为疾病诊断的依据。例如：两胁疼痛，多为肝胆疾病；缺盆中痛，常是肺脏的病变。又如头痛一症，痛在前额者，多与阳明经有关；痛在两侧者，多与少阳经有关；痛在后头部及项部者，多与太阳经有关；痛在颠顶者，多与厥阴经有关。另外，在临床实践中，人们还发现在经络循行的部位或在经气聚集的某些穴位，可有明显的压痛或有结节状、条索状的反应物，或局部皮肤出现某些形态变化，也常有助于疾病的诊断。如肺脏有病时可在肺俞穴出现结节或中府穴有压痛；肠痈可在阑尾穴有压痛；等等。

（2）指导临床治疗：经络学说被广泛地用于临床各科的治疗，特别是对针灸、按摩和药物治疗，更具有较大的指导意义。

针灸疗法与按摩疗法，主要是对于某一经或某一脏腑的病变，在其病变的邻近部位或经络循行的远隔部位上取穴，通过针灸或按摩，以调整经络气血的功能活动，从而达到治疗的目的。而穴位的选取，首先必须按经络学说来进行辨证，断定疾病属于何经后，再根据经络的循行分布路线和联系范围来选定，这就是"循经取穴"。

药物治疗也是以经络为渠道，通过经络的传导转输，才能使药到病所，发挥其治疗作用。古代医家在长期临床实践的基础上，根据某些药物对某一脏腑经络所具有的特殊选择性作用，创立并形成了"药物归经"理论。金元医家张洁古、李杲还根据经络学说，更创立了"引经报使"理论，如治头痛，属太阳经的可用羌活，属阳明经的可用白芷，属少阳经的可用柴胡。羌活、白芷、柴胡，不仅分别归手足太阳、阳明、少阳经，且能作为他药的向导，引导他药归入上述各经而发挥治疗作用。此外，当前被广泛用于临床的针刺麻醉，以及耳针、电针、穴位埋线、穴位结扎等治疗方法，亦都是在经络理论的指导下所创立和发展起来的，并已取得可喜的成果，其本身也是对经络学说的进一步发展和充实。

第七节　病因与发病

中医学认为，人体各脏腑组织之间，以及人体与外界环境之间，既对立又统一。它们在不断地产生矛盾而又解决矛盾的过程中，维持着相对的动态平衡，从而保持着人体正常的生理活动。当这种动态平衡因某种原因而遭到破坏，又不能立即自行调节得以恢复时，人体就会发生疾病。

一、病因

破坏人体相对平衡状态而引起疾病的原因就是病因。导致疾病发生的原因是多种多样的，主要有六淫、房事、七情、饮食、劳倦，以及外伤和虫兽伤等，这些因素在一定的条件下都可能使人发生疾病。

中医学认为，临床上没有无原因的证候，任何证候都是在某种原因的影响和作用下,患病机体所产生的一种病态反映。中医认识病因,除了解可能作为致病因素的客观条件外,主要是以病证的临床表现为依据,通过分析疾病的症状、体征来推求病因,为治疗用药提供依据,这种方法称为"辨证求因"。所以,中医学的病因学,不但研究病因的性质和致病特点,同时也探讨各种致病因素所致病证的临床表现,以便更好地指导临床诊断和治疗。

(一)六淫

六淫为外感病因之一。当自然界气候异常变化,或人体抵抗力下降时,六淫则可侵害人体,导致外感病的发生。

六淫,即风、寒、暑、湿、燥、火(热)六种外感病邪的统称。在正常情况下,风、寒、暑、湿、燥、火是自然界六种不同的气候变化,是万物生长化收藏和人类赖以生存的必要条件,称为"六气"。人类长期生活在六气交互更替的环境中,对其产生了一定的适应能力,一般不会致病。但在自然界气候异常变化,超过了人体的适应能力,或人体的正气不足、抵抗力下降,不能适应气候变化而发病时,六气则成为病因。此时,伤人致病的六气便称为"六淫"。淫,有太过和浸淫之意。由于六淫是致病邪气,所以又称为"六邪"。

自然界气候变化的异常与否是相对的。这种相对性表现在两个方面:一是与该地区常年同期气候变化相比,或太过,或不及,或非其时而有其气,如冬应寒而暖,或夏应热而寒等,或气候变化过于剧烈急骤,如严寒酷热或暴冷暴热等。此时六气则变为六淫而侵入发病。二是气候变化作为致病条件,主要是与人体正气的强弱及调节适应能力相对而言。若气候剧变,正气充盛者则可自我调节而不病,正气虚弱之人则可发病;气候正常,个体正气不足,仍可发病,这时对于患者而言,六气即成为致病邪气,所致病证也属六淫致病范畴。

1.六淫的共同致病特点

(1)外感性:六淫致病,其致病途径多从肌表、口鼻而入,或两者同时受邪。如风寒湿邪易犯人肌表,温热燥邪易自口鼻而入。由于六淫病邪均自外界侵犯人体,故称外感致病因素,所致疾病即称为"外感病"。

(2)季节性:六淫致病常有明显的季节性。如春季多风病,夏季多暑病,长夏多湿病,秋季多燥病,冬季多寒病。六淫致病与时令气候变化密切相关,故又称为"时令病"。由于气候异常变化的相对性,故夏季也可见寒病,冬季也可有热病。

(3)地域性:六淫致病与生活、工作的区域环境密切相关。如西北多燥病、东北多寒病、江南多湿热为病;久居潮湿环境多湿病;长期高温环境作业者,多燥热或火邪为病等。

(4)相兼性:六淫邪气既可单独伤人致病,又可两种以上同时侵犯人体而为病。如风热感冒、暑湿感冒、湿热泄泻、风寒湿痹等。《素问·痹论》说:"风寒湿三气杂至,合而为痹也。其风气胜者为行痹,寒气胜者为痛痹,湿气胜者为著(着)痹也。"

六淫致病,除气候因素外,还包括了生物(细菌、病毒等)、物理、化学等多种致病因素作用于机体所引起的病理反映在内。

2.六淫各自的性质和致病特征　风、寒、暑、湿、燥、火各自的性质和致病特征,主要是运用类比和演绎的思维方法,即以自然界之气象、物象与人体临床表现相类比,经过反复临床实践的验证,不断推演、归纳、总结出来的。

(1)风邪:凡致病具有善动不居、轻扬开泄等特性的外邪,称为风邪。风为春季的主气。风气淫胜,伤人致病,则为风邪。风虽为春季的主气,但终岁常在。风邪为病,四季常有,以春为多见。风邪的性质和致病特征如下。

1)风为阳邪,轻扬开泄,易袭阳位:风邪善动不居,具有轻扬、升发、向上、向外的特性,故属于阳邪。其性开泄,指其易使腠理宣泄开张而有汗出。故风邪侵袭,常伤及人体的上部(头、面)、阳经和肌表,使皮毛腠理开泄,出现头痛、汗出、恶风等症。故《素问·太阴阳明论》说:"伤于风者,上先受之。"

2)风性善行而数变:"善行",指风性善动不居,游移不定。故其致病具有病位游移、行无定处的特征。如风寒湿三气杂至而引起的痹证,若见游走性关节疼痛,痛无定处,则属于风邪偏盛的表现,称为"行痹"或"风痹"。"数变",指风邪致病变幻无常,发病迅速。如风疹块(荨麻疹)就表现为皮肤瘙痒时作,疹块发无定处,此起彼伏,时隐时现等特征。同时,以风邪为先导的外感病,一般发病急,传变也较快。如风中于头面,可突发口眼喎斜;小儿风水证,起病仅有表证,但短时间内即可现头面一身俱肿、小便短少等。故《素问·风论》说:"风者,善行而数变。"

3)风性主动:主动,指风邪致病具有动摇不定的特征。如风邪入侵,常现颜面肌肉抽搐,或眩晕、震颤、抽搐、颈项强直、角弓反张、两目上视等。临床上因受风而面部肌肉颤动,或口眼喎斜,为风中经络;因金刃外伤,复受风毒之邪而出现四肢抽搐、角弓反张等症,也属于风性主动的临床表现。故《素问·阴阳应象大论》说:"风胜则动。"

4)风为百病之长:长者,始也,首也。风为百病之长,一是指风邪常兼他邪合而伤人,为外邪致病的先导。因风性开泄,凡寒、湿、暑、燥、热诸邪,常依附于风而侵犯人体,从而形成外感风寒、风湿、风热、风燥等证。二是指风邪袭人致病最多。风邪终岁常在,故发病机会多;风邪侵入,无孔不入,表里内外均可遍及,侵害不同的脏腑组织,可发生多种病证。古人甚至将风邪作为外感致病因素的总称。

(2)寒邪:凡致病具有寒冷、凝结、收引特性的外邪,称为寒邪。寒乃冬季之主气。若寒冷太过,伤人致病则为寒邪。寒邪常见于冬季,当水冰地坼之时,伤于寒者为多,故冬多寒病。但寒邪为病也可见于其他季节,如气温骤降、涉水淋雨、汗出当风、空调过凉,亦常为感受寒邪的重要原因。寒邪侵入所致病证,称为外寒病证。寒客肌表,郁遏卫阳者,称为"伤寒";寒邪直中于里,伤及脏腑阳气者,称为"中寒"。寒邪的性质和致病特征如下。

1)寒为阴邪,易伤阳气:寒为阴气盛的表现,故称为阴邪。寒邪侵入后,机体的阳气奋起抵抗。阳气本可制阴祛寒,但若寒邪亢盛,则阳气不仅不足以驱除寒邪,反为寒邪所侵害。寒邪伤阳,可致寒遏卫阳的实寒证或阳气衰退的虚寒证。如外寒侵袭肌表,卫阳被遏,可见恶寒、发热、无汗、鼻塞、流清涕等症;寒邪直中脾胃,脾阳受损,可见脘腹冷痛、呕吐、腹泻等症;若心肾阳虚,寒邪直中于少阴,则可见恶寒蜷卧、手足厥冷、下利清谷、小便清长、精神萎靡、脉微细等症。

2)寒性凝滞:凝滞,即凝结阻滞。寒性凝滞,即指寒邪侵入,易使气血津液凝结、经脉阻滞。人体内气血津液畅行不息,全赖一身阳气的温煦推动。一旦阴寒之邪侵犯,阳气受损,失其温煦,易使经脉气血运行不畅,甚或凝结阻滞不通,不通则痛。故疼痛是寒邪致病的重要临床表现。因寒而痛,一是有明显的受寒原因;二是其痛得温则减,遇寒增剧。由于寒邪侵犯部位不同,因而可出现多种疼痛症状。如寒客肌表经络,气血凝滞不通,则头身肢体关节疼痛,痹证中若以关节冷痛为主者,称为"寒痹"或"痛痹";寒邪直中胃肠,则脘腹剧痛;寒客肝脉,可见少腹或阴部冷痛等。

3)寒性收引:"收引",有收缩牵引之意。寒性收引,即指寒邪侵袭人体,可使气机收敛,腠理、经络、筋脉收缩而挛急。如寒邪侵及肌表,毛窍腠理闭塞,卫阳被郁不得宣泄,可见恶寒、发热、无汗等;寒客血脉,则气血凝滞,血脉挛缩,可见头身疼痛、脉紧;寒客经络关节,则经脉收缩拘急,甚则挛急作痛,屈伸不利,或冷厥不仁等。

(3)湿邪:凡致病具有重浊、黏滞、趋下特性的外邪,称为湿邪。湿是长夏的主气。长夏即农历六月,时值夏秋之交,阳热尚盛,雨水且多,热蒸水腾,潮湿充斥,为一年中湿气最盛的季节。若湿气淫胜,伤人致病,则为湿邪。湿邪为病,长夏居多,但四季均可发生。

湿邪的性质和致病特征:湿为重浊有质之邪,属阴,其性黏腻、停滞、弥漫,其侵入多隐缓不觉,导致多种病变。

1)湿为阴邪,易损伤阳气,阻遏气机:湿为重浊有质之邪,与水同类,故属阴邪。阴邪侵入,机体阳气与之抗争,故湿邪侵入,易伤阳气。脾主运化水液,性喜燥而恶湿,故外感湿邪,常易困脾,致脾阳不振,运化无权,从而使水湿内生、停聚,发为泄泻、浮肿、尿少等症。湿为重浊有质之邪,侵入最易留滞于脏腑经络,阻遏气机,使脏腑气机升降失常,经络阻滞不畅。如湿阻胸膈,气机不畅则胸膈满闷;湿阻中焦,脾胃气机升降失常,纳运失司,则脘痞腹胀、食欲减退;湿停下焦,肾与膀胱气机不利,则小腹胀满、小便淋涩不畅。

2)湿性重浊:"重",即沉重、重着,指湿邪致病,出现以沉重感为特征的临床表现,如头身困重、四肢酸楚沉重等。若湿邪外袭肌表,困遏清阳,清阳不升,则头重如束布帛。湿邪阻滞经络关节,阳气不得布达,则可见肌肤不仁、关节疼痛重着等,称为"湿痹"或"着痹"。"浊",即秽浊不清,指湿邪为患,易呈现分泌物和排泄物秽浊不清的现象。如湿浊在上则面垢、眵多;湿滞大肠,则大便溏泄、下痢脓血;湿浊下注,则小便混浊、妇女白带过多;湿邪浸淫肌肤,则可见湿疹浸淫流水等。

3)湿性黏滞:"黏",即黏腻;"滞",即停滞。湿邪致病,其黏腻停滞的特性主要表现在两个方面:一是症状的黏滞性。湿病症状多表现为黏滞而不爽,如排泄物和分泌物多滞涩不畅,痢疾的大便排泄不爽,淋证的小便滞涩不畅,以及口黏口甘和舌苔厚滑黏腻等,皆为湿邪为病的常见症状。二是病程的缠绵性。因湿性黏滞,易阻气机,气不行则湿不化,其体胶着难解,故起病隐缓、病程较长,反复发作,或缠绵难愈。如湿温、湿疹、湿痹(着痹)等,皆因其湿而不易速愈,或反复发作。

4)湿性趋下,易袭阴位:湿邪为重浊有质之邪,类水属阴而有趋下之势,人体下部亦属阴,同类相求,故湿邪为病,多易伤及人体下部。如浮肿、湿疹等病以下肢较为多见。另外,寒邪也属阴邪,同气相求,侵入也常伤及下部,如《灵枢·百病始生》所说"清(寒)湿袭虚,病起于下"。

(4)燥邪:凡致病具有干燥、收敛等特性的外邪,称为燥邪。燥为秋季的主气。秋季天气收敛,其气清肃,气候干燥,失于水分滋润,自然界呈现一派肃杀之景象。燥气太过,伤人致病,则为燥邪。燥邪伤人,多自口鼻而入,首犯肺卫,发为外燥病证。初秋尚有夏末之余热,久晴无雨,秋阳以曝,燥与热合,侵犯人体,发为温燥;深秋近冬之寒气与燥相合,侵犯人体,则发为凉燥。燥邪的性质和致病特征如下。

1)燥性干涩,易伤津液:燥邪为干涩之病邪,侵犯人体,最易损伤津液,出现各种干燥、涩滞的症状,如口鼻干燥、咽干口渴、皮肤干涩,甚则皲裂、毛发不荣、小便短少、大便干结等。故《素问·阴阳应象大论》说:"燥胜则干。"

2)燥易伤肺:肺为娇脏,喜清润而恶燥。肺主气司呼吸,直接与自然界大气相通,且外合皮毛,开窍于鼻,燥邪多从口鼻而入,故最易损伤肺津,从而影响肺气之宣降,甚或燥伤肺络,出现干咳少痰,或痰黏难咯,或痰中带血,甚则喘息胸痛等。由于肺与大肠相表里,肺津耗伤,大肠失润,传导失司,可现大便干涩不畅等症。

(5)火(热)邪:凡致病具有炎热升腾等特性的外邪,称为火热之邪。

火热旺于夏季,但并不像暑那样具有明显的季节性,一年四季均可发生。火热之邪侵入所致的病证,称为外感火热病证或外火证。火与热本质皆为阳盛,都是外感六淫邪气,致病也基本相同。火邪与热邪的主要区别是:热邪致病,临床多表现为全身性弥漫性发热征象;火邪致病,临床多表现为某些局部症状,如肌肤局部红、肿、热、痛,或口舌生疮,或目赤肿痛等。火热之邪的性质和致病特征如下。

1)火热为阳邪,其性趋上:火热之性燔灼、升腾,故为阳邪。阳邪侵入,人体之阴气与之相搏,邪气亢盛则致人体阳气病理性偏亢,"阳胜则热",故发为实热性病证,临床多见高热、恶热、烦渴、汗出、脉洪数等症。火性趋上,火热之邪易侵害人体上部,故火热病证,多发生在人体上部,尤以头面部为多见。如目赤肿痛、咽喉肿痛、口舌生疮糜烂、牙龈肿痛、耳内肿痛或流脓等。

2)火热易扰心神:火热与心相通应,故火热之邪入于营血,尤易影响心神,轻者心神不宁而心烦、失眠;重者可扰乱心神,出现狂躁不安,或神昏、谵语等症。

3)火热易伤津耗气:火热之邪侵入,热淫于内,一方面迫津外泄,因气随津泄而致津亏气耗;另一方面则直接消灼煎熬津液,耗伤人体的阴气,即所谓热盛伤阴。故火热之邪致病,临床表现除热象显著外,往往伴有口渴喜冷饮、咽干舌燥、小便短赤、大便秘结等津伤阴亏的征象。阳热太盛,大量伤津耗气,临床可兼见体倦乏力、少气懒言等气虚症状,重则可致全身津气脱失的气脱证。

4)火热易生风动血:生风,是指火热之邪侵犯人体,燔灼肝经,耗劫津液,筋脉失养失润,易引起肝风内动的病证。由于此肝风为热甚引起,故又称"热极生风"。临床表现为高热神昏、四肢抽搐、两目上视、角弓反张等。"动血",指火热入于血脉,易迫血妄行。火热之邪侵犯血脉,轻则加速血行,甚则可灼伤脉络,迫血妄行,引起各种出血证,如吐血、衄血、便血、尿血、皮肤发斑、妇女月经过多、崩漏等。

5)火邪易致疮痈:火邪入于血分,可聚于局部,腐蚀血肉,发为痈肿疮疡。由火毒壅聚所致之痈疡,其临床表现以疮疡局部红肿热痛为特征。

(6)暑邪:凡夏至之后,立秋以前,致病具有炎热、升散、兼湿特性的外邪,称为暑邪。暑乃夏季的主气。暑为火热之气所化,暑气太过,伤人致病,则为暑邪。暑邪致病,有明显的季节性,主要发生于夏至以后,立秋之前。暑邪致病,有伤暑和中暑之别。起病缓,病情轻者为"伤暑";发病急,病情重者,为"中暑"。暑邪的性质和致病特征如下。

1)暑为阳邪,其性炎热:暑为盛夏火热之气所化,火热属阳,故暑邪为阳邪。暑邪伤人多表现为一系列阳热症状,如高热、心烦、面赤、脉洪大等。

2)暑性升散,扰神伤津耗气:升,即升发、向上。暑为阳邪,其性升发,故易上扰心神,或侵犯头目,出现心胸烦闷不宁、头昏、目眩、面赤等。"散",指暑邪侵犯人体,可致腠理开泄而多汗。故《素问·举痛论》说:"炅则气泄。"汗出过多,不仅伤津,而且耗气,故临床除见口渴喜饮、尿赤短少等津伤之症外,往往可见气短、乏力,甚则气津耗伤太过,清窍失养而突然昏倒、不省人事。

3)多挟湿:暑季气候炎热,且常多雨而潮湿,热蒸湿动,水气弥漫,故暑邪致病,多挟湿邪为患。其临床表现除发热、烦渴等暑热症状外,常兼见身热不扬、四肢困倦、胸闷呕恶、大便溏泄不爽等湿滞症状。如夏季的感冒病,多属暑邪兼挟湿邪而致,治疗当用"湿去热孤"之法。

(二)疠气

疠气是有别于六淫而具有强烈传染性的外感病邪。自然环境变化剧烈时,疠气易产生流行,侵入发为疫疠病。疠气是指一类具有强烈致病性和传染性的外感病邪。在中医文献中,疠气又称为"疫毒""疫气""异气""戾气""毒气""乖戾之气"等。明·吴又可《温疫论·原序》说"夫瘟疫之为病,非风非寒非暑非湿,乃天地间别有一种异气所感",指出疠气是有别于六淫而具有强烈传染性的外感病邪。

疠气可以通过空气传染,经口鼻侵入致病;也可随饮食、蚊虫叮咬、虫兽咬伤、皮肤接触等途径传染而发病。疠气侵入,导致多种疫疠病,又称疫病、瘟病或瘟疫病。如痄腮(腮腺炎)、猩红热(烂喉丹痧)、疫毒痢、白喉、天花、肠伤寒、霍乱、鼠疫,以及疫黄(急性传染性肝炎)、流行性出血热、艾滋病(AIDS)等,都属感染疠气引起的疫病,实际上包括了现代临床许多传染病和烈性传染病。

1.疠气的致病特点

(1)发病急骤,病情危笃:一般而言,由于疠气多属热毒之邪,其性疾速,而且常挟毒雾、瘴气等秽浊之邪侵犯人体,故其致病比六淫更显发病急骤,来势凶猛,变化多端,病情险恶。因而发病过程中常出现发热、扰神、动血、生风、剧烈吐泻等危重症状。

(2)传染性强,易于流行:疠气具有强烈的传染性和流行性,可通过空气、食物等多种途径在人群中传播。当处在疠气流行的地域时,无论男女老少,体质强弱,凡触之者,多可发病。疠气发病,既可大面积流行,又可散在发生。

(3)一气一病,症状相似:疠气作用于脏腑组织器官,发为何病,具有一定的特异性,而且其临床表现也基本相似。疠气对机体作用部位具有一定的选择性,从而在不同部位产生相应的病证。疠气种类不同,所致之病各异。每一种疠气所致之疫病,均有各自的临床特点和传变规律。例如痄腮,无论男女,一般都表现为耳下腮部肿胀。

2.影响疠气产生的因素　影响疠气产生的因素有多种,主要有气候因素、环境因素、预防措施不当和社会因素等。

(1)气候因素:自然气候的反常变化,如久旱、酷热、洪涝、湿雾瘴气、地震等,均可孳生疠气而导致疾病的发生。如霍乱等病的大流行与此类因素有关。

（2）环境因素：环境卫生不良，如水源、空气污染等，均可孳生疠气。食物污染、饮食不当也可引起疫病发生，如疫毒痢、疫黄等病，即是疠气通过饮食入里而发病的。

（3）预防措施不当：由于疠气具有强烈的传染性，人触之者皆可发病。若预防隔离工作不力，也往往会使疫病发生或流行。

（4）社会因素：社会因素对疠气的发生与疫病的流行也有一定的影响。若战乱不停，社会动荡不安，工作环境恶劣，生活极度贫困，则疫病不断发生和流行。若国家安定且注意卫生防疫工作，采取一系列积极有效的防疫和治疗措施，疫疠即能得到有效的控制。

（三）七情内伤

七情内伤是引起脏腑精气功能紊乱而致疾病发生或诱发的一种致病因素。七情内伤致病，因其直接损伤内脏精气，故可导致或诱发多种情志病和身心疾病。

1. 七情　七情，是指喜、怒、忧、思、悲、恐、惊七种正常的情志活动，是人体的生理和心理活动对外界环境刺激的不同反应，属人人皆有的情绪体验，一般情况下不会导致或诱发疾病。只有强烈持久的情志刺激，超越了人体的生理和心理适应能力，损伤机体脏腑精气，导致功能失调，或人体正气虚弱，脏腑精气虚衰，对情志刺激的适应调节能力低下，因而导致疾病发生或诱发时，七情则称为"七情内伤"。

七情与情志是一般和个别的关系：情志是对包括七情在内的所有情志特征与属性的抽象和概括，七情则是情志概念下具体的七种情志。

（1）喜，是伴随愿望实现、紧张情绪解除时轻松愉快的情绪体验。情绪研究认为：快乐是指盼望的目的达到、紧张解除时的情绪体验。愿望实现是喜的来源。机体的脏腑精气充盛，气血和调，生命状态良好，则感受敏锐且对生活期待高，易于对愿望实现产生相应的内心体验并感受到心身的喜悦。喜的情绪体验的关键特征是紧张的解除和轻松、愉快的体验。

（2）怒，是由于愿望受阻、行为受挫而致的紧张情绪的体验。怒与其他情绪不同，单纯体内气血冲逆足以导致怒的产生。因此，机体气血亢逆的内在变化，外界因素阻碍个体愿望实现，是导致怒产生的基本条件。

（3）忧，是对所面临问题的解决看不到头绪，心情低沉并伴有自卑的复合情绪状态。其情绪范围较广，包括从轻微的一时性的忧郁体验到较严重的难以自行恢复的忧郁状态。一般轻者曰忧，中度者称为忧郁，重度忧郁则称为郁症。忧郁以情绪低落、兴趣减低甚或丧失为特征，机体活动水平也处于低下状态，故伴有性欲低下、活动减少等相应表现。

（4）思，是对所思问题不解、事情未决、思虑担忧的复合情绪状态，通常称为忧思。思虑与忧郁相近，均有脏腑精气不足的内在因素及情绪低落的特征。但思虑尚伴有轻微焦虑，即对所面临的环境感到压力、所考虑的问题感到担忧的心理负担，其思维是正常的活跃的。而忧郁不同，其思维以迟钝、呆滞为显著特点。

（5）悲，是指人失去所爱之人或物及所追求的愿望破灭时的情绪体验。悲有程度的不同,轻微曰难过,稍重可谓悲伤,再甚则曰哀痛。产生悲的外界原因是失去所珍重的人或物和所追求的愿望的破灭,内在因素则是个体的脏气虚衰。悲与喜具有对立属性,表现在对社会事件的满足与破灭、脏腑精气的亏虚与充实两个层面上。

(6)恐,指遇到危险而又无力应付而引发的惧怕不安的情绪体验。恐惧产生的外在因素是面临威胁而无能为力,这是导致恐惧的关键原因。另外,看到或听到恐怖情景,即使并非亲身经历也能产生恐的情绪体验。恐的内在因素主要为脏腑精气亏虚。

(7)惊,指突然遭受意料之外的事件而引发的紧张、惊骇的情绪体验。产生惊的关键是意外之事不期而至。惊虽多由外发,但常伴随其他情绪体验,以复合情绪状态存在。如因已盼望之事不期而至产生的惊喜,突遇险情而险未至的惊吓,遭受不测风云而前景未卜时的惊恐等。恐和惊不同,体验较单纯,主要为惧怕不安,伴随逃脱的企图行为,而惊可伴喜亦可伴恐。

2. 七情与内脏精气的关系　情志活动由脏腑精气应答外在环境因素的作用所产生,脏腑精气是情志活动产生的内在生理学基础。由于人体是以五脏为中心的有机整体,故情志活动与五脏精气的关系最密切。五脏藏精,精化为气,气的运动应答外界环境而产生情志活动。因而五脏精气可产生相应的情志活动,如《素问·阴阳应象大论》所说:肝在志为怒,心在志为喜,脾在志为思,肺在志为忧,肾在志为恐。五脏精气的盛衰及其藏泄运动的协调,气血运行的通畅,在情志的产生变化中发挥着基础性作用。若五脏精气阴阳出现虚实变化及功能紊乱,气血运行失调,则可出现情志的异常变化。另一方面,外在环境的变化过于强烈,情志过激或持续不解,又可导致脏腑精气阴阳的功能失常,气血运行失调。如大喜大惊伤心,大怒郁怒伤肝,过度思虑伤脾,过度恐惧伤肾等。

在情志活动的产生和变化中,心与肝发挥着更为重要的作用。心藏神而为五脏六腑之大主,主宰和调控着机体的一切生理功能和心理活动。各种情志活动的产生,都是在心神的统帅下,各脏腑精气阴阳协调作用的结果。各种环境因素作用于人体,能影响脏腑精气及其功能的,也可影响心神而产生相应的情志活动。正常情志活动的产生依赖于五脏精气充盛及气血运行的畅达,而肝主疏泄,调畅气机,促进和调节气血运行,因而在调节情志活动、保持心情舒畅方面发挥着重要作用。

3. 七情内伤的致病特点　情志活动是由机体内外环境变化所引起,因此,生活工作环境急剧变化、人际关系不良、机体内脏精气虚衰、气血失和均可引起七情反应失常,从而导致疾病发生。七情能否致病,除与情志本身反应强度、方式有关外,还与个体的心理特征、生理状态具有密切的关系。七情内伤致病包含两方面的内容:一是导致疾病发生或诱发疾病;二是影响病情发展与转归。

(1)直接伤及内脏:七情是机体对内外环境变化所产生的复杂心理反应,以内脏精气为物质基础。因此,七情过激致病,可直接伤及内脏。又因心藏神而为脏腑之主,故情志所伤,必然首先影响心神,然后作用于相应脏腑,导致其精气代谢失常、气机逆乱而发病。

1)七情损伤相应之脏:即五脏所主七种情志损伤相应之脏。七情分属五脏,七情反应太过与不及则可损伤相应之脏。《内经》《三因极一病证方论》等医籍对此均有表述:心在志为喜为惊,过喜或过惊则伤心;肝在志为怒,过怒则伤肝;脾在志为思,过度思虑则伤脾;肺在志为悲为忧,过悲则伤肺;肾在志为恐,过恐则伤肾。

2)七情首先影响心神:七情过激伤人发病,首先作用于心神,使人产生异常的心理反应和精神状态。喜乐过度,可致精神涣散,神志失常;大怒发作,可致精神冲动,失去理智;过于恐惧,可致神气散失,神不守舍。

3)数情交织,多伤心肝脾:七情内伤,既可单一情志伤人,又可两种以上情志交织伤人,如忧思、郁怒、惊喜等。数情交织致病,可损伤一个或多个脏腑。如过惊过喜,既可损伤心,又可累肾;郁怒太过,既可伤肝,又可影响心脾;忧思内伤,既可伤脾,又可影响心肺等脏。由于心肝脾三脏在人体生理活动和精神心理活动中发挥着重要作用,故情志内伤最易损伤心肝脾三脏:过于惊喜易伤心,可致心神不宁,出现心悸、失眠、健忘,甚则精神失常等症;郁怒太过则伤肝,肝气郁结,可见两胁胀痛、胸闷太息、咽中如有物梗阻、月经延后等症,甚则可见痛经、闭经、癥瘕;忧思不解易伤脾,脾失健运,可见食欲减退、脘腹胀满、大便溏泄等症。

4)易损伤潜病之脏腑:潜病,是指病证已经存在但无明显临床表现的病证。潜病之脏腑是指潜病所在的脏腑。七情内伤不仅多损伤心肝脾三脏,而且还易于损伤潜病之脏腑。例如:曾患胸痹、真心痛、飧泄、头痛等病证的患者,虽临床症状已经消失,但遇有情志刺激,最易首先出现原先所患病证的临床症状。如遇有情志刺激,胸痹患者易首先出现胸闷、胸痛等症状;真心痛患者则易出现心前区疼痛,甚至两臂内痛;飧泄患者易出现腹痛、腹泻等症状;头痛者则易先发偏头痛等症状。

(2)影响脏腑气机:脏腑之气的运动变化,在情志活动产生中发挥着重要作用。但脏腑之气的升降出入运动,受心神的调控。故情志致病首伤心神,随之影响脏腑气机,导致脏腑气机升降失常而出现相应的临床表现。

1)怒则气上:是指过怒导致肝气疏泄太过,气机上逆,甚则血随气逆,并走于上的病机变化。临床主要表现为:头胀头痛,面红目赤,呕血,甚则昏厥卒倒;若兼发肝气横逆,可兼见腹痛、腹泻等症。

2)喜则气缓:是指过度喜乐伤心,导致心气涣散不收,重者心气暴脱或魂不守舍的病机变化。临床可见精神不能集中,甚则神志失常,狂乱,或见心气暴脱的大汗淋漓、气息微弱、脉微欲绝等症。

3)悲则气消:是指过度悲忧伤肺,导致肺失宣降及肺气耗伤的病机变化。临床常见意志消沉、精神不振、气短胸闷、乏力懒言等症。

4)恐则气下:是指过度恐惧伤肾,致使肾气失固,气陷于下的病机变化。临床可见二便失禁,甚则遗精等症。

5)惊则气乱:是指猝然受惊伤心肾,导致心神不定,气机逆乱,肾气不固的病机变化。临床可见惊悸不安、慌乱失措,甚则神志错乱或二便失禁。

6)思则气结:是指过度思虑伤心脾,导致心脾气机结滞,运化失职的病机变化。临床可见精神萎靡、反应迟钝、不思饮食、腹胀纳呆、便溏等症状。

情志内伤可导致脏腑气机失调,而气机失调又可妨碍机体的气化过程,引起精、气、血、津液的代谢失常,从而继发多种病症。气机郁滞日久,可化热化火;气机逆上,亢奋有余,也可化热化火,以致火热内生。精、血、津液的施泄、输布可因气机郁滞而不畅,产生精瘀、血瘀、痰饮等病变,而痰饮与瘀血互结,则又可致癥积、肿瘤等。因此,情志内伤引起的病理变化是相当复杂的,多种疾病的发生或诱发,皆与之有关。

(3)多发为情志病证:情志病,系指发病与情志刺激有关,具有情志异常表现的病证。情志病包括:①因情志刺激而发的病证,如郁证、癫、狂等;②因情志刺激而诱发的病证,如胸痹、真心痛、眩晕(高血压)等身心疾病;③其他原因所致但具有情志异常表现的病证,如消渴、恶性肿瘤、慢性肝胆疾病等,大都有异常的情志表现,并且其病情也随其情绪变化而有相应的变化。对于情志病证的治疗,心理疏导和情志调摄是必要的治疗手段和方式。

(4)七情变化影响病情:七情变化对病情具有两方面的影响。一是有利于疾病康复。情绪积极乐观,七情反应适当,当怒则怒,当悲则悲,怒而不过,悲而不消沉,有利于病情的好转乃至痊愈。二是加重病情。情绪消沉,悲观失望,或七情异常波动,可使病情加重或恶化。了解七情活动对病情正负两方面的影响,对把握病情发展变化,采取全面正确的治疗,具有实际指导意义。

(四)饮食失宜

饮食是人类赖以生存和维持健康的基本条件,是人体后天生命活动所需精微物质的重要来源。饮食要有一定的节制,如果饮食失宜,可成为病因而影响人体的生理功能,导致脏腑功能失调或正气损伤而发生疾病。饮食失宜,可分为两类:一是摄食行为乖戾,有失常度,如饥饱失常、饮食偏嗜等;二是所食之物不洁或不当。

1. 饮食不节　良好的饮食行为,应以适度为宜。如过饥过饱或饥饱无常,均可影响健康,导致疾病发生。

(1)过饥:指摄食不足,如饥而不得食,或有意识限制饮食,或因脾胃功能虚弱而纳少,或因七情强烈波动而不思饮食,或不能按时饮食等。《灵枢·五味》说:"谷不入,半日则气衰,一日则气少矣。"长期摄食不足,营养缺乏,气血生化减少,一方面因气血亏虚而脏腑组织失养,功能活动衰退,全身虚弱;另一方面又因正气不足,抗病力弱,易招致外邪入侵,继发其他疾病。此外,长期摄食过少,胃腑失于水谷以养,也可损伤胃气而致胃部不适或胃脘疼痛等;如果有意抑制食欲,又可发展成厌食等较为顽固的身心疾病。儿童时期,如果饮食过少可致营养不良,影响其正常的生长发育。

(2)过饱:指饮食超量,或暴饮暴食,或中气虚弱而强食,以致脾胃难于消化转输而致病。轻者表现为饮食积滞不化,以致病理产物"积食"内停,可见脘腹胀满疼痛,嗳腐吞酸,呕吐、泄泻、厌食、纳呆等,故《素问·痹论》说:"饮食自倍,肠胃乃伤。"甚者,可因脾胃久伤或营养过剩,而发展为消渴、肥胖、痔疮、心脉痹阻等病证。若病理产物"积食"停滞日久,可进一步损伤脾胃功能,致使运化功能久不得复,还可聚湿、化热、生痰而引起其他病变发生。

此外,若饮食无度,时饥时饱等,也易导致脾胃损伤;大病初愈阶段,若饮食不当,如暴食、过于滋腻,或过早进补等,还可引起疾病复发;小儿喂养过量,易致消化不良,久则可致"疳积"等。

2. 饮食不洁　饮食不洁作为致病因素,是指进食不洁净的食物而导致疾病的发生。多是由于缺乏良好的卫生习惯,进食陈腐变质,或被疫毒、寄生虫等污染的食物所造成。饮食不洁而致的病变以胃肠病为主。如进食腐败变质食物,则胃肠功能紊乱,出现脘腹疼痛、恶心呕吐、肠鸣腹泻或痢疾等。若进食被寄生虫污染的食物,则可导致各种寄生虫病,如蛔虫病、蛲虫病等,常表现有腹痛时作、嗜食异物、面黄肌瘦等。若进食被疫毒污染的食物,可发生某些传染性疾病。如果进食或误食被毒物污染或有毒性的食物,则会发生食物中毒,轻则脘腹疼痛、呕吐、腹泻,重则毒气攻心,神志昏迷,甚至导致死亡。

3.饮食偏嗜 饮食偏嗜作为致病因素,是指特别喜好某种性味的食物或专食某些食物而导致某些疾病的发生。如饮食偏寒偏热,或饮食五味有所偏嗜,或嗜酒成癖等,久之可导致人体阴阳失调,或导致某些营养物质缺乏而引起疾病的发生。

(1)寒热偏嗜:一般而言,良好的饮食习惯要求寒温适中。若过分偏嗜寒热饮食,可导致人体阴阳失调而发生某些病变。如偏食生冷寒凉之品,久则易于耗伤脾胃阳气,导致寒湿内生;若偏嗜辛温燥热饮食,又可使肠胃积热,或酿成痔疮等;若嗜酒成癖,久易聚湿、生痰、化热而致病,甚至变生癥积。

(2)五味偏嗜:五味,指酸、苦、甘、辛、咸,它们各有不同的作用,不可偏废。且五味与五脏,又各有其一定的亲和性。《素问·至真要大论》说:"夫五味入胃,各归所喜,故酸先入肝,苦先入心,甘先入脾,辛先入肺,咸先入肾。"如果长期嗜好某种性味的食物,就会导致该脏的脏气偏盛,功能活动失调而发生多种病变。

(3)食类偏嗜:若专食某种或某类食品,或厌恶某类食物而不食,或膳食中缺乏某些食物等,久之也可成为导致某些疾病发生的原因。如瘿瘤(碘缺乏)、佝偻(钙、磷代谢障碍)、夜盲(维生素 A 缺乏)等。如过食肥甘厚味,可聚湿生痰、化热,易致肥胖、眩晕、中风、胸痹、消渴等病变,若因偏食而致某些营养物质缺乏,也可发生多种病变。

(五)劳逸失度

劳动与休息的合理调节,也是保证人体健康的必要条件。如果劳逸失度,或长时间过于劳累,或过于安逸静养,都不利于健康,可导致脏腑经络及精、气、血津液神的失常而引起疾病发生。因此,劳逸失度也是内伤病的主要致病因素之一。

1.过劳 过劳,即过度劳累,也称劳倦所伤。过劳包括劳力过度、劳神过度和房劳过度三个方面。

(1)劳力过度:又称"形劳",指较长时间的过度用力,劳伤形体而积劳成疾,或者是病后体虚,勉强劳作而致病。

劳力太过而致病,其病变特点主要表现在两个方面。一是过度劳力而耗气,损伤内脏的精气,导致脏气虚少,功能减退。由于肺为气之主,脾为生气之源,故劳力太过尤易耗伤脾肺之气。常见少气懒言、体倦神疲、喘息汗出等。《素问·举痛论》说:"劳则气耗。"二是过度劳力而致形体损伤,即劳伤筋骨。体力劳动,主要是筋骨、关节、肌肉的运动,如果长时间用力太过,则易致形体组织损伤,久而积劳成疾。如《素问·宣明五气》说:"久立伤骨,久行伤筋。"

(2)劳神过度:又称"心劳",指长期用脑过度,思虑劳神而积劳成疾。由于心藏神,脾主思,血是神志活动的重要物质基础,故用神过度,长思久虑,则易耗伤心血,损伤脾气,以致心神失养,神志不宁而心悸、健忘、失眠、多梦和脾失健运而纳少、腹胀、便溏、消瘦等。

(3)房劳过度:又称"肾劳",指房事太过,或手淫恶习,或妇女早孕多育等,耗伤肾精、肾气而致病。由于肾藏精,为封藏之本,肾精不宜过度耗泄。若房事不节则肾精、肾气耗伤,根本动摇,常见如腰膝酸软、眩晕耳鸣、精神萎靡、性功能减退等。妇女早孕多育,亏耗精血,累及冲任及胞宫,易致月经失调、带下过多等妇科疾病。此外,房劳过度也是导致早衰的重要原因。

2.过逸　即过度安逸,包括体力过逸和脑力过逸等。人体每天需要适当的活动,气血才能流畅,阳气才得以振奋。若较长时间少动安闲,或者卧床过久,或者长期用脑过少等,可使人体脏腑经络及精气血神的失调而导致病理变化。

过度安逸致病,其特点主要表现在三个方面。一是安逸少动、气机不畅。如果长期运动减少,则人体气机失于畅达,可能导致脾胃等脏腑的功能活动呆滞不振,出现食少、胸闷、腹胀、肢困、肌肉软弱或发胖臃肿等。久则进一步影响血液运行和津液代谢,形成气滞血瘀、水湿痰饮内生等病变。二是阳气不振,正气虚弱。过度安逸,或长期卧床,阳气失于振奋,以致脏腑组织功能减退,体质虚弱,正气不足,抵抗力下降等。故过逸致病,常见动则心悸、气喘汗出等,或抗邪无力,易感外邪致病。如《素问·宣明五气》说:"久卧伤气,久坐伤肉。"三是长期用脑过少,加之阳气不振,可致神气衰弱,常见精神萎靡、健忘、反应迟钝等。

(六)病理产物

痰饮、瘀血、结石等是疾病过程中所形成的病理产物。这些病理产物形成之后,又能作用于人体,干扰机体的正常功能,可加重病理变化,或引起新的病变发生。因其通常是继发于其他病理过程而产生的致病因素,故称"继发性病因",或称"内生有形实邪"。

1.痰饮　痰饮是人体水液代谢障碍所形成的病理产物。一般将较稠浊的称为痰,清稀的称为饮。痰可分为有形之痰和无形之痰。有形之痰,是指视之可见,闻之有声的痰液,如咳嗽吐痰、喉中痰鸣等,或指触之有形的痰核。无形之痰,是指只见其征象,不见其形质的痰病,如眩晕、癫狂等。因此,中医学对"痰"的认识,主要是以临床征象为依据来进行分析的。饮则流动性较大,可留积于人体脏器组织的间隙或疏松部位。因其所停留的部位不同而表现各异。如《金匮要略·痰饮咳嗽病脉证治》有"痰饮""悬饮""溢饮""支饮"等不同名称。

(1)痰饮的形成:多为外感六淫,或七情内伤,或饮食不节等,导致脏腑功能失调,气化不利,水液代谢障碍,水液停聚而形成。由于肺、脾、肾、肝及三焦等对水液代谢起着重要作用,故痰饮的形成,多与肺、脾、肾、肝及三焦的功能失常密切相关。如肺失宣降,津液不布,水道不利,则聚水而生痰饮;脾失健运,水湿内生,可以凝聚生痰;肾阳不足,水液不得蒸化,也可停而化生痰饮;肝失疏泄,气机郁滞,津液停积而为痰为饮;三焦水道不利,津液失布,亦能聚水生痰。同时,痰饮的形成还与某些外感或内伤因素直接相关。如外感湿邪,留滞体内;火邪伤人,煎灼津液;恣食肥甘厚味,湿浊内生;七情内伤,气郁水停;血行瘀滞,水液不行;以及饮食不化等,也可导致痰饮的生成。凡与津液代谢密切相关之脏腑的功能失调,以及对津液代谢有影响的致病因素,均可以导致痰饮形成。

(2)痰饮的致病特点:痰饮一旦产生,可随气流窜全身,外而经络、肌肤、筋骨,内而脏腑,全身各处,无处不到,从而产生各种不同的病变。其致病特点有以下几个方面。

1)阻滞气血运行:痰饮为有形之邪,可随气流行,或停滞于经脉,或留滞于脏腑,阻滞气机,妨碍血行。若痰饮流注于经络,可致经络气机阻滞,气血运行不畅,出现肢体麻木、屈伸不利,甚至偏瘫,或形成瘰疬痰核、阴疽流注等。若痰饮留滞于脏腑,则阻滞脏腑气机,使脏腑气机升降失常。如痰饮阻肺,肺气失于宣降,则见胸闷气喘、咳嗽吐痰等;痰饮停胃,胃气失于和降,则见恶心、呕吐等;痰浊痹阻心脉,血气运行不畅,可见胸闷、心痛等。

2)影响水液代谢:痰饮本为水液代谢失常的病理产物,但是痰饮一旦形成,可作为一种继发性致病因素反过来作用于人体,进一步影响肺、脾、肾等脏腑的功能活动,影响水液代谢。如痰湿困脾,可致水湿不运;痰饮阻肺,可致宣降失职,水液不布;痰饮停滞下焦,可影响肾、膀胱的蒸化功能,以至水液停蓄。因此,痰饮致病能影响人体水液的输布与排泄,使水液进一步停留于体内,加重水液代谢障碍。

3)易于蒙蔽心神:痰饮为浊物,而心神性清净。故痰浊为病,随气上逆,尤易蒙蔽清窍,扰乱心神,使心神活动失常,出现头晕目眩、精神不振等症,或者痰浊上犯,与风、火相合,蒙蔽心窍,扰乱神明,以至出现神昏谵妄,或引起癫、狂、痫等疾病。

4)致病广泛,变化多端:痰饮随气流行,内而五脏六腑,外而四肢百骸、肌肤腠理,可停滞而致多种疾病。由于其致病面广,发病部位不一,且又易于兼邪致病,因而在临床上形成的病证繁多,症状表现十分复杂,故有"百病多由痰作祟"之说。痰饮停滞于体内,其病变的发展,可伤阳化寒,可郁而化火,可挟风、挟热,可化燥伤阴,可上犯清窍,可下注足膝,且病势缠绵,病程较长。因此,痰饮为病,还具有变幻多端、病证错综复杂的特点。

2.瘀血　瘀血是指体内血液停积而形成的病理产物。瘀血包括体内瘀积的离经之血,以及因血液运行不畅,停滞于经脉或脏腑组织内的血液。瘀血既是疾病过程中形成的病理产物,又是具有致病作用的"死血"。在中医文献中,瘀血又称"恶血""衃血""蓄血""败血""污血"等。"瘀血"与"血瘀"的概念不同。血瘀是指血液运行不畅或血液瘀滞不通的病理状态,属于病机学概念,而瘀血是能继发新病变的病理产物,属于病因学概念。

(1)瘀血的形成:血液的正常运行,主要与心、肺、肝、脾等脏的功能,气的推动与固摄作用,脉道的通利,以及寒热等内外环境因素密切相关。凡能影响血液正常运行,引起血液运行不畅,或致血离经脉而瘀积的内外因素,均可导致瘀血的形成。

1)血出致瘀:各种外伤,如跌打损伤、金刃所伤、手术创伤等,致使脉管破损而出血,成为离经之血;或其他原因,如脾不统血、肝不藏血而致出血,以及妇女经行不畅、流产等,如果所出之血未能排出体外或及时消散,留积于体内则成瘀血。

2)气滞致瘀:气行则血行,气滞则血瘀。若情志郁结,气机不畅,或痰饮等积滞体内,阻遏脉络,都会造成血液运行不畅,进而导致血液在体内某些部位瘀积不行,形成瘀血。

3)因虚致瘀:气分阴阳,是推动和调控血液运行的动力,气虚则运血无力,阳虚则脉

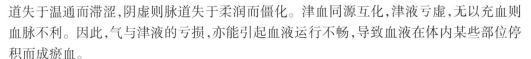

道失于温通而滞涩,阴虚则脉道失于柔润而僵化。津血同源互化,津液亏虚,无以充血则血脉不利。因此,气与津液的亏损,亦能引起血液运行不畅,导致血液在体内某些部位停积而成瘀血。

4)血寒致瘀:血得热则行,得寒则凝。若外感寒邪,入于血脉,或阴寒内盛,血脉挛缩,则血液凝涩而运行不畅,导致血液在体内某些部位瘀积不散,形成瘀血。

5)血热致瘀:外感火热邪气,或体内阳盛化火,入舍于血,血热互结,煎灼血中津液,使血液黏稠而运行不畅;或热灼脉络,迫血妄行导致内出血,以致血液壅滞于体内某些部位而不散而成瘀血。

(2)瘀血的致病特点:瘀血形成之后,停积体内不散,不仅失去血液的濡养作用,而且可导致新的病变发生。瘀血的致病特点主要表现在以下几个方面。

1)易于阻滞气机:血为气之母,血能载气,因而瘀血一旦形成,必然影响和加重气机郁滞,所谓"血瘀必兼气滞"。而气为血之帅,气机郁滞,又可引起局部或全身的血液运行不畅。因而导致血瘀气滞、气滞血瘀的恶性循环。

2)影响血脉运行:瘀血为血液运行失常的病理产物,但瘀血形成之后,无论其瘀滞于脉内,还是留积于脉外,均可影响心、肝、脉等脏腑的功能,导致局部或全身的血液运行失常,如瘀血阻滞于心,心脉痹阻,气血运行不畅,可致胸痹心痛;瘀血留滞于肝脏,可致肝脏脉络阻滞,气血运行障碍,故有"恶血归肝"之说;瘀血阻滞于脉道,损伤脉络,血逸脉外,可致出血色紫暗有块等;瘀血阻滞经脉,气血运行不利,形体官窍因脉络瘀阻,可见口唇、爪甲青紫,皮肤瘀斑,舌有瘀点、瘀斑,脉涩不畅等。

3)影响新血生成:瘀血乃病理性产物,已失去对机体的濡养滋润作用。瘀血阻滞体内,尤其是瘀血日久不散,就会严重地影响气血的运行,脏腑失于濡养,功能失常,势必影响新血的生成。因而有"瘀血不去,新血不生"的说法。故久瘀之人,常可表现出肌肤甲错、毛发不荣等失濡失养的临床特征。

4)病位固定,病证繁多:瘀血一旦停滞于某脏腑组织,多难以及时消散,故其致病又具有病位相对固定的特征,如局部刺痛、固定不移,或癥积肿块形成而久不消散等。而且,瘀血阻滞的部位不同,形成原因各异,兼邪不同,其病理表现也就不同。如瘀阻于心,血行不畅则胸闷心痛;瘀阻于肺,则宣降失调,或致脉络破损,可见胸痛、气促、咯血;瘀阻于肝,气机郁滞,血海不畅,经脉瘀滞,可见胁痛、癥积肿块;瘀阻胞宫,经行不畅,可见痛经、闭经、经色紫暗有块;瘀阻于肢体肌肤,可见肿痛青紫;瘀阻于脑,脑络不通,可致突然昏倒,不省人事,或留有严重的后遗症,如痴呆、语言謇涩等。此外,瘀血阻滞日久,也可化热。所以说瘀血致病,病证繁多。

(3)瘀血所致病症的特点:瘀血致病,虽然症状错综繁多,但其主要病症特点可大致归纳如下。①疼痛:一般表现为刺痛,痛处固定不移,拒按,夜间痛势尤甚。②肿块:瘀血积于皮下或体内则可见肿块,肿块部位多固定不移。若在体表则可见局部青紫,肿胀隆起,所谓血肿;若在体腔内则扪之质硬,坚固难移,所谓癥积。③出血:部分瘀血为病者可见出血之象,通常出血量少而不畅,血色紫暗,或夹有瘀血块。④色紫暗:一是面色紫暗,口唇、爪甲青紫;二是舌质紫暗,或舌有瘀斑、瘀点等。⑤可表现出肌肤甲错及脉象上的某些异常,如涩脉或结代脉等。

3.结石　结石是指体内某些部位形成并停滞为病的砂石样病理产物或结块。一般来说,结石小者,易于排出;而结石较大者,难于排出,多留滞而致病。

(1)结石的形成:结石的成因较为复杂,有些机制目前尚不清楚。比较常见的因素如下。

1)饮食不当:饮食偏嗜,喜食肥甘厚味,影响脾胃运化,蕴生湿热,内结于胆,久则可形成胆结石;湿热下注,蕴结于下焦,日久可形成肾结石或膀胱结石。若空腹食柿,影响胃的受纳和通降,又可形成胃结石。此外,某些地域的水中含有过量的矿物及杂质等,也可能是促使结石形成的原因之一。

2)情志内伤:情志不遂,肝气郁结,疏泄失职,胆气不达,胆汁郁结,排泄受阻,日久可形成结石。

3)服药不当:长期过量服用某些药物,致使脏腑功能失调,或药物沉积于体内某些部位而形成结石。

4)体质差异:先天禀赋差异,以致某些物质的代谢异常,可形成易患结石病变的体质。

(2)结石的致病特点

1)多发于肝、肾、胆、胃、膀胱等脏腑:肝气疏泄,关系着胆汁的生成和排泄;肾气的蒸化,影响尿液的生成和排泄,故肝肾功能失调易生成结石;且肝肾有管道与胆及膀胱相通,而胃、胆、膀胱等管腔性器官,结石易于停留,故结石为病,多为肝、胆结石,肾、膀胱结石和胃结石。

2)病程较长,病情轻重不一:结石多为湿热内蕴,日渐煎熬而成,故大多数结石的形成过程缓慢而漫长。由于结石的大小不等、停留部位不一,故临床症状表现差异很大。一般来说,结石小,病情较轻,有的甚至无任何症状;结石过大,则病情较重,症状明显,发作频繁。

3)阻滞气机,损伤脉络:结石为有形实邪,停留体内,势必阻滞气机,影响气、血、津液运行。如局部胀痛、水液停聚等。重者,结石嵌滞于狭窄部位,如胆道或输尿管中,气血严重郁阻,常出现腹部绞痛。若损伤脉络,可致出血,如尿血等。

(七)其他病因

除六淫、疠气、七情内伤、饮食失宜、劳逸失度、病理产物之外的致病因素,统称为其他病因,主要有外伤、诸虫、药邪、医过、先天因素等。

1.外伤　外伤,主要指机械暴力等外力所致伤损,也包括烧烫、冷冻、虫兽蛇叮咬等意外因素所致形体组织的创伤。外伤的类型较多,如跌打损伤、持重努伤、挤轧伤、撞击伤、金刃伤、烧烫伤、冻伤、虫兽蛇咬伤等,广义的外伤还包括雷击、溺水、自缢等。

外伤致病,多有明确的外伤史。一般来说,轻者可为皮肉损伤,血行不畅,出现疼痛、出血、瘀斑、血肿等;重则损伤筋骨、内脏,表现为关节脱臼、骨折、大出血、虚脱、中毒,甚至危及生命。

2.诸虫　寄生虫,是动物性寄生物的统称。人体常见的寄生虫有蛔虫、蛲虫、绦虫、钩虫、血吸虫等。这类寄生虫寄居于人体内,不仅消耗人体的营养物质,还可以造成各种损害,导致疾病发生。

3.**药邪** 所谓"药邪",是指因药物加工、使用不当而引起疾病发生的一类致病因素。药物本身是用于治疗疾病的,如果药物炮制加工不当,或者医生不熟悉药物的性味、用量、配伍禁忌而使用不当,或者患者不遵医生指导而乱服某些药物等,均可引起疾病发生。

4.**医过** 医过,也称"医源性致病因素",是指由于医生的过失而导致病情加重或变生他疾的一类致病因素。医源性因素涉及面很广,医生接触患者整个过程中的言行举止不当、处方草率及诊治失误等都会引起反面的效应。

5.**先天因素** 先天因素是指人出生前已经潜伏着的可以致病的因素。它包括源于父母的遗传性病因和在胎儿孕育期及分娩时所形成的病因。先天因素一般分为胎弱和胎毒两个方面。

(1)胎弱:也称胎怯,是指胎儿禀受父母的精血不足或异常,以致日后发育障碍,畸形或不良。胎弱的表现是多方面的,如皮肤脆薄、毛发不生、形寒肢冷、面黄肌瘦、筋骨不利、齿生不齐、发生不黑、项软头倾、手足痿软、神慢气怯等。

(2)胎毒:有广义和狭义之分。狭义胎毒,是指某些传染病在胎儿期由亲代传给子代。如梅毒可由其父母传染而得。广义胎毒,是指妊娠早期,其母感受邪气或误用药物、误食不利于胎儿之物,导致遗毒于胎儿,出生后渐见某些疾病。如小儿出生之后,易患疮疖、痘疹等,多与胎传火毒有关。

此外,近亲婚配,妊娠时遭受重大精神刺激,以及分娩时的种种意外等,也可成为先天性病因,使初生儿或出生后表现出多种异常。如先天性心脏病、唇腭裂、多指(趾)、色盲、癫痫等。同时,父母个体的体质类型也可遗传给子女,形成某些特殊的体质,决定对某些病变的易感性特点,易于患相同或相似的疾病。

二、发病

发病学说,是研究疾病发生的途径、类型、机制、规律以及影响发病诸因素的理论。发病,是指疾病的发生过程,即机体处于病邪的损害和正气抗损害之间的矛盾斗争过程。若环境的影响超越了人体的适应能力,或人体自身调节功能失常,难以适应环境的剧烈或持久的变化,如剧烈的气候变化蕴生病邪侵入,或长期持久的情志刺激等,超越了人体自身的防御和适应调节能力,则会导致疾病的发生。因此,疾病的发生一般有两个方面的原因:一是机体自身的功能紊乱和代谢失调,二是外在致病因素对机体的损害和影响。这两方面的原因在发病过程中又是相互影响的,机体自身的失调最易导致外在致病因素的侵袭,而外在致病因素侵入之后,又导致或加重机体的功能紊乱和代谢失调。

发病学说的内容,包括发病原理、影响发病的因素、发病类型、发病途径等。由于中医病因学已将病因与发病途径结合起来加以讨论,故本章节只讨论发病原理、影响发病的因素和发病类型等内容。

(一)发病原理

疾病的发生和变化虽错综复杂,但概括起来,不外乎是邪气作用于机体的损害与正气抗损害之间的矛盾斗争过程。即任何一种邪气作用人体,正气必然与之抗争,以祛除病邪和维护机体的健康。邪气对机体具有感染侵袭、损伤形质、障碍功能等各种致病作用,正气对邪气具有抗御、免疫、修复、调节等作用,如病邪被及时抗御消除,"阴平阳秘"的生理状态得以保持,则不发病,这即是"正能胜邪"。反之,病邪不能及时消除,机体的平衡协调状态遭到破坏,即"邪胜正负",则发病。因此,中医学认为发病原理在于邪正相搏,其主要内容包括发病的基本原理和影响发病的主要因素两个方面。

发病的基本原理:发病的机制在于正气与邪气的相互作用。正气是决定发病的主导因素,邪气是发病的重要条件。

1. 正气不足　疾病发生的内在因素。正气是一身之气相对邪气时的称谓,是指人体内具有抗病、祛邪、调节、修复等作用的一类细微物质。其在体内的运行分布,既有推动和调节人体生长发育和脏腑功能的作用,又有抗邪、驱邪、调节、修复等能力。气由精化,并与吸入的自然界清气相融合而成,故正气的充盛取决于精、血、津液等精华物质的充沛以及呼吸功能的完好;而精、血、津液的化生和气体的正常交换,又依赖脏腑生理功能的正常发挥和相互协调,以维持新陈代谢的有序进行。各脏腑经络之气及营卫之气,都是一身之气的分化,也是正气的分化,而各脏腑经络之气和营卫之气的防御、调节、修复等作用,虽因其构成成分的不同而有所区别,也都是正气功能的体现。

为了说明正气对邪气的防御作用,依据"气分阴阳"的观点,正气可分为阴气和阳气两部分。阴气有凉润、宁静、抑制、沉降等作用,阳气有温煦、推动、兴奋、升发等功能。阴气抵抗阳邪(如暑邪、火邪、温邪等)的侵袭,并能抑制阳邪,阻止阳热病证的发展和祛除阳邪以使病情向愈;阳气抵抗阴邪(如寒邪与湿邪等)的入侵,并能制约阴邪,阻止阴寒病证的传变和祛除阴邪以使之康复。正气与邪气的相互作用实际上就是人体的阴气与阳邪或人体的阳气与阴邪之间的相互斗争。

(1)正气的防御作用:正气具有抗御病邪侵袭,及时驱除病邪而防止发病的作用。正气的防御作用具体表现在以下几个方面。①抵御外邪的入侵:邪气侵入机体,正气必然会与之抗争。若正气强盛,抗邪有力,则病邪难以入侵,故不发病。或虽邪气已经进入,但正气盛,能及时抑制或消除邪气的致病力,亦不发病。②驱邪外出:邪气侵入后,若正气强盛,可在抗争中驱邪外出。或虽发病,但邪气难以深入,病较轻浅,预后良好。③修复调节能力:对邪气侵入而导致的机体阴阳失调,脏腑组织损伤,精、血、津液亏耗及生理功能失常,正气有自行调节、修复、补充的作用,可使疾病向愈。④维持脏腑经络功能的协调:正气分布到脏腑经络,则为脏腑经络之气。脏腑经络之气的运行不息,推动和调节各脏腑经络的功能,使之正常发挥,并推动和调节全身精、血、津液的代谢及运行输布,使之畅达而无郁滞,从而防止痰饮、瘀血、结石等病理产物以及内风、内寒、内湿、内燥、内火等内生五"邪"的产生。

(2)正气在发病中的作用:中医发病学说很重视人体的正气,认为正气的强弱对于疾病的发生、发展及其转归起着主导作用。正气是决定发病的关键因素。邪气之所以能够侵袭人体而致病,必然是因正气虚弱,故说"邪之所凑,其气必虚"。正气在发病中的主导作用主要体现在以下几个方面。①正虚感邪而发病:正气不足,抗邪无力,外在邪气乘虚而入,疾病因之发生。正气不足,适应和调节功能低下,也易对外界的情志刺激产生较为强烈的反应而发为情志病。②正虚生"邪"而发病:正气不足,对脏腑经络功能活动的推动和调节能力下降,脏腑经络功能失常,精、血、津液的代谢运行失常,可产生内风、内寒、内湿、内燥、内火等内生五"邪"而发病,或导致痰饮、瘀血、结石等病理产物的产生而引起新的病变。③正气的强弱可决定发病的证候性质:邪气侵入,若正气充盛,奋起抗邪,邪正相搏剧烈,多表现为实证;若正气虚衰,不能敌邪,邪气深入内脏,多发为重证和危证。正气不足,脏腑功能减退,精、血、津液代谢输布失常而发病,多表现为虚证或虚实夹杂证。综上说明,正气不足是疾病发生的内在因素,正气的盛衰决定着发病与不发病以及发病的深浅和病证的性质。

2. 邪气 是发病的重要条件。邪气,泛指各种致病因素,简称为"邪"。其包括存在于外界或由人体内产生的种种具有致病作用的因素。如六淫、疠气、外伤、虫兽伤、寄生虫、七情内伤、饮食失宜、痰饮、瘀血、结石等。

(1)邪气的侵害作用:邪气侵犯人体,则对机体的形质和功能产生损害和障碍。邪气对机体的损害作用主要体现为以下几个方面。①导致生理功能失常:邪气侵入发病,可导致机体的阴阳失调,精、气、血、津液的代谢及功能障碍,以及脏腑经络的功能失调等,可表现为心肺的呼吸行血功能失调而见心悸、呼吸困难,脾胃的运化功能失常而食少、呕吐、泄泻或便秘,肾的主水功能无权而见浮肿、尿少,肝的疏泄功能失调而见情志抑郁或亢奋,以及心脑的藏神功能失常而见神志失常等。②造成脏腑组织的形质损害:邪气作用于人体,可对机体的皮肉筋骨、脏腑器官造成不同程度的损伤,或致精、气、血、津液等物质的亏耗。③改变体质类型:邪气侵入,还能改变个体的体质特征,进而影响其对疾病的易罹倾向。如阴邪致病,损伤阳气,久之可使机体由原型体质转变为阳虚体质,又易感受阴寒之邪。

(2)邪气在发病中的作用:中医发病学中,虽强调正气的强弱在发病中的主导地位,但并不排除邪气的重要作用。邪气作为发病的重要因素,与发病关系至为密切,主要体现于以下几个方面。①邪气是导致发病的原因:疾病是邪气作用于人体而引起邪正相搏的结果,没有邪气的侵袭,机体一般不会发病。②影响发病的性质、类型和特点:不同的邪气作用于人体,表现出不同的发病特点、证候类型。如六淫邪气致病,发病急,病程较短,初起多有卫表证候,证属风、寒、暑、湿、燥、火证。七情内伤,发病多缓慢,病程较长,发病途径是直接伤内脏,首先作用于心,然后波及相应的脏,使脏腑气机紊乱、气血失调产生病变。饮食所伤,常损伤脾胃,或致五脏的功能失调,或致气血不足,或致食物中毒等。外伤,都是从皮肤侵入,损伤皮肤肌肉、筋骨、脏腑。毒蛇咬伤还可致全身中毒,甚至死亡。③影响病情和病位:邪气的性质与感邪的轻重,与发病时病情的轻重有关。一般来说,虚邪伤人,病情较重;正邪伤人,病情轻浅。感邪轻者,临床症状表现较轻;感邪重者,症状表现也重。受邪表浅者多形成表证;受邪部位深者多形成里证;表里两部同时受邪,称为"两感",表现出症状、传变、转归都较重。④邪气的性质与病位有关:如风邪轻扬,易袭阳位,多在肺卫;湿邪易阻遏气机,多伤及于脾;疠气发病急骤,传变快,病位停留于肌表非常短暂,易传入于里,损伤人体的重要脏器。⑤某些情况下在发病中起主导作用:在邪气的毒力和致病力特别强,而正气虽盛但也难以抗御的情况下,邪气对疾病的发生起着决定性的作用。如疠气、高温、高压、电流、枪弹伤、虫兽伤等,即使正气强盛,也难免被损伤而产生病变。故历代医家都十分强调应避其侵害,如《素问·上古天真论》说:"虚邪贼风,避之有时。"

3. 邪正相搏的胜负　决定发病与不发病。邪正相搏是指正气与邪气的交争。邪正相搏的胜负,不仅关系着疾病的发生,而且也影响着疾病发生的证候特点。

(1)决定发病与否:①正胜邪却则不发病,病邪入侵,正气抗邪,正气充足,驱邪外出,正胜邪却,机体不受邪气的侵害,不出现临床症状和体征,即不发病。②邪胜正负则发病,正虚抗邪无力,邪气得以入侵或致病邪深入,造成阴阳气血失调,功能异常,形质损害,出现临床症状和体征,机体便发生了疾病。

(2)决定证候类型:发病后,其证候类型、病变性质、病情轻重与正邪都有关。如正盛邪实,多形成实证;正虚邪衰,多形成虚证;正虚邪盛,多形成较为复杂的虚实夹杂证。感受阳邪,易形成实热证,感受阴邪易形成实寒证或寒湿证。感邪轻或正气强,病位多表浅,病变多轻;感邪重或正气弱,病位常较深,病变多重。另外,疾病与病邪所中的部位有关。无论外感之邪,或是内生之邪,有阻于筋骨经脉者,有在脏腑者,病位不同,病证各异。

(二)影响发病的因素

影响发病的因素很多,可归纳为环境因素、体质因素和精神状态三个方面。

1. 环境与发病　环境,是指与人类生存密切相关的自然环境与社会环境,主要包括气候变化、地域因素、生活工作环境等。人与自然和社会环境息息相关,这种"天人相应"的关系一旦破坏,则会出现病理反映。

(1)气候因素:四时气候的异常变化,是孳生和传播邪气,导致疾病发生的条件,故易形成季节性的多发病。如春易伤风、夏易中暑、秋易伤燥、冬易感寒等。特别是反常的气候,如久旱、水涝、暴热暴冷,既可伤及人体正气,又可促成疠气病邪的传播,形成瘟疫流行。如麻疹、水痘、猩红热(烂喉丹痧)等多在冬春季发生和流行。另外,随四季变化不同,人体阴阳之气的盛衰也有所差异。因此,不同的季节,可出现不同的易感之邪和易患之病。

(2)地域因素:不同地域,其气候特点、水土性质、生活习俗各有所不同,均可影响人群的生理特点和疾病的发生,易致地域性的多发病和常见病。如北方多寒病,南方多热病或湿热病。在某些山区,人群易患地方性甲状腺肿等。另外,有些人易地而居或异域旅行,每致机体的抵抗力下降,易发病,初期常有"水土不服"的表现。

(3)生活和工作环境:生活和工作环境的不良,亦可成为疾病发生的因素而致病。如工作环境中的废气、废液、废渣、噪声,均可成为直接的致病因素,造成某些严重的疾病,或急性、慢性中毒。生活居住条件差,阴暗潮湿、空气秽浊、蚊蝇孳生等,也是导致疾病发生和流行的条件。

(4)社会环境:人在社会中的政治地位、经济状况、文化程度、家庭情况、境遇变迁和

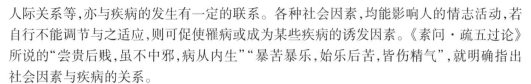

人际关系等,亦与疾病的发生有一定的联系。各种社会因素,均能影响人的情志活动,若自行不能调节与之适应,则可促使罹病或成为某些疾病的诱发因素。《素问·疏五过论》所说的"尝贵后贱,虽不中邪,病从内生""暴苦暴乐,始乐后苦,皆伤精气",就明确指出社会因素与疾病的关系。

2. 体质与发病　中医学的发病观认为,正气在发病过程中具有主导作用,而作为反映正气盛衰特点的体质,往往会影响疾病的发生、发展和变化。体质在发病中的作用,具体表现为以下几个方面。

(1)决定发病倾向:体质是正气盛衰的体现,因而决定着发病的倾向。一般来讲,体质强盛,则抗病力亦强,不易感邪发病;或虽被内外邪气所扰,病后易趋实证。体质弱,则易感邪发病,发病后易趋虚实夹杂证,或虚证。

(2)决定对某种病邪的易感性:不同的体质,精气阴阳盛衰有别,对某种病邪具有不同的易感性,对某些疾病具有不同的易发性。阳虚之体,每易感受寒邪;阴虚之质,每易感受热邪。小儿脏腑娇嫩,形气未充,且又生机蓬勃,发育迅速,故易感外邪,或伤饮食或感邪后易热化生风,或易患生长发育障碍之疾。年高之人,脏气已亏,精血不足,抗病力、调节力、康复力均已下降,易感外邪而发病,其病证易形成虚实夹杂证,或虚证,并多迁延难愈。女性以血为本,具有经、带、胎、产的生理变化,对发病也有一定的影响,易病肝郁、血虚、血瘀;男子以精气为本,易患肾精肾气亏虚之疾。肥人或痰湿内盛之体,易感寒湿之邪,易患眩晕、中风之疾;瘦人或阴虚之质,易感燥热之邪,易患肺痨咳嗽诸疾。

(3)决定某些疾病发生的证候类型:感受相同的病邪,因个体体质不同,可表现出不同的证候类型。如同感风寒之邪,卫气盛者,易形成表实证;卫气虚者,易为表虚证或虚实夹杂证。同感湿邪,阳盛之体易热化形成湿热证;阳虚者又易寒化为寒湿证。反之,若体质相同,虽感受不同的病邪,也可表现出相同的证候类型。如阳热体质无论感受热邪或寒邪,都可表现出热性的证候。

3. 精神状态与发病　精神状态能影响内环境的协调平衡,故能影响发病。精神状态好,情志舒畅,气机通畅,气血调和,脏腑功能旺盛,则正气强盛,邪气难以入侵,或虽受邪也易祛除。《素问·上古天真论》说:"恬惔虚无,真气从之,精神内守,病安从来? 是以志闲而少欲,心安而不惧,形劳而不倦,气从以顺。"若情志不舒,则致气机逆乱,气血不调,脏腑功能失常而发病。所以,调摄精神,可以使内环境协调平衡,从而减少和预防疾病的发生。情志变化与疾病发生的关系具体表现:①突然强烈的情志刺激可扰乱气机、伤及内脏而致疾病突发。如临床中常见的突发性的胸痹心痛、中风等,可因强烈的情志刺激而诱发。②长期持续性的精神刺激,如悲哀、忧愁、思虑过度易致气机郁滞或逆乱而缓慢发病,可引起消渴、胃脘痛、癥积等病的发生。

此外,遗传因素对发病也有一定的影响,因遗传因素不但可形成遗传病,也可影响人的体质状态而与发病有关。

(三)发病类型

发病类型,是发病的开始阶段,是邪正相搏过程中双方力量不同和斗争结果差异的反映。其概括起来主要有感邪即发、徐发、伏而后发、继发、合病与并病、复发等几种。

1. 感邪即发　感邪即发，又称为卒发、顿发，指感邪后立即发病，发病迅速之意。从邪正斗争而言，感邪后，正气抗邪反应强烈，迅速导致人体的阴阳失调，并显示出明显的临床症状。感邪即发多见于：①新感外邪较盛。如感受风寒、风热、温热、暑热、温毒邪气，邪气较盛时，多感邪即发。②情志剧变。剧烈的情绪变化，如暴怒、过度悲伤均可致气机逆乱，气血失调，脏腑功能障碍而顷刻发病。③毒物所伤。误服有毒食品，药物中毒、吸入有毒的秽浊之气，可使人中毒而迅速发病。④外伤。无论何种外伤，伤人后立即发病。⑤感受疠气。由于其性毒烈，致病力强，来势凶猛，感邪多呈暴发。

2. 徐发　徐发，是指感邪后缓慢发病，又称为缓发。徐发与致病因素的种类、性质，以及体质因素等密切相关。徐发多见于内伤邪气致病，如思虑过度、房事不节、忧愁不解、嗜酒成癖，引起机体渐进性病理改变，不断积累，而逐渐出现临床症状。在外感病邪中，如感受湿邪，其性黏滞重浊，起病多缓慢。正气不足之人，若感邪较轻，正气抗邪缓慢，亦可见到徐发。

3. 伏而后发　伏而后发，是指感受邪气后，病邪在机体内潜伏一段时间，或在诱因的作用下，过时而发病。这种发病形式多见于外感性疾病和某些外伤。外感性疾病多见于感受温热邪气所形成的"伏气温病"等。外伤所致的肌肤破损，经过一段时间后，发为破伤风、狂犬病等亦属伏而后发。伏而后发形成的机制多是由于当时感邪较轻，或外邪入侵时正气处于内敛时期，而邪气处于机体较浅部位，因而正邪难以交争，邪气得以伏藏。伏邪发病时，病情一般较重且多变。

4. 继发　继发，是指在原发疾病的基础上，继而发生新的疾病。即是说，继发病首先有原发疾病，并且所产生的新的疾病与原发病在病理上有密切联系。如肝阳上亢所致的中风；小儿食积而致的疳积；哮喘所致的肺精气虚和心血瘀阻；肝胆疾病所致的"癥积"和结石；久疟继发的"疟母"；等等，都属于继发形式。

5. 合病与并病　合病与并病之说，首见于《伤寒论》。合病，是两经或两个部位以上同时受邪所出现的病证。合病多见于感邪较盛，而正气相对不足，故邪气可同时侵犯两经或两个部位。如太阳与少阳合病，太阳与阳明合病，以及发热、恶寒、咳嗽等肺卫症状与腹泻、腹痛等脾胃症状同时出现。温病学中的卫气同病、气血两燔、气营两燔也属合病的范畴。并病，是指感邪后某一部位的证候未了，又出现另一部位的病证。并病多体现于病位传变之中，即病变部位或场所发生了相对转移。

并病与合病的区别在于：合病是感受一种邪气可致多部位的侵害，出现多部位的病证；并病是指在疾病过程中病变部位的传变，而原始病位依然存在。

6. 复发　复发，是指疾病初愈或疾病的缓解阶段，在某些诱因的作用下，引起疾病再度发作或反复发作的一种发病形式。引起复发的机制是余邪未尽，正气未复，同时有诱因的作用。如饮食不慎、用药不当、过度劳累、复感新邪等，均可致余邪复炽，正气更虚，使疾病复发。由复发引起的疾病，称为"复病"。

(1)复发的基本特点：①临床表现类似于初病，但又不完全是原有病理过程的再现，比初病的病理损害更复杂、更广泛，病情更重。②复发的次数愈多，静止期恢复就愈不完全，预后愈差，容易留下后遗症。后遗症是指主病在好转或痊愈过程中未能恢复的机体损害，是与主病有着因果联系的疾病过程。③大多有诱因。

（2）复发的主要类型：由于病邪的性质不同，正气强弱各异，邪正相搏的结果与表现不一，故复发的类型大致分为少愈即复发，休止与复发交替，急性发作与慢性缓解交替。

1）少愈即复发：多见于较重的外感性疾病的恢复期。由于余邪未尽，正气已虚，在饮食不慎，用药不当，劳累过度等诱因的作用下，可致余邪复燃，正气更虚，引起复发。临床中如湿温、温热、温毒性疾病，在恢复期若调养不当，容易导致复发。

2）休止与复发交替：皆因初次患病时，虽经治疗，症状和体征均已消除，但有宿根留于体内，在诱因的作用下导致复发。宿根的形成，从正气而论，由于正气不足，无力祛除病邪；邪气方面，多是病邪性质重浊胶黏，难以清除。如休息痢、癫痫、结石所致疾病，休止期如常人，可在各种诱因的作用下而发作。

3）急性发作与慢性缓解交替：实际上是指临床症状的轻重交替。急性发作时症状较重，慢性缓解时症状较轻。究其原因，仍由于邪正斗争的态势所决定。如哮喘、臌胀病、胸痹心痛、慢性肾病等，在慢性缓解期症状表现较轻。若因情志刺激，饮食不当，或感受外邪，或劳累过度等诱因的激发，可致急性发作，症状加重。

所以，治疗疾病时应注意驱邪为尽，扶助正气，消除宿根，避免诱因，才能减少疾病的复发。

（3）复发的诱因：任何诱因，可助邪损正，导致机体正邪斗争再度活跃，正邪暂时相安的局面被打破，导致旧病复发。诱发因素，归纳起来有以下几方面。

1）重感致复：因感受外邪致疾病复发，称为重感致复。由于疾病初愈，邪气未尽，病理过程未完全结束，机体抵御外邪侵袭的能力低下，是重新感邪以致疾病复发的根据。重感致复的机理是，新感之邪助长体内病邪，或引动旧病病机，从而干扰或损害了人体正气，使原来的病理过程再度活跃。外感致复在临床上较为常见，无论外感性疾病，或内伤性疾病，均可因外感邪气而复发，但多发生于热病新瘥之后。

2）食复：因饮食不和而致复发者，称为食复。饮食是否适度是一相对的概念，不同的疾病和不同的体质因素各有其所宜饮食。如饮食不节可致脾胃病复发，鱼虾海鲜可致瘾疹和哮喘病复发，过于饮酒或过食辛辣之品可诱发痔疮、淋证病患者新瘥后复发。所以，对脾胃病患者及一些特殊体质的患者，在其疾病痊愈过程中，饮食的调理显得尤其重要。

3）劳复：若形神过劳，或早犯房事而致复病者，称为劳复。因劳致复，无论外感性疾病或内伤性疾病均可发生。内伤病中的慢性浮肿、哮喘、疝气、子宫脱垂、中风、胸痹心痛等疾患都可因过劳而引动旧病复发。发作的次数越多，病理损害就越重，预后也就越差。

4）药复：病后滥施补剂，或药物调理失当，而致复发者，称为药复。在疾病初愈阶段，辅之以药物调理时，应遵循扶正勿助邪，祛邪勿伤正的原则。若急于求成，滥投补剂，都可导致壅正助邪，引起疾病复发。

5）情志致复：因情志因素引起疾病复发者，称为情志致复。由于过激的情志变化，能直接损伤人体内脏，导致气机紊乱，气血运行失常，使原阴阳自和过程逆转，致疾病复发。临床中常见的癥症、惊痫、瘿瘤、梅核气、癫狂等疾病，易受情志因素而复发。

另外，某些气候因素、地域因素也可成为复发的诱因。

第八节　病　机

　　病机,即疾病发生、发展与变化的机制。病机学是研究疾病发生、发展和变化的机制并揭示其规律的中医基础理论分支学科,内容包括疾病发生的机制、病变的机制和疾病传变的机制。"病机"二字,前人释为"病之机要""病之机括",含有疾病之关键的意思。由于病机是用中医理论分析疾病现象,从而得出的对疾病内在、本质、规律性的认识,是防治疾病的依据,所以受到历代医家的极大重视。

　　病机学中发病机制部分已在本章第六节相关内容涉及,本节主要讨论病变机制中的基本病机和疾病传变机制。病变机制是阐明疾病发生后病理变化的本质,而疾病传变机制是阐明疾病发生、发展和结局这一过程的演变规律和本质。前者重点在不同阶段的病理变化,而后者重点在研究这些不同阶段病理变化的联系规律,两者是不能割裂的。

一、基本病机

　　基本病机是指机体对于致病因素侵袭所产生的最基本的病理反应,是病机变化的一般规律。基本病机主要包括邪正盛衰、阴阳失调和精、气、血、津液的病理变化,内生"五邪"是在上述病变基础上产生的常见病理状态,有重要临床意义,故一并介绍。

(一)邪正盛衰

　　邪正盛衰,是指在疾病过程中,机体的抗病能力与致病邪气之间相互斗争中所发生的盛衰变化。邪气侵犯人体后,正气和邪气即相互作用,一方面是邪气对机体的正气起着损害作用;另一方面是正气对邪气的抗御、驱除作用及正气的康复功能。邪正双方不断斗争的态势和结果,不仅关系着疾病的发生,而且直接影响疾病的发展和转归,同时也决定病证的虚实变化。从一定意义上来说,疾病过程就是邪正斗争及其盛衰变化的过程。

　　1.邪正盛衰与虚实变化　在疾病过程中,正气和邪气这两种力量不是固定不变的,而是在其不断斗争的过程中,发生力量对比的消长盛衰变化。一般来说,正气增长而旺盛,则促使邪气消退;反之,邪气增长而亢盛,则会损耗正气。随着体内邪正的消长盛衰变化,形成了疾病的虚实病机变化。

　　(1)虚实病机。实,指邪气盛,是以邪气亢盛为矛盾主要方面的一种病理状态。亦即邪气的致病力强盛,而正气的抗病能力未衰,能积极与邪抗争,故正邪相搏,斗争激烈,反应明显,临床上出现一系列病理性反应比较剧烈的、有余的证候,称为实证。实证常见于外感六淫和疠气致病的初期和中期,或由湿、痰、水饮、食积、气滞、瘀血等引起的内伤病证。实证较多见于体质比较壮实的患者。临床上,外感病实证常见壮热、狂躁、声高气粗、腹痛拒按、二便不通、脉实有力、舌苔厚腻等;而内伤病实证则表现为痰涎壅盛、食积不化、水湿泛滥、气滞瘀血等各种病变。

虚,指正气不足,是以正气虚损为矛盾主要方面的一种病理反应。亦即机体的正气虚弱,防御能力和调节能力低下,对于致病邪气的斗争无力,而邪气已退或不明显,故难以出现邪正斗争剧烈的病理反应,临床上表现为一系列虚弱、衰退和不足的证候,称为虚证。虚证,多见于素体虚弱,精气不充;或外感病的后期,以及各种慢性病证日久,耗伤人体的精、血、津液,正气化生无源;或因暴病吐利、大汗、亡血等使正气随津血而脱失,以致正气虚弱或阴阳偏衰。在临床上,虚证常见神疲体倦、面色无华、气短、自汗、盗汗,或五心烦热,或畏寒肢冷、脉虚无力等表现。

(2)虚实变化。邪正的消长盛衰,不仅可以产生比较单纯的虚或实的病理变化,而且在某些病程较长、病情复杂的疾病中,还会出现虚实之间的多种变化,主要有虚实错杂、虚实转化及虚实真假。

1)虚实错杂:是指在疾病过程中,邪盛和正虚同时存在的病理状态。邪盛正伤,或疾病失治、误治,以致病邪久留,损伤人体正气;或因虚体受邪,正气无力驱邪外出;或本已正虚,又兼内生水湿、痰饮、瘀血等病理产物凝结阻滞,都可形成正虚邪实的虚实错杂病变。如果仔细区别虚实两方面病理变化的主次,则虚实错杂又有虚中夹实和实中夹虚两种情况。

虚中夹实:是指病理变化以正虚为主,又兼有实邪为患的病理状态。如临床上的脾虚湿滞证,由于脾气不足、运化无权,而致湿邪内生、阻滞中焦。临床上既有属脾气虚弱的神疲肢倦、饮食少思、食后腹胀、大便不实等症状,又兼见属湿滞病变的口黏、脘痞、舌苔厚腻等表现。

实中夹虚:指病理变化以邪实为主,又兼有正气虚损的病理状态。如在外感热病发展过程中,由于热邪伤阴,可形成邪热炽盛、阴气受伤的病证。临床表现既有高热气粗、心烦不安、面红目赤、尿赤便秘、苔黄脉数等实热见症,又兼见口渴引饮、气短心悸、舌燥少津等阴气不足症。

应当指出,如果从病位来分析虚实错杂的病机,尚有表里、上下等虚实不同的错杂证候,如表实里虚、里实表虚、上实下虚、下实上虚等。

2)虚实转化:指在疾病过程中,由于邪气伤正,或正虚而邪气积聚,发生病机性质由实转虚或因虚致实的变化,有关内容将在"病性转化"中介绍。

3)虚实真假:指在某些特殊情况下,疾病的临床表现可见与其病机的虚实本质不符的假象,主要有真实假虚和真虚假实两种情况。

真实假虚:是指病机的本质为"实",但表现出"虚"的临床假象。一般是由于邪气亢盛,结聚体内,阻滞经络,气血不能外达所致,故真实假虚又称为"大实有羸状"。如热结胃肠的里热炽盛证,一方面有大便秘结、腹痛硬满、谵语等实热症状,同时因阳气被郁,不能四布,而见面色苍白、四肢逆冷、精神委顿等状似虚寒的假象。再如小儿食积而出现的腹泻,妇科瘀血内阻而出现的崩漏下血等,也属此类。

真虚假实:是指病机的本质为"虚",但表现出"实"的临床假象。一般是由于正气虚弱,脏腑经络之气不足,推动、激发功能减退所致,故真虚假实证又称为"至虚有盛候"。如脾气虚弱,运化无力,可见脘腹胀满、疼痛(但时作时减)等假实征象。再如老年或大病久病,因气虚推动无力而出现的便秘(大便不干不硬,但排泄无力),也属此类。

总之,在疾病的发生和发展过程中,病机的虚和实是相对的。由实转虚、因虚致实和虚实夹杂,常常是疾病发展过程中的必然趋势。因此,在临床上不能以静止的、绝对的观点来对待虚和实的病机变化,而应以动态的、相对的观点来分析虚和实的病机。特别在有虚实真假的特殊情况时,必须透过现象看本质,才能不被假象所迷惑,真正把握住疾病的虚实变化。

2.邪正盛衰与疾病转归　在疾病的发生、发展过程中,由于邪正双方的斗争,其力量对比不断发生消长盛衰的变化,这种变化对疾病转归起着决定性的作用。一般而论,正胜邪退,疾病趋向于好转和痊愈;邪胜正衰,则疾病趋向于恶化,甚则导致死亡;若邪正力量相持不下,则疾病趋向迁延或慢性化。

(1)正胜邪退:是指在疾病过程中,正气奋起抗邪,正气渐趋强盛,而邪气渐趋衰减,疾病向好转和痊愈方向发展的一种病理变化,也是在许多疾病中最常见的一种转归。这是由于患者的正气比较充盛,抗御病邪的能力较强,或因为邪气较弱,或因及时、正确的治疗,邪气难以进一步发展,进而促使病邪对机体的侵害作用消失或终止,精、气、血、津液等的耗伤和机体的脏腑、经络等组织的病理性损害逐渐得到康复,机体的阴阳两个方面在新的基础上又获得了相对平衡,疾病即告痊愈。

(2)邪胜正衰:是指在疾病过程中,邪气亢盛,正气虚弱,机体抗邪无力,疾病向恶化、危重,甚至向死亡方向转归的一种病理变化。这是由于机体的正气虚弱,或由于邪气的炽盛,或因失于治疗,或治疗不当,机体抗御病邪的能力日趋低下,不能制止邪气的侵害作用,邪气进一步发展,机体受到的病理性损害日趋严重,则病情因而趋向恶化和加剧。若正气衰竭,邪气独盛,脏腑、经络及精、血、津液的生理功能衰惫,阴阳离决,则机体的生命活动亦告终止。例如,在外感病过程中,“亡阴”“亡阳”等证候的出现,即是正不敌邪、邪胜正衰的典型表现。

(3)邪正相持:指在疾病过程中,机体正气不甚虚弱,而邪气亦不亢盛,则邪正双方势均力敌,相持不下,病势处于迁延状态的一种病理过程。此时,由于正气不能完全驱邪外出,因而邪气可以稽留于一定的部位,病邪既不能消散,亦不能深入传变,故又称为“邪留”或“邪结”。一般说来,邪气留结之处,即是邪正相搏,病理表现明显之所。疾病随邪留部位的不同而有不同的临床表现。

若正气大虚,余邪未尽,或邪气深伏伤正,正气无力驱尽病邪,致使疾病处于缠绵难愈的病理过程,称为正虚邪恋。正虚邪恋,可视为邪正相持的一种特殊病机,一般多见于疾病后期,且是多种疾病由急性转为慢性,或慢性病久治不愈,或遗留某些后遗症的主要原因之一。

邪正相持阶段,仍然存在正邪的消长盛衰变化,从而形成疾病阶段性的邪正对比态势的不同变化。例如,疾病处于正虚邪恋阶段,由于种种原因,正气渐复,但邪气亦盛,可表现为正邪相争的实证,而后邪退正伤,又复见正虚邪恋的虚证或虚实错杂证。可见邪正相持的态势具有不稳定性,必因正邪的盛衰变化而发生向愈或恶化的转归。

(二)阴阳失调

阴阳失调,即阴阳之间失去平衡协调的简称,是指在疾病的发生发展过程中,由于各种致病因素的影响,机体的阴阳双方失去相对的平衡协调而出现的阴阳偏胜、偏衰、互损、格拒、亡失等一系列病理变化。阴阳失调是疾病的基本病机之一,临床上既用以阐释阴阳对立制约关系失调的寒热虚实或真假的病证,也可用以说明阴阳互根互用关系失常的精、血、津液与气之间的互损性病证。

1. 阴阳偏胜　是指人体阴阳双方中某一方的病理性亢盛状态,属"邪气盛则实"的实证。病邪侵入人体,正气奋起抵抗,形成邪正相搏。邪气可分为阴邪和阳邪,正气也可分为阴气与阳气。阳邪侵入人体,机体阴气与之相搏,邪胜则病成,形成阳偏胜;阴邪侵入人体,机体阳气与之抗争,邪胜则病成,可形成阴偏胜。机体的精、气、血、津液代谢失常,"邪"自内生,亦可分阴阳两类,如内寒内湿属阴而内火内热属阳,从而表现为阴偏胜或阳偏胜的病理变化。《素问·阴阳应象大论》所说"阳胜则热,阴胜则寒",明确指出了阳偏胜和阴偏胜病机的临床表现特点。阴阳是相互制约的,一方偏胜必然制约另一方而使之虚衰。阳偏胜伤阴可引起阳盛兼阴虚,进而发展为阴虚的病变;阴偏胜伤阳可导致阴盛兼阳虚,进而发展为阳虚的病变。所以《素问·阴阳应象大论》又说"阳胜则阴病,阴胜则阳病",指出了阳偏胜或阴偏胜的必然发展趋势。

(1)阳偏胜:即阳盛,是指机体在疾病过程中,所出现的一种阳气病理性偏盛,功能亢奋,机体反应性增强,热量过剩的病理状态。一般来说,其病机特点多表现为阳盛而阴未虚的实热证。形成阳偏胜的主要原因,多是感受温热阳邪,或虽感受阴邪,但从阳化热,也可由于情志内伤,五志过极而化火;或因气滞、血瘀、食积等郁而化热所致。总之,邪从外来则多因感受阳邪;"邪"自内生,则多与气机郁结化火有关。阳气具有温煦、推动、兴奋等作用,阳气的病理性亢盛,则以热、动、燥为其特点,故阳气偏胜可见壮热、烦渴、面红、目赤、尿黄、便干、苔黄、脉数等症。阳热亢盛则对阴气的制约太过,所以说"阳胜则阴病",即阳盛则耗伤阴气。阳盛之初,对阴气的损伤不明显,从而出现实热证。如果病情发展,阳热亢盛且明显耗伤机体阴气,病则从实热证转化为实热兼阴亏证,若阴气大伤,病可由实转虚而发展为虚热证。

(2)阴偏胜:即阴盛,是指机体在疾病过程中所出现的一种阴气病理性偏盛,功能抑制,热量耗伤过多,病理性代谢产物积聚的病理状态。一般来说,其病机特点多表现为阴盛而阳未虚的实寒证。形成阴偏胜的主要原因,多是感受寒湿阴邪,或过食生冷,寒邪中阻等,机体阳气难以与之抗争而致阴气的病理性亢盛。阴气具有凉润、抑制、宁静等作用,阴气的病理性亢盛,则以寒、静、湿为其特点,如形寒、肢冷、蜷卧、舌淡而润、脉迟等,即是阴气偏胜的具体表现。阴气亢盛则过度制约阳气,所以说"阴胜则阳病",即阴盛则损伤阳气而致阳虚。由于阴寒内盛多伤阳气,故在阴偏胜时,常同时伴有程度不同的阳气不足,形成实寒兼阳虚证。若阳气伤甚,病可由实转虚,发展为虚寒证。

2. 阴阳偏衰　阴阳偏衰,是指人体阴阳双方中的一方虚衰不足的病理状态,属"精气夺则虚"的虚证。机体的正气,依据其不同功能,可分为阴阳二气。生理情况下,阴阳二气之间存在着相互制约的关系,维持着相对平衡协调的状态。如果由于某种原因,出现阴气或阳气的某一方减少或功能减退时,则不能制约对方而引起对方的相对亢盛,形成"阳虚则阴盛"、"阳虚则寒"(虚寒)、"阴虚则阳亢"、"阴虚则热"(虚热)的病理变化。

(1)阳偏衰:即阳虚,是指机体阳气虚损,功能减退或衰弱,代谢减缓,产热不足的病理状态。一般来说，其病机特点多表现为机体阳气不足，阳不制阴，阴气相对偏亢的虚寒证。形成阳偏衰的主要原因，多是先天禀赋不足，或后天失养，或劳倦内伤，或久病损伤阳气。人体阳气虚衰，突出地表现为温煦、推动和兴奋功能减退。由于阳气的温煦功能减弱，人体热量不足，难以温暖全身而出现寒象，见畏寒、肢冷等症。由于阳气的推动作用不足，经络、脏腑等组织器官的某些功能活动也因之而减退，加之温煦不足，则血液凝滞、脉络缩蜷、津液停滞而成水湿痰饮。由于兴奋作用减弱，可见精神不振、喜静萎靡症状。以上便是"阳虚则寒"的主要机制。阳虚则寒，虽也可见到面色晄白、畏寒肢冷、脘腹冷痛、舌淡、脉迟等寒象，但还有喜静蜷卧、小便清长、下利清谷、脉微细等虚象。所以，阳虚则寒与阴胜则寒，不仅在病机上有区别，而且在临床表现方面也有不同：前者是虚而有寒；后者是以寒为主，虚象不明显。

阳气不足，可发于五脏六腑，如心阳、肺阳、肝阳、脾阳、胃阳和肾阳等，皆可出现虚衰病变，但一般以肾阳虚衰最重要。肾阳为诸阳之本，"五脏之阳气，非此不能发"，所以肾阳虚衰（命门之火不足）在阳气偏衰的病机中占有极其重要的地位。阳气一般由精、血、津液中属阳的部分化生，尤其以精血为主要化生之源，故精血大伤可致阳气化生无源而虚衰，阳不制阴，发为虚寒性病证。

（2）阴偏衰：即阴虚，是指机体阴气不足，阴不制阳，导致阳气相对偏盛，功能虚性亢奋的病理状态。一般来说，其病机特点多表现为阴气不足、阳气相对偏盛的虚热证。形成阴偏衰的主要原因，多是阳邪伤阴，或因五志过极，化火伤阴，或因久病伤阴所致。

阴偏衰时，主要表现为凉润、抑制与宁静的功能减退，从而出现虚热、失润及虚性亢奋的症状。所谓阴虚则热，即是指阴气不足，不能制阳，阳气相对亢盛，从而形成阴虚内热、阴虚火旺和阴虚阳亢等多种表现。如五心烦热、骨蒸潮热、面红升火、消瘦、盗汗、咽干口燥、舌红少苔、脉细数等，即是阴虚则热的表现。阴虚则热与阳胜则热的病机不同，其临床表现也有所区别：前者是虚而有热；后者是以热为主，虚象并不明显。

阴气不足，可见于五脏六腑，如肺阴、脾阴、胃阴、心阴、肝阴和肾阴，皆可发生亏虚的病变，但一般以肾阴亏虚为主。肾阴为诸阴之本，"五脏之阴气，非此不能滋"，所以肾阴不足在阴偏衰的病机中占有极其重要的地位。阴气一般由精、血、津液中属阴的部分化生，尤其以津液为主要化生之源，故阳热亢盛，必耗津液而致阴气不足，而津液大伤，又可致阴气化生无源而亏虚，阴不制阳，发为虚热性病证。

3. 阴阳互损　阴阳互损，是指在阴或阳任何一方虚损的前提下，病变发展影响及相对的一方，形成阴阳两虚的病机。在阴虚的基础上，继而导致阳虚，称为阴损及阳；在阳虚的基础上，继而导致阴虚，称为阳损及阴。阴阳双方本来存在着相互依存、相互资生、互为化源和相互为用的关系，一方亏虚或功能减退，不能资助另一方或促进另一方的化生，必然导致另一方的虚衰或功能减退。

阴阳互损是阴阳的互根互用关系失调而出现的病理变化，一般有两种情况：一是以精与气、血与气、津液与气等分属阴阳，精、血、津液等属阴的有形物质与属阳的无形之气间的互损而形成的精气两虚、气血两虚、津气两虚，以及气随血脱、气随津脱等。此类阴阳互损在其后的"精气血的失常"和"津液代谢失常"中有专述。二是以气自身分阴阳，阴气亏虚日久，不能化生阳气，或阳气虚衰日久，不能化生阴气，从而形成阴阳两虚的病变。由于肾为五脏阴阳之本,故无论阴虚或阳虚,多在损及肾之阴阳及肾本身阴阳失调的情况下,才易于发生阴阳互损的病理变化,而阴阳互损导致的阴阳两虚,并非阴阳处于低水平的平衡状态,而是有偏于阴虚或阳虚的不同。

(1)阴损及阳:是指由于阴精或阴气亏损,累及阳气生化不足或无所依附而耗散,从而在阴虚的基础上又导致了阳虚,形成了以阴虚为主的阴阳两虚病理状态。例如肝阳上亢一证,其病机主要为肝肾阴虚、水不涵木、阴不制阳的阴虚阳亢,但病情发展,亦可进一步耗伤肝肾精血,影响肾阳化生,继而出现畏寒、肢冷、面色㿠白、脉沉细等肾阳虚衰症状,转化为阴损及阳的阴阳两虚证。

(2)阳损及阴:系指由于阳气虚损,无阳则阴无以生,从而在阳虚的基础上又导致了阴虚,形成以阳虚为主的阴阳两虚病理状态。例如肾阳亏虚、水泛为肿一证,其病机主要为阳气不足,气化失司,水液代谢障碍,津液停聚而水湿内生,溢于肌肤所致。但其病变发展,则又可因阳气不足而导致阴气化生无源而亏虚,出现日益消瘦、烦躁升火,甚则阳升风动而抽搐等肾阴亏虚之征象,转化为阳损及阴的阴阳两虚证。

4.阴阳格拒　阴阳格拒,是指在阴阳偏盛基础上由阴阳双方相互排斥而出现寒热真假病变的一类病机,包括阴盛格阳和阳盛格阴两方面。阴阳相互格拒的机制,在于阴阳双方的对立排斥,即阴或阳的一方偏盛至极,壅遏于内,将另一方排斥格拒于外,迫使阴阳之间不相维系,从而出现真寒假热或真热假寒的复杂病变。

(1)阴盛格阳:又称格阳,系指阴寒偏盛至极,壅闭于内,逼迫阳气浮越于外而相互格拒的一种病理状态。阴寒内盛是疾病的本质,由于排斥阳气于外,可在原有面色苍白、四肢逆冷、精神萎靡、畏寒蜷卧、脉微欲绝的阴气壅盛于内表现的基础上,又出现面红、烦热、口渴、脉大无根等假热之象,故称其为真寒假热证。

(2)阳盛格阴:又称格阴,系指阳热偏盛至极,深伏于里,阳气被遏,郁闭于内,不能外达于肢体而将阴气排斥于外的一种病理状态。阳盛于内是疾病的本质,但由于格阴于外,可在原有壮热、面红、气粗、烦躁、舌红、脉数大有力等邪热内盛表现的基础上,又现四肢厥冷、脉象沉伏等假寒之象,故称为真热假寒证。

5.阴阳亡失　阴阳的亡失,包括亡阴和亡阳两类,是指机体的阴气或阳气突然大量地亡失,导致生命垂危的一种病理状态。

(1)亡阳:是指机体的阳气发生突然大量脱失,而致全身功能严重衰竭的一种病理状态。一般来说,亡阳多由于邪气太盛,正不敌邪,阳气突然脱失所致;也可因汗出过多,吐、利无度,津液过耗,阳随阴泄,阳气外脱;或由于素体阳虚,劳伤过度,阳气消耗过多所致;亦可因慢性疾病,长期大量耗散阳气,终至阳气亏损殆尽,而出现亡阳。阳气暴脱,多见大汗淋漓、心悸气喘、面色苍白、四肢逆冷、畏寒蜷卧、精神萎靡、脉微欲绝等生命垂危的临床征象。

(2)亡阴:是指机体阴气突然发生大量消耗或丢失而致全身功能严重衰竭的一种病理状态。一般来说,亡阴多由于热邪炽盛,或邪热久留,大量煎灼津液,或逼迫津液大量外泄而为汗,以致阴气随之大量消耗而突然脱失。也可由于长期大量耗损津液和阴气,日久导致亡阴者。阴气脱失,多见手足虽温而大汗不止、烦躁不安、心悸气喘、体倦无力、脉数疾躁动等危重征象。

亡阴和亡阳,在病机和临床征象等方面,虽然有所不同,但由于机体的阴和阳存在着互根互用的关系,阴亡,则阳无所依附而散越;阳亡,则阴无以化生而耗竭。故亡阴可以迅速导致亡阳,亡阳也可继而出现亡阴,最终导致"阴阳离决,精气乃绝",生命活动终止而死亡。

综上所述,阴阳失调的病机,是以阴阳的属性,阴和阳之间所存在着的对立制约、互根互用以及相互消长、转化等理论,来阐释、分析、综合机体病变的机制。因此,阴阳失调的各种病机并不是固定不变的,而是随着病情的进退和邪正盛衰等情况的改变而变化,在阴阳的偏胜和偏衰之间,亡阴和亡阳之间,都存在着内在的密切联系。

(三)精气血失常

精气血失常,包括精、气和血的不足及其各自生理功能的异常,精、气、血互根互用关系失常等病理变化。精、气和血,是构成人体的基本物质,也是人体各种生理活动的物质基础。如果人体的精气血失常,必然影响机体的各种生理功能,从而导致疾病的发生,故《素问·金匮真言论》说:"夫精者,身之本也,故藏于精者,春不病温。"清·冯兆张《锦囊秘录》说:"足于精者,百病不生;穷于精者,万邪蜂起。"《素问·调经论》说:"血气不和,百病乃变化而生。"但是,精、气和血又是脏腑功能活动的产物,因此脏腑发生病变,也会引起精、气、血的病理变化。所以,精气血失常的病机,同邪正盛衰、阴阳失调一样,是分析研究各种临床疾病病机的基础。

1. 精的失常　精的失常主要包括精虚和精瘀两个方面。

(1)精虚:精,包括先天之精、水谷之精及二者合化的生殖之精和分藏于脏腑的脏腑之精。先天之精和水谷之精是人体之精的来源。肾精虽为脏腑之精之一,但因其藏先天之精,并受后天水谷之精的充养,故为生殖之精和各脏腑之精的根本。因此,精虚主要是指肾精(主要为先天之精)和水谷之精不足及其功能低下所产生的病理变化。

肾精禀受于父母,来源于先天,赖后天水谷之精的充养而维持其充盛状态。肾精不足有多方面的临床表现,如生长发育不良、女子不孕、男子精少不育或滑遗过多、精神委顿、耳鸣、健忘,以及体弱多病、未老先衰等。水谷之精来源于饮食,是脾胃之气化水谷而生的具有丰富营养价值的精微物质,与津液融合由脾气转输至全身,起着濡养各脏腑形体官窍的作用,并能化生气血以维持机体的生命进程。若因脾失健运或饮食不当等,致使水谷之精乏源或生成不足,形成水谷之精匮乏的病理变化。水谷之精不足,可以出现面黄无华、肌肉瘦削、头昏目眩、疲倦乏力等虚弱状态。水谷之精不足以及肾精亏耗,皆可导致五脏六腑之精不足的病理变化,其临床表现复杂,随病变所在之脏腑而异。肾是藏精的主要脏器,所以精虚以肾精亏虚最为重要。脾是化生水谷之精的重要脏器,故精虚之源又在于脾。"治先天当求精血之属,培后天当参谷食之方"(《清代名医医案精华·王旭高医案》),可作为精虚用药之参考。

(2)精瘀:指男子精滞精道,排精障碍。藏精是排精的基础,排精也是藏精的生理功用之一。如果房劳过度,忍精不泄,少年手淫,或久旷不交,或惊恐伤肾,或瘀血、败精、湿热瘀阻,或手术所伤等,皆可导致精瘀而排泄不畅。若肾气虚而推动无力,或肝气郁结而疏泄失职,亦致精泄不畅而瘀。精瘀的主要临床表现是排精不畅或排精不能,可伴精道

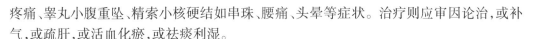

疼痛、睾丸小腹重坠、精索小核硬结如串珠、腰痛、头晕等症状。治疗则应审因论治,或补气,或疏肝,或活血化瘀,或祛痰利湿。

2.气的失常 主要包括两个方面:一是气的生化不足或耗散太过,形成气虚的病理状态;二是气的某些功能减退及气的运动失常,出现气滞、气逆、气陷、气闭或气脱等气机失调的病理变化。

(1)气虚:指一身之气不足及其功能低下的病理状态。气虚的原因主要是先天禀赋不足,或后天失养,或肺脾肾的功能失调而致气的生成不足;也可因劳倦内伤,久病不复等,使气过多消耗而致。气虚常见精神委顿、倦怠乏力、眩晕、自汗、易于感冒、面色㿠白、舌淡、脉虚等症状。偏于元气虚者,可见生长发育迟缓、生殖功能低下等症;偏于宗气虚者,可见动则心悸、呼吸气短等症。营卫气虚和脏腑、经络气虚的病机,则各有特点,临床表现亦各有不同。

根据气分阴阳的理论,气虚可表现为偏于阴气虚或偏于阳气虚。阴气虚则凉润作用减退而见热象,所谓"阴虚则热";阳气虚则温煦作用不足而见寒象,所谓"阳虚则寒"。若热象与寒象皆不明显,则为气虚的表现。不管阴气虚还是阳气虚,都可兼见倦怠乏力等气虚的表现。由于元气主要由先天之精所化,是人身最根本、最重要的气,是生命活动的原动力。故元气亏虚可引起全身性气虚,而无论何种气虚亦终将导致元气亏损,特别在小儿和老人表现得最为明显。

(2)气机失调:是指气的升降出入失常而引起的气滞、气逆、气陷、气闭、气脱等病理变化。升降出入,是气的基本运动形式。气的升降出入运动,推动和调节着脏腑经络的功能活动和精、气、血、津液的贮藏、运行、输布和代谢,维系着机体各种生理功能的协调。气的升降出入失常,则能影响脏腑、经络及精、气、血、津液等各种功能的协调平衡,病变涉及脏腑、经络、形体官窍等各个方面。

1)气滞:是指气的流通不畅,郁滞不通的病理状态。气滞,主要由于情志抑郁,或痰、湿、食积、热郁、瘀血等的阻滞,影响气的流通;或因脏腑功能失调,如肝气失于疏泄、大肠失于传导等,皆可形成局部或全身的气机不畅或郁滞,从而导致某些脏腑、经络的功能障碍。气滞一般属于邪实为患,但亦有因气虚推动无力而滞者。

气滞的病理表现有多个方面:气滞于某一经络或局部,可出现相应部位的胀满、疼痛。气滞则血行不利,津液输布不畅,故气滞甚者可引起血瘀、津停,形成瘀血、痰饮水湿等病理产物。由于肝升肺降、脾升胃降,在调整全身气机中起着极其重要的作用,故脏腑气滞以肺、肝、脾、胃多见。肺气壅塞,见胸闷、咳喘;肝郁气滞,见情志不畅、胁肋或少腹胀痛;脾胃气滞,见脘腹胀痛,休作有时,大便秘结等。气滞的表现虽然各不一样,但共同的特点是不外闷、胀、疼痛。因气虚而滞者,一般在闷、胀、痛方面不如实证明显,并兼见相应的气虚征象。

2)气逆:是指气升之太过或降之不及,以脏腑之气逆上为特征的一种病理状态。气逆多由情志所伤,或因饮食不当,或因外邪侵犯,或因痰浊壅阻所致,亦有因虚而气机上逆者。气逆最常见于肺、胃和肝等脏腑。在肺,则肺失肃降,肺气上逆,发为咳逆上气。在胃,则胃失和降,胃气上逆,发为恶心、呕吐、嗳气、呃逆。在肝,则肝气上逆,发为头痛头胀,面红目赤,易怒等症。由于肝为刚脏,主动主升,而又为藏血之脏,因此在肝气上逆时,甚则可导致血随气逆,或为咯血、吐血,乃至壅遏清窍而致昏厥。故《素问·生气通天论》说:"大怒则形气绝,而血菀于上,使人薄厥。"一般来说,气逆于上,以实为主,但也有因虚而气逆者。如肺虚而失肃降或肾不纳气,都可导致肺气上逆;胃虚失降也能导致胃气上逆。

3)气陷:是指气的上升不足或下降太过,以气虚升举无力而下陷为特征的一种病理状态。气陷多由气虚病变发展而来,尤与脾气的关系最密切。若素体虚弱,或病久耗伤,致脾气虚损,清阳不升,或中气下陷,从而形成气虚下陷的病变。气陷的病理变化,主要有"上气不足"与"中气下陷"两方面。①上气不足,主要指上部之气不足,头目失养的病变。一般由于脾气虚损,升清之力不足,无力将水谷精微上输于头目,致头目失养,可见头晕、目眩、耳鸣等症。正如《灵枢·口问》说:"上气不足,脑为之不满,耳为之苦鸣,头为之苦倾,目为之眩。"②中气下陷,指脾气虚损,升举无力,气机趋下,内脏位置维系无力而发生某些内脏的位置下移,形成胃下垂、肾下垂、子宫脱垂、脱肛等病变。由于气陷是在气虚的基础上形成的,而且与脾气不升的关系最密切,故常伴面色无华、气短乏力、语声低微、脉弱无力,以及腰腹胀满重坠、便意频频等症。

4)气闭:即气机闭阻,外出严重障碍,以致清窍闭塞,出现昏厥的一种病理状态。气闭,多由情志刺激,或外邪、痰浊等闭塞气机,使气不得外出而闭塞清窍所致。气闭的临床所见,有因触冒秽浊之气所致的闭厥、突然精神刺激所致的气厥、剧痛所致的痛厥、痰闭气道之痰厥等,其病机都属于气的外出突然严重受阻,而陷于清窍闭塞,神失所主的病理状态。气闭发生急骤,以突然昏厥、不省人事为特点,多可自行缓解,亦有因闭不复而亡者。其临床表现,除昏厥外,随原因不同而伴相应症状。

5)气脱:即气不内守,大量向外亡失,以致功能突然衰竭的一种病理状态。气脱多由于正不敌邪,或慢性疾病,正气长期消耗而衰竭,以致气不内守而外脱;或因大出血、大汗等气随血脱或气随津泄而致气脱,从而出现功能突然衰竭的病理状态。气脱可见面色苍白、汗出不止、目闭口开、全身瘫软、手撒、二便失禁、脉微欲绝或虚大无根等症状。

气脱与亡阳、亡阴在病机和临床表现方面多有相同之处,病机都属气的大量脱失,临床上都可见因气脱失而致虚衰不固及功能严重衰竭的表现,但亡阳是阳气突然大量脱失,当见冷汗淋漓、四肢厥冷等寒象,而亡阴是阴气突然大量脱失,当出现大汗而皮肤尚温、烦躁、脉数疾等热性征象。若无明显寒象或热象,但见气虚不固及功能衰竭的上述表现,则称为气脱。因此,气脱若偏向阳气的暴脱,则为亡阳;若偏向阴气的大脱,则为亡阴。

3. 血的失常　血的失常,一是因血液的生成不足或耗损太过,致血的濡养功能减弱而引起的血虚;二是血液运行失常而出现的血瘀、出血等病理变化。

(1)血虚:是指血液不足,血的濡养功能减退的病理状态。失血过多,新血不能生成补充;或因脾胃虚弱,饮食营养不足,血液生化乏源;或因血液的化生功能障碍;或因久病不愈,慢性消耗等因素而致营血暗耗等,均可导致血虚。脾胃为气血生化之源;肾主骨生髓,输精于肝,皆可化生血液,故血虚的成因与脾胃、肾的关系较为密切。全身各脏腑、经络等组织器官,都依赖于血的濡养而维持其正常的生理功能,所以血虚就会出现全身或局部的失荣失养,功能活动逐渐衰退等虚弱证候。血虚者气亦弱,故血虚除见失于滋荣的证候外,多伴气虚症状,常见面色淡白或萎黄、唇舌爪甲色淡无华、神疲乏力、头目眩晕、心悸不宁、脉细等临床表现。

心主血、肝藏血,血虚时心、肝两脏的症状比较多见。心血不足常见惊悸怔忡、失眠多梦、健忘、脉细涩或歇止等心失血养的症状。肝血亏虚则两目干涩、视物昏花,或手足麻木、关节屈伸不利等症。若肝血不足,导致冲任失调,又可出现妇女经少、月经愆期、闭经诸症。

(2)血运失常:血液运行失常出现的病理变化,主要有血瘀和出血。

1)血瘀:是指血液的循行迟缓,流行不畅,甚则血液停滞的病理状态。血瘀主要表现为血液运行郁滞不畅,或形成瘀积,可以为全身性病变,亦可瘀阻于脏腑、经络、形体、官窍的某一局部,从而产生不同的临床表现。但无论病在何处,均易见疼痛,且痛有定处,甚则局部形成肿块,触之较硬,位置比较固定,如肿块生于腹内,称为"癥积"。另外,唇舌紫暗以及舌有瘀点、瘀斑,皮肤赤丝红缕或青紫,肌肤甲错,面色黧黑等,也是血液瘀滞的征象。

导致血瘀的病机,主要有气虚、气滞、痰浊、瘀血、血寒、血热等,前四者前面已述,此处只介绍血寒,而将与出血关系更为密切的血热放到后面介绍。血寒,是指血脉受寒,血流滞缓,乃至停止不行的病理状态。多因外感寒邪,侵犯血分,形成血寒;亦可因阳气失于温煦所致。血寒的临床表现,除见一般的阴寒证候外,常见血脉瘀阻而引起的疼痛和手足、爪甲、皮肤及舌色青紫等表现。若寒凝心脉,心脉血气痹阻,可发生真心痛;寒凝肝脉,肝经血气瘀滞,可见胁下、少腹、阴部冷痛,或妇女痛经、闭经等。寒阻肌肤血脉,则见冻伤等症。寒瘀互结酿毒于内,可生癥积。总之,其随寒邪阻滞血分的不同部位,而见不同的临床表现。

2)出血:是指血液逸出血脉的病理状态。逸出血脉的血液,称为离经之血。若此离经之血不能及时消散或排出,蓄积于体内,则称为瘀血。瘀血停积体内,又可引起多种病理变化。若突然大量出血,可致气随血脱而引起全身功能衰竭。导致出血的病机,主要有血热、气虚、外伤及瘀血内阻等。气虚不摄、瘀血内阻及外伤导致出血的机制,前面已有介绍,此处仅叙述血热。

血热,即热入血脉之中,使血行加速,脉络扩张,或迫血妄行而致出血的病理状态。血热多由于热入血分所致,如温邪、疠气入于血分,或其他外感病邪入里化热,伤及血分。另外,情志郁结,五志过极化火,内火炽盛郁于血分,或阴虚火旺,亦致血热。

血热病变,除一般热盛的证候外,由于血行加速,脉络扩张,可见面红目赤、肤色发红、舌色红绛、经脉异常搏动等症状。血热炽盛,灼伤脉络,迫血妄行,常可引起各种出血,如吐血、衄血、尿血、皮肤斑疹、月经提前量多等。心主血脉而藏神,血热则心神不安,可见心烦,或躁扰不安,甚则神昏、谵语、发狂等症。血热的临床表现,以既有热象,又有动血为其特征。

因为血液主要由营气和津液组成,热入血脉不仅可以耗伤营气、津液而致血虚,而且可由热灼津伤,使其失去润泽流动之性,变得浓稠,乃至干涸不能充盈脉道,血液运行不畅而为瘀。

4.精、气、血关系失调 精气互化,精血同源,气为血帅,血为气母,精、气、血三者,在生理上密切相关,在病理上则相互影响。

(1)精与气血关系的失调:精、气、血在病理上常见相互影响、同病的病机变化。

1)精气两虚:由于精可化气,气聚为精,精气并虚或精伤及气、气伤及精,都可见精气两虚的证候。肾藏精,元气藏于肾,故本病机最具有代表性的是肾的精气亏虚。肾之精气亏虚,以生长发育迟缓、生殖功能障碍以及早衰等为临床特征。

2)精血不足:肾藏精,肝藏血。肾与肝,精血同源,故肝肾精血不足较为常见。多种疾病伤及肝肾,或肝病及肾、肾病及肝皆可形成肝肾精血不足的病机,见面色无华、眩晕、耳鸣、神疲健忘、毛发脱落稀疏、腰膝酸软;男子精少、不育;女子月经愆期、经少、不孕等。

3)气滞精瘀和血瘀精阻:气机失调,疏泄失司及瘀血内阻,皆可致精道瘀阻而形成气滞精瘀或血瘀精阻的病机变化,而且二者可互为因果,同时并存。临床所见,除有一般精瘀症状外,前者以情志因素为多,阴部胀痛重坠明显;后者可见血精、阴部小核硬节等瘀血表现。

(2)气与血关系的失调:气和血之间具有相互资生、相互依存和相互为用的关系。气对于血,具有推动、温煦、化生和统摄的作用;血对于气,则具有濡养和运载等作用。故气的虚衰和升降出入异常,必然影响血。如气虚则血无以生化,血液因之虚少;气虚则推动、温煦血液的功能减弱,血液因之运行不畅而滞涩;气虚统摄血液的功能减弱,则血液因之外逸而出血;气机郁滞,则血可因之而瘀阻;气机逆乱,则血可随气上逆或下陷,出现上为吐血、衄血,乃至厥仆,下为便血、崩漏等症。同样,血的虚衰和血行失常时,也必然影响及气。如血虚则气无所养而衰少;血脱,则气无所依而随血脱逸;血瘀则气亦随之而郁滞。故临床气血关系的失调,主要有气滞血瘀、气虚血瘀、气不摄血、气随血脱以及气血两虚等几方面。

1)气滞血瘀:是指因气的运行郁滞不畅,导致血液运行障碍,继而出现血瘀的病理状态。气滞血瘀多因情志内伤、抑郁不遂、气机阻滞而致血瘀。肝主疏泄而藏血,肝气的疏泄作用在气机调畅中起着关键作用,因而气滞血瘀多与肝失疏泄密切相关。临床上多见胸胁胀满疼痛、癥聚、癥积等病证。肺主气,调节全身气机,辅心运血。若邪阻肺气,宣降失司,日久可致心、肺气滞血瘀,而见咳喘、心悸、胸痹、唇舌青紫等表现。

气滞可导致血瘀,血瘀必兼气滞。由于气滞和血瘀互为因果,多同时并存,常难以明确区分孰先孰后。如闪挫外伤等因素,就是气滞和血瘀同时形成。但无论何种原因所致的气滞血瘀,辨别气滞与血瘀的主次则是必要的。

2)气虚血瘀:是指因气对血的推动无力而致血行不畅,甚至瘀阻不行的病理状态。气虚血瘀,较多见于心气不足、运血无力而致的惊悸怔忡、喘促、浮肿及气虚血滞的肢体瘫痪、痿废。另外,老年人多瘀血,且多气虚,故气虚血瘀病机在老年病中具有重要意义。气虚和气滞可与血瘀并存,三者相互影响。

3)气不摄血:是指由于气虚不足,统摄血液的生理功能减弱,血不循经,逸出脉外,而导致各种出血的病理状态。由于脾主统血,所以气不摄血的病变,主要表现为中气不足,气不摄血的咯血、吐血、紫斑、便血、尿血、崩漏等症,同时兼见面色不华、疲乏倦怠、脉虚无力、舌淡等气虚的表现。因脾主四肢肌肉,脾气主升,所以脾不统血的病机,易见肌衄及便血、尿血、崩漏等病证。气摄血的功能,虽以脾之统血功能为主,但亦与其他脏腑之气的盛衰有关。比如肺气、肝气、肾气以及胃气亏虚,也可减弱气之统摄功能而发生出血。

4)气随血脱:是指在大量出血的同时,气也随着血液的流失而急剧散脱,从而形成气血并脱的危重病理状态。各种大失血皆可导致气随血脱,较常见的有外伤失血,呕血和便血,或妇女崩中,产后大出血等因素。血为气之载体,血脱则气失去依附,故气亦随之散脱而亡失。症见精神萎靡、眩晕或晕厥、冷汗淋漓、四末不温,或有抽搐,或见口干,脉芤或微细。气随血脱如能及时救治,则可转危为安,继而表现气血两虚的病理状态。如病情恶化,可出现亡阴亡阳,发展为阴阳离决而死亡。

5)气血两虚:即气虚和血虚同时存在的病理状态。气血两虚,多因久病消耗,气血两伤所致;或先有失血,气随血耗;或先因气虚,血化障碍而日渐衰少,从而形成气血两虚。"气主煦之","血主濡之"。气血两虚,则脏腑经络、形体官窍失之濡养,各种功能失之推动及调节,故可出现不荣或不用的病证。临床上主要表现为肌体失养及感觉运动失常的病理征象,如面色淡白或萎黄、少气懒言、疲乏无力、形体瘦怯、心悸失眠、肌肤干燥、肢体麻木,甚至感觉障碍、肢体废用等。

(四)津液代谢失常

津液的代谢,是津液不断生成、输布和排泄的过程。津液的正常代谢,是维持体内津液生成、输布和排泄之间相对恒定的基本条件。津液代谢是一个复杂的生理过程,必须由多个脏腑的相互协调才能维持正常,诸如肺的宣发和肃降,脾的运化转输,肾与膀胱的蒸腾汽化,三焦的通调,以及肝的疏泄功能都参与其中,以肺、脾、肾三脏的作用尤为重要,而其核心是气对津液的作用。因此,气的运动及其维持的气化过程,调节着全身的津液代谢。

因此,如果肺、脾、肾等有关脏腑生理功能异常,气的升降出入运动失去平衡,气化功能失常,均能导致津液生成、输布或排泄的失常,包括津液不足及津液在体内滞留的病理变化。

1.津液不足　是指津液在数量上的亏少,进而导致内则脏腑,外而孔窍、皮毛,失于濡润、滋养,从而产生一系列干燥枯涩的病理状态。导致津液不足的原因主要有三个。一是热邪伤津,如外感燥热之邪,灼伤津液;或邪热内生,如阳亢生热、五志化火等耗伤津液。二是丢失过多,如吐泻、大汗、多尿及大面积烧伤等,均可损失大量津液。三是生成不足,如体虚久病,脏腑气化功能减退,可见津液生成不足。另外,慢性疾病耗伤津液,亦致津液亏耗。

津和液,在性状、分布部位、生理功能等方面均有所不同,因而津和液不足的病机及临床表现也存在着一定的差异。津较清稀,流动性较大,主要分布于皮毛、孔窍、肌肉,并充盈血脉,以滋润作用为主。所以,从一定意义而言,伤津主要是丧失水分。临床上,伤津常见于吐、泻之后。如夏秋季节,多有饮食伤中而致呕吐、泄泻或吐泻交作,损失大量津液者,如不及时补充,可出现目陷、螺瘪、尿少、口干舌燥、皮肤干涩而失去弹性;甚则见目眶深陷、啼哭无泪、小便全无、精神委顿、转筋等症。严重者,因血中津少而失其滑润流动之性,气随津泄而推动无力,血液运行不畅,而见面色苍白、四肢不温、脉微欲绝的危象。另外,炎夏、高热、多汗也易伤津,常见口渴引饮、大便燥结、小便短少色黄;气候干燥季节,常见口、鼻、皮肤干燥等均属于伤津为主的临床表现。

液较稠厚,流动性较小,主要分布于脏腑、骨髓、脑髓、脊髓和关节之中,含有大量精微物质,以濡养作用为主。如热病后期或久病伤阴,所见到的形瘦骨立,大肉尽脱,肌肤毛发枯槁,或手足震颤、肌肉瞤动、唇裂、舌光红无苔或少苔,则属于脱液的临床表现。必须指出,津和液本为一体,伤津和脱液,在病机和临床表现方面虽有区别亦有联系。一般而论,伤津主要是丢失水分,伤津未必脱液;脱液不但丧失水分,更损失精微营养物质,故脱液必兼津伤。从病情轻重而论,脱液重于伤津,可以说津伤乃液脱之渐;液脱乃津伤之甚。津易伤亦易补充,而液一般不易损耗,一旦亏损则较难恢复。但津伤可暴急发生而突然陷于气随津泄,甚至气脱的重危证候,则又非脱液可比。

2. 津液输布、排泄障碍　津液的输布和排泄是津液代谢中的两个重要环节。二者虽有不同,但其结果都能导致津液在体内不正常的停滞,成为内生水湿痰饮等病理产物的根本原因。

(1) 津液的输布障碍:是指津液得不到正常的转输和布散,导致津液在体内环流迟缓,或在体内某一局部发生滞留,因而津液不化,可致水湿内生,酿痰成饮。引起津液输布障碍的原因很多,如肺失宣发和肃降,津液不得正常布散;脾失健运,运化水液功能减退,可致水饮不化;肝失疏泄,气机不畅,气滞津停;三焦的水道不利,不仅直接影响津液的环流,而且影响津液的排泄,凡此均致津液输布障碍而生痰饮水湿之患。上述多种成因中,以脾气的运化功能障碍具有特殊意义。因脾主运化,不仅对津液的输布起重要作用,而且在津液的生成方面具主导作用。脾失健运不但使津液的输布障碍,而且水液不归正化,变生痰湿为患。故《素问·至真要大论》说:"诸湿肿满,皆属于脾。"

(2) 津液的排泄障碍:主要是指津液转化为汗液和尿液的功能减退,而致水液贮留体内,外溢于肌肤而为浮肿。津液化为汗液,有赖肺气的宣发功能;津液化为尿液,有赖肾气的蒸化功能。肺和肾的功能减弱,虽然均可引起水液贮留,发为浮肿,但肾气的蒸化作用失常则起着主导作用。这是因为肾阳肾阴为五脏阴阳之本,能推动和调节各脏腑的输布和排泄水液功能,而且水液主要是通过尿液而排泄的。

津液的输布障碍和排泄障碍,常相互影响,互为因果,导致湿浊困阻、痰饮凝聚、水液贮留等多种病变。①湿浊困阻:多由脾虚运化功能减退,津液不能转输布散,聚为湿浊。湿性重浊黏滞,易于阻遏中焦气机,而见胸闷、脘痞、呕恶、腹胀、便溏、苔腻等症。②痰饮凝聚:多因脾、肺等脏腑功能失调,津液停而为饮,饮凝成痰。痰随气的升降,无处不到,病及脏腑经络,滞留于机体的不同部位而有多种的病理变化和多变的临床表现。饮停之部位比较局限,如停于胸胁的"悬饮"、饮留于肺的"支饮"等。③水液贮留:多由肺、脾、肾、肝等脏腑功能失调,气不行津,津不化气,津液代谢障碍,贮留于肌肤或体内,发为浮肿或腹水。

上述湿、痰、饮、水,皆为津液停聚所生,以状态而论,湿为弥漫状态,水最为稀薄,痰较稠厚,饮则介于两者之间。另外,在发病机制、停聚部位、临床表现等方面也各有特点。但四者又难决然划分,而且可以相互转化,故有痰湿、水饮、痰饮并称者。此外,肾与膀胱的蒸化不行,尿液亦可停于膀胱而难于排出;肺卫气机不利,腠理闭塞,玄府不通,汗不外泄,表现为少汗或无汗,又属于津液排泄障碍的特殊病理变化。于此可见津液代谢病机的复杂性。

3.津液与气血关系失调　如上所述,津液的生成、输布和排泄,依赖于脏腑的气化和气的升降出入,而气之循行亦以津液为载体,通达上下内外遍布于全身。津液与血液相互化生,津液的充足,是保持血脉充盈、运行通畅的条件,而血液的充沛和畅行也是津液充盛和流行的条件。因此,津液与气血的功能协调,乃是保证人体生理活动正常的重要方面。一旦津液与气血失去协调的关系,则可出现水停气阻、气随津脱、津枯血燥、津亏血瘀、血瘀水停等病理变化。

(1)水停气阻:指津液代谢障碍,水湿痰饮停留导致气机阻滞的病理状态。因水湿痰饮皆为有形之邪,易阻碍气的运行,其临床表现因水液停蓄的部位不同而异。如水饮阻肺,肺气壅滞,宣降失职,可见胸满咳嗽、喘促不能平卧;水饮凌心,阻遏心气,则可见心悸、心痛;水饮停滞中焦,阻遏脾胃气机,可致清气不升、浊气不降,而见头昏困倦、脘腹胀满、纳化呆滞;水饮停于四肢,则可使经脉气血阻滞,故除见浮肿外,尚可见肢体沉重胀痛等临床表现。

(2)气随津脱:主要指津液大量丢失,气失其依附而随津液之外泄出现暴脱亡失的病理状态。多由高热伤津,或大汗伤津,或严重吐泻耗伤津液等所致。《伤寒论·辨阳明病脉证并治》说:"发汗多,若重发汗者,亡其阳。"此即汗出过多,津液外泄,阳气随之亡失的病理变化。《金匮要略心典·痰饮篇》亦指出:"吐下之余,定无完气。"此即说明频繁而大量的呕吐、泄泻,皆可使气随津液的耗伤而脱失。

(3)津枯血燥:主要指津液亏乏枯竭,导致血燥虚热内生或血燥生风的病理状态。津液是血液的重要组成部分,津血又同源于后天的水谷精微,若因高热伤津,或烧伤引起津液损耗,或阴虚痨热、津液暗耗,均会导致津枯血燥,见心烦、鼻咽干燥、肌肉消瘦、皮肤干燥,或肌肤甲错、皮肤瘙痒、皮屑过多、舌红少津等临床表现。

(4)津亏血瘀:主要指津液耗损导致血行瘀滞不畅的病理状态。津液充足是保持血脉充盈,血行通畅的重要条件。若因高热、烧伤、吐泻、大汗出等因素,致使津液大量亏耗,则血量减少,血液循行滞涩不畅,从而发生血瘀之病变。临床表现除见原有津液不足的表现外,出现舌质紫绛,或有瘀点、瘀斑,或见瘢疹显露等症。《读医随笔·卷三》说"夫血犹舟也,津液水也""津液为火灼竭,则血行愈滞",此即说明了热灼津亏导致血瘀的机制。

(5)血瘀水停:指因血脉瘀阻导致津液输布障碍而水液停聚的病理状态。血中有津,脉外之津液可从孙络渗入血中,血瘀则津液环流不利;另外,血瘀必致气滞,也导致津停为水,故血瘀常伴水停。如心阳亏虚,运血无力,血脉瘀阻,除见心悸、气喘、口唇爪甲青紫、舌有瘀点或瘀斑,甚则胁下痞块等症外,亦见下肢、面目浮肿,即属此候。

(五)内生"五邪"

内生"五邪",是指在疾病的发展过程中,由于脏腑经络及精、气、血、津液的功能失常而产生的化风、化寒、化湿、化燥、化火等病理变化。因病起于内,又与风、寒、湿、燥、火外邪所致病证的临床征象类似,故分别称为"内风"、"内寒"、"内湿"、"内燥"和"内火",统称为内生"五邪"。

内生"五邪"与外感六淫有一定的区别:内生"五邪"由脏腑及精、气、血、津液功能失常而产生,属内伤病的病机;外感六淫由自然界的气候变化失常而产生,属于外感病的病因。内生"五邪"病机所反映的病证,多为里证、虚证或虚实夹杂证;外感六淫邪气所致的病证,多为表证、实证。

1. 风气内动 风气内动,即是"内风"。由于"内风"与肝的关系较为密切,故又称肝风内动或肝风。内风是指疾病发展过程中,主要因为阳盛,或阴虚不能制阳,阳升无制,出现动摇、眩晕、抽搐、震颤等类似风动的病理状态。《素问·至真要大论》说"诸暴强直,皆属于风""诸风掉眩,皆属于肝",即指明了内风的临床表现,不仅与外风为病相类似,而且指出了与肝的密切关系。风气内动主要是体内阳气亢逆变动所致。病机主要有肝阳化风、热极生风、阴虚风动、血虚生风等。

(1)肝阳化风:多由于情志所伤,肝气郁结,郁久化火而亢逆,或暴怒伤肝,肝气亢逆,或操劳过度,耗伤肝肾之阴,阴虚不能制阳,水亏不得涵木,肝阳因之浮动不潜,升而无制,亢逆之阳气化风,形成风气内动。在肝阳上亢表现的基础上,可见筋惕肉瞤、肢麻震颤、眩晕欲仆,甚则口眼㖞斜、偏瘫。严重者,则因血随气升而发卒然厥仆。

(2)热极生风:又称热甚动风。多见于热性病的极期,由于火热亢盛,化而为风,并因邪热煎灼津液,伤及营血,燔灼肝经,筋脉失其柔顺之性,而出现痉厥、抽搐、鼻翼扇动、目睛上吊等临床表现,常伴有高热、神昏、谵语。

(3)阴虚风动:多见于热病后期,津液和阴气大量亏损,或由于久病耗伤,津液及阴气亏虚所致。其主要病机是津液枯竭,阴气大伤,失其凉润柔和之能,既对筋脉失之滋润,又不能制阳而致阳气相对亢盛,因而产生筋挛肉瞤、手足蠕动等动风症状,并见低热起伏、舌光少津、脉细如丝等阴竭表现。

(4)血虚生风:多由于生血不足或失血过多,或久病耗伤营血,肝血不足,筋脉失养,或血不荣络,则虚风内动。临床见肢体麻木不仁、筋肉跳动,甚则手足拘挛不伸等症。

此外,尚有血燥生风。多由久病耗血,或年老精亏血少,或长期营养缺乏,生血不足,或瘀血内结,新血生化障碍所致。其病机是血少津枯,失润化燥,肌肤失于濡养,经脉气血失于和调,于是血燥而化风。临床可见皮肤干燥或肌肤甲错,并有皮肤瘙痒或落屑等症状。还应指出,并非所有内风病证的病位皆为肝,如小儿慢脾风,其病机主要在于脾土虚败。

2. 寒从中生 寒从中生,又称"内寒",是指机体阳气虚衰,温煦气化功能减退,虚寒内生,或阴寒之气弥漫的病理状态。因先天禀赋不足,阳气素虚,或久病伤阳,或外感寒邪,过食生冷,损伤阳气,以致阳气虚衰。阳气虚衰,不能制阴祛寒,故阴寒内盛。一般表现为阳热不足,温煦失职,虚寒内生,可见面色苍白、畏寒喜热、肢末不温、舌质淡胖、苔白滑润、脉沉迟弱或筋脉拘挛、肢节痹痛等症。内寒的病机主要与脾肾阳虚有关。脾为气血生化之源,脾阳能达于肌肉四肢。肾阳为人身阳气之根,能温煦全身脏腑形体。故脾肾阳气虚衰,则温煦失职,最易表现虚寒之象,而尤以肾阳虚衰为关键。故《素问·至真要大论》说:"诸寒收引,皆属于肾。"

阳气虚衰,则蒸化水液的功能减退或失司,水液代谢障碍,从而导致病理产物的积聚或停滞,形成水湿、痰饮等。故《素问·至真要大论》说:"诸病水液,澄彻清冷,皆属于寒。"临床多见尿频清长,涕唾痰涎稀薄清冷,或大便泄泻,或浮肿等,多由阳气不足,蒸化无权,津液不能正常输布代谢所致。阳气虚衰,不能温煦血脉,反生内寒以收引血脉,血脉收缩则血流迟缓不畅,重者可致血液停积于血脉和脏腑之中,形成瘀血。临床可见痛处固定,遇寒加重。

阳虚阴盛之寒从中生,与外感寒邪或恣食生冷所引起的寒证,即"内寒"与"外寒"之间,不仅有所区别,而且还有联系。其区别是:"内寒"的临床特点主要是虚而有寒,以虚为主;"外寒"的临床特点是以寒为主,亦可因寒邪伤阳而兼虚象。两者之间的主要联系是寒邪侵犯人体,必然会损伤机体阳气,最终导致阳虚;而阳气素虚之体,则又因抗御外邪能力低下,易感寒邪而致病。

3. 湿浊内生　湿浊内生,又称"内湿",是指脾的运化功能和输布津液的功能障碍,从而引起湿浊蓄积停滞的病理状态。由于内生之湿多因脾虚,故又称之为脾虚生湿。内湿的产生,多因过食肥甘、嗜烟好酒、恣食生冷,内伤脾胃,致使脾失健运不能为胃行其津液,或喜静少动,素体肥胖,情志抑郁,致气机不利,津液输布障碍,聚而成湿所致。因此,脾的运化失职是湿浊内生的关键。

脾主运化有赖于肾阳的温煦气化。因此,内湿不仅是脾阳虚津液不化而形成的病理产物,在肾阳虚衰时,亦必然影响脾之运化而导致湿浊内生。反之,由于湿为阴邪,湿胜则可损伤阳气,故湿浊内困,久之必损及脾阳肾阳,而致阳虚湿盛之证。另外,湿浊可以聚而为痰,留而为饮,积而成水,变生多种病患。

湿性重浊黏滞,多阻遏气机,故其临床表现常可随湿邪阻滞部位的不同而异。如湿邪留滞经脉之间,则见头闷重如裹,肢体重着或屈伸不利,故《素问·至真要大论》说:"诸痉项强,皆属于湿。"湿犯上焦,则胸闷咳嗽;湿阻中焦,则脘腹胀满、食欲减退、口腻或口甜、舌苔厚腻;湿滞下焦,则腹胀便溏、小便不利;水湿泛溢于皮肤肌腠,则发为浮肿。故《素问·六元正纪大论》说:"湿胜则濡泄,甚则水闭胕肿。"湿浊虽可阻滞于机体上、中、下三焦的任何部位,但仍以湿阻中焦脾胃为多。

此外,外感湿邪与内生湿浊在其形成方面虽然有所区别,但二者亦常相互影响。湿邪外袭每易伤脾,脾失健运又资生内湿。故临床所见,脾失健运,内湿素盛之体,易外感湿邪而发病。

4. 津伤化燥　津伤化燥,又称"内燥",是指机体津液不足,人体各组织器官和孔窍失其濡润,从而出现干燥枯涩的病理状态。因久病伤阴耗液,或大汗、大吐、大下,或亡血失精导致阴亏津少,以及某些热性病过程中的热盛伤阴耗津等所致。由于津液亏少,不足以内溉脏腑,外润腠理孔窍,从而燥邪便由内而生,故临床多见干燥不润等病变。所以《素问·阴阳应象大论》说:"燥胜则干。"

内燥病变可发生于各脏腑组织,以肺、胃及大肠为多见。内燥因津液枯涸,失去滋润濡养作用所致。津液枯涸则阴气化生无源而虚衰,阴虚则阳相对偏亢则生内热,故内燥常伴虚热证的表现。临床常见肌肤干燥不泽,起皮脱屑,甚则皲裂,口燥咽干唇焦,舌上无津,甚或光红龟裂,鼻干目涩少泪,爪甲脆折,大便燥结,小便短赤等症。如以肺燥为主,还兼见干咳无痰,甚则咯血;以胃燥为主时,可见食少、舌光红无苔;若系肠燥,则兼见便秘等症。故金·刘完素《素问玄机原病式·六气为病》说:"诸涩枯涸,干劲皴揭,皆属于燥。"

5.火热内生 火热内生,又称"内火"或"内热",是指由于阳盛有余,或阴虚阳亢,或由于气血郁滞,或由于病邪郁结而产生的火热内扰、功能亢奋的病理状态。火热内生有虚实之分,其病机主要有如下几个方面。

(1)阳气过盛化火:人身之阳气在正常的情况下,有温煦脏腑、经络等作用,中医学称之为"少火"。但是在病理情况下,阳气过盛,功能亢奋,必然使物质的消耗增加,以致伤阴耗津。此种病理性的阳气过亢则称为"壮火",中医学又称为"气有余便是火"。

(2)邪郁化火:邪郁化火包括两方面的内容。一是外感六淫病邪,在疾病过程中,皆可郁滞而从阳化热化火,如寒郁化热、湿郁化火等。二是体内的病理性代谢产物(如痰、瘀血、结石等)和食积、虫积等,亦能郁而化火。邪郁化火的主要机制,实质上是这些因素导致人体之气的郁滞,气郁则生热化火。

(3)五志过极化火:又称为"五志之火",多指由于情志刺激,影响了脏腑精气阴阳的协调平衡,造成气机郁结或亢逆。气郁日久则可化热,气逆自可化火,因之火热内生。如情志内伤,抑郁不畅,则常能导致肝郁气滞,气郁化火,发为肝火;而大怒伤肝,肝气亢逆化火,亦可发为肝火。

(4)阴虚火旺:此属虚火,多由于津液亏虚,阴气大伤,阴虚不能制阳,阳气相对亢盛,阳亢化热化火,虚热虚火内生。一般说来,阴虚内热多见全身性的虚热征象,如五心烦热、骨蒸潮热、面部烘热、消瘦、盗汗、咽干口燥、舌红少苔、脉细数无力等;阴虚火旺,多集中于机体某一部位的火热征象,如虚火上炎所致的牙痛、齿衄、咽痛、升火颧红等。

内生火热,主要有心火、肝火、相火(肾火)及胃火等证,其临床表现则随其发病机制和病位的差异而各有不同。

二、疾病传变

疾病处于不断地运动变化之中,任何疾病都有其发生、发展到结局的过程。致病因素不同,患者体质强弱的差异,外在环境条件的不一,以及医护措施的得当与否,都能影响疾病的发展和演变趋向,使疾病的过程表现得复杂多变,即所谓传变。

传变是指疾病在机体脏腑经络组织中的传移和变化。从本质上讲,即是疾病在其发展过程中的不同时间和不同层次上人体脏腑、经络及精、气、血、津液等各种病理改变的复杂联系和变化。疾病传变,就是阐明疾病过程中各种病理变化的演变、发展规律。

(一)疾病传变的形式

疾病传变不外两种形式:一是病位传移,二是病性转化。

1.病位传变 病位,即疾病所在的部位。人是一个有机整体,机体的表里之间、内脏之间,均有经络相互沟通联络,气、血、津液循环贯通。因此,某一部位的病变,可以向其他部位波及扩展,从而引起该部位发生病变,这就是病位的传变。常见的病位传变包括表里之间与内脏之间的传变,而外感病和内伤病的传变又各有特点。掌握病位的传变规律,便能把握病势发展趋向,从而抓紧时机进行治疗,以防止疾病的发展,将疾病治愈在初期阶段。

(1)表里出入:表与里,是一个相对的概念,所指的病变部位并不是固定的。以整体而言,则病在皮肤、毛窍、肌肉、经络等为外属表,在脏腑、骨髓等组织器官为内属里。如以皮毛与经络相对而言,则皮毛属表,经络属里;以三阴三阳经而言,则三阳经为表,三阴经为里;以脏与腑相对而言,则腑为表,脏为里。一般来说,邪气旺盛,正气损耗,正气抗御邪气无力,不能阻断病情之发展,则病可由表内传入里。反之,若正气来复而旺盛,邪气见衰,则在内之病可由里出表。故病在表则多浅而轻,病在里则多深而重。因此,表里是区别病位内外和病势深浅的纲领。病在表,多见皮毛、肌腠、经络的病理变化和相应临床表现;病在里,多见脏腑的病理变化和相应的临床表现。疾病表里的传变,意味着病邪的表里出入变化,故疾病的表里传变,亦称邪之表里出入。

1)表病入里:亦即表邪入里。表病入里指外邪侵袭人体,首先停留于机体的肌肤卫表层次,而后内传入里,病及脏腑的病理传变过程。常见于外感疾病的初期或中期,是疾病向纵深发展的反映。多由机体正气受损,抗病能力减退,正气不能制止病邪的致病作用,病邪得以向里发展,或因邪气过盛,或因失治、误治等因素,以致表邪不解,迅速传变入里而成。如外感风寒证,可出现恶寒、发热、无汗等寒邪在表病变。若在表的风寒之邪不解,可由肌表而内传入里,影响肺、胃功能,发展为高热、口渴、喘咳、便秘等症,此即由表寒证转化成了里热病变。

病邪由表入里的传变,多按规律而依次相传。在临床上应观察分析证候变化来判定其病邪入里的相对浅深层次,而不能拘泥于一定的时间和程序。若正气抗邪无力,病邪长驱直入,则可表现为直中的传变形式。如寒邪袭表,卫表不固,亦可从表直接深入脏腑,伤及脾胃,而见腹部冷痛、便泻清稀等症,而无明显先有表证后有里证的过程,称为寒邪直中太阴。可以看出,病邪依次内传,转化入里,多由正气渐损、正不胜邪所致。而病邪直中入里,多由于邪气过盛,暴伤正气,正不敌邪而成,或为内外病邪相引所致。导致表邪入里的因素,主要是正邪之间的消长盛衰,以及治疗、护理是否恰当。

2)里病出表:是指病邪原本位于脏腑等在里层次,而后由于正邪斗争,病邪由里透达于外的病理传变过程。如温热病变,内热炽盛,见高热、烦渴、胸闷、咳逆等症,继则汗出而热邪外解,脉静身凉,症状缓解,或热病疹、透发于外,以及伤寒三阴病变转化为三阳病变等,均属里病出表之病理过程。

在里的病邪之所以能够出表,主要取决于人体正气的抗病和驱邪能力。若正能胜邪,驱邪外出,则病由里出表,反之则正气内溃,病邪继续内陷深入,则里病难有外达之可能。所以里病出表,多反映邪有出路,病势亦有好转或向愈之机,故其病机发展为顺。反之,病邪内陷,正气日衰,病势恶化,则病机发展为逆。对于里病出表病理层次的判断,亦应根据临床表现而定。人体表里是相对的,而且是多层次的。所以,病变在表里出入的传变中,可以有介于表里之间的阶段,即半表半里。伤寒的少阳病机、温病的邪伏募原病机都称之为半表半里,皆出现介于表与里之间的见证,其发展趋势既可达表也可入里,此为其特点。

(2)外感病传变:一般而论,外感病发于表,发展变化过程是自表入里、由浅而深的传变。故外感病基本是表里传变，但内传入里后，亦见脏腑间的传变。不同的外感病，其病位传变的形式又有所区别，主要有六经传变、三焦传变和卫气营血传变。

1）六经传变：六经指三阴、三阳，实即十二经脉。六经传变是指疾病的病位在六经之间的相对转移。东汉张机的《伤寒杂病论》，在《内经》所论外感热病传变规律的基础上，创立了"六经传变"理论。六经传变，实际上是对伤寒热病六个不同发展阶段的病变规律和本质的概括。

六经由表入里传变的基本形式是由阳入阴，即先太阳、阳明、少阳，而后太阴、少阴、厥阴的六个层次，说明阳气由盛而衰，疾病由轻到重的发展过程。反之，由阴出阳，则说明正气由衰而盛、疾病由重到轻的好转过程。若正气不支，邪气亢盛，也可不经阳经而直接侵犯阴经，称为直中三阴，其中以直中少阴为多。六经的具体传变形式尚有阴阳经传变、表里经传变、手足经传变等。另外，由于经脉与脏腑有属络关系，六经病变实际上与相应的脏腑功能失常有关。

2）三焦传变：是指病变部位循上、中、下三焦而发生传移变化。此三焦是人体上、中、下部位的划分，也是诸气与水液上下运行的通路，因而也可作为病位转移的途径。温病的三焦传变，是对温热病三个不同发展阶段的病变规律和本质的阐释，由部位三焦的概念延伸而来。

三焦传变是温病的主要传变形式。温热病邪，多自口鼻而入，首先侵犯上焦肺卫。病邪深入，则从上焦传入中焦脾胃，再入下焦肝肾。这是疾病由浅入深，由轻而重的一般发展过程，故称之为顺传。如果病邪从肺卫直接传入心包，病情发展恶化，超越了一般传变规律，故称为逆传。即如吴瑭（《温病条辨·卷二》）所说："肺病逆传，则为心包。上焦病不治，则传中焦，胃与脾也；中焦病不治，即传下焦，肝与肾也。始上焦，终下焦。"疾病之所以顺传和逆传，主要取决于正邪双方力量的对比和病邪的性质。若疾病好转向愈，则可由下焦向上焦传变。

3）卫气营血传变：是指温热病过程中，病变部位在卫、气、营、血四个阶段的传移变化。卫分是温病的初期阶段，病位在肺卫；气分为温病的中期，病位在胃、肠、脾及肺、胆；营分是温病的严重阶段，病位在心包及心；血分属温病的晚期，病位在肝、肾及心。卫气营血传变，一般从卫分开始，发展传为气分，再入营分，而血分。反映病邪由浅入深，病势由轻而重的发展过程，称为"顺传"。若邪入卫分后，不经过气分阶段，而直接深入营分或血分，称为"逆传"，反映了传变过程渐进与暴发之不同。

此外，卫气营血传变，还有初起即不见卫分阶段，而径入气分、营分者；亦有卫分证未罢，又兼见气分证而致"卫气同病"者；或气分证尚存，同时出现营分、血分证而成"气营两燔""气血两燔"者；更有严重者为邪热充斥表里，遍及内外，出现卫气营血同时累及的局面。总之，卫气营血病位传变，由于正邪斗争的不同结果，可有多种传变次序。一般由卫分、气分传至营血，病情多由轻变重、由浅入深，病势则趋向恶化；而病变由营血传出气卫，病情由重变轻、由深出浅，病势则趋于好转或向愈。六经、三焦及卫气营血传变虽有不同，但也有内在联系。如太阳与上焦和卫分证，阳明与气分和中焦证等，都有某些相似之处，反映外感病的传变规律有其共性。

从上可知，外感病的传变形式，除与正气密切相关外，与病邪的性质种类关系亦大。

伤寒多六经传变;温病多卫气营血、三焦传变;而疠气为病,则病邪的性质和种类对传变的影响更大,即不同的疠气,可能有其各自特殊的传变规律。

(3)内伤病传变:内伤病是内脏遭到某些病因损伤所导致的一类疾病。因此,内伤病的基本病位在脏腑。人体是以脏腑为核心的有机整体,脏腑之间在生理上密切相关,在病理上则可通过经络、精、气、血、津液等的相互影响,以及位置相邻,而在脏腑之间发生传变。所以,内伤病的基本传变形式是脏腑传变。另外,脏腑与形体官窍之间,在生理上相互联系,在病理上亦相互影响,故内伤病也可在脏腑与形体官窍之间传变。

1)脏与脏传变:即指病位传变发生于五脏之间,这是内伤病最主要的病位传变形式。五脏之间通过经络相互联系,在生理功能上密切相关而又协调平衡,在精、气、血、津液的生化、贮藏、运行、输布等方面存在相互依存、相互为用又相互制约的关系。因而,某一脏的病变,常常影响他脏而发生传变。例如:心与肺、心与脾、心与肝、心与肾之间,其病变都可以相互影响。心与肺同居上焦胸中,心主血脉,肺主气,而宗气"贯心脉而行呼吸"。所以,疾病在心与肺两脏之间的传变,主要是心血与肺气病变的相互影响。临床上,心运血功能失常,可以导致肺气郁滞,宣降失司,而见咳喘不得平卧。肺病日久,吸清呼浊功能异常,气病及血,可致肺气胀满,心血瘀阻,发生心悸、胸闷、口唇爪甲青紫等症。另外,心与脾之间,主要是心血、心神与脾气运化病变的相互影响;心与肝之间,主要是心血与肝血、心神与肝失疏泄情志病变的相互影响;心与肾之间,主要是心肾阴阳不交与精血亏损病变的相互影响。由此可知,两脏之间生理功能的联系各不相同,其病理传变情况也各不一样。

2)脏与腑传变:是指病位传变发生于脏与腑之间,或脏病及腑,或腑病及脏。其具体传变形式则是按脏腑之间表里关系而传。如《素问·咳论》说:"五脏之久咳,乃移于六腑。脾咳不已,则胃受之……肺咳不已,则大肠受之。"这是由于心与小肠、肝与胆、脾与胃、肺与大肠、肾与膀胱等表里相合,脏腑之间有经脉直接属络,从而使病气得以相互移易。如肺与大肠表里相合,脏腑气化相通,大肠得肺肃降之气而后传导排便。若肺气壅滞于上,肃降失职,则可致大肠腑气不通而发生便秘;而大肠实热,积滞不通,亦反过来影响肺气的肃降,从而发生气逆喘咳。故肺病可传至大肠,大肠病又可累及于肺。其他如心火移热于小肠;小肠有热,循经上熏于心;脾运失职,影响胃的受纳与和降;食滞于胃,导致脾失健运;等等,均为脏腑表里相传的疾病传变。

应当指出,脏腑表里相合关系的传变,并不是脏与腑之间病位传变的唯一形式,如肝气横逆犯胃、寒凝肝脉导致小肠气滞等,虽是由脏传腑,但不属于表里相合传变。

3)腑与腑传变:是指病变部位在六腑之间发生传移变化。六腑生理功能各有不同,但都参与饮食物的受纳、消化、传导和排泄,以及水液的输送与排泄,并始终维持着虚实更替的动态变化。若其中某一腑发生病变,则势必影响另一腑,导致其功能失常。如大肠传导失常,腑气不通,下游闭塞,则可导致胃气上逆,出现嗳气、呕恶等症状;若胃中湿热蕴结,熏蒸于胆,则又可引起"胆热液泄",从而出现口苦、黄疸等症。可以看出,任何一腑的气滞或气逆,均可破坏六腑整体"实而不能满""通而不宜滞"的生理特性,从而使病变部位在六腑中发生相应的传变。

4)形脏内外传变:包括病邪通过形体而内传相关之脏腑及脏腑病变影响形体。外感病邪侵袭肌表形体,由经脉传至脏腑,是内伤病发作、加重的重要原因,有关内容已在表里传变和外感病传变中论及。如《素问·咳论》说:"皮毛者,肺之合也;皮毛先受邪气,邪气以从其合也。其寒饮食入胃,从肺脉上至于肺则肺寒,肺寒则外内合邪,因而客之,则为肺咳。"说明了风寒之邪侵袭肌表,客于皮毛,然后内合于肺。至于其内合于肺的机制,则是"外内合邪"。因已有过食寒凉生冷饮食,损伤脾胃阳气,手太阴肺经起于中焦(相当于胃的中脘部),胃寒阳衰,可通过经脉影响肺,而致肺阳不足,宣发失职。若再有风寒之邪外袭,则因肺阳虚衰,卫外功能减退,因而客肺而发生咳嗽、喘促等病变。

反之,病变可由脏腑传至经脉,亦可反映于体表。如《灵枢·邪客》说:"肺心有邪,其气留于两肘。"说明心肺有病亦会通过其所属经脉,并在其循行的形体肌表部位反映出来,从而出现胸痛、两臂内痛等症。在临床上,五脏病变通过经络和精、气、血、津液等影响五体和官窍,亦是常见现象。

2.病性转化　疾病过程中,不但有病位的传移,也有病证性质的转化,主要包括寒热转化与虚实转化。

(1)寒热转化:指疾病过程中,病机性质由寒转化为热,或由热转化为寒的病理变化。寒与热是机体阴阳失调所导致的两种性质相反的病机。病机的寒热属性,既可由邪气亢盛引起的阴阳偏盛所致,也可因机体的阴虚、阳虚而变化,即所谓"阳胜则热,阴胜则寒";"阳虚则寒,阴虚则热"。因此,寒热的转化实际是由阴阳的消长和转化所致,也必然涉及虚实转化,出现寒热虚实错综复杂的病机转化。

1)由寒化热:是指病证的性质本来属寒,继而又转变成热性的病理过程。寒证有实寒证与虚寒证,而热证亦有实热证与虚热证。临床所见,由寒化热主要有两种形式。一是实寒证转为实热证,以寒邪化热入里为常见。如太阳表寒证,疾病初起恶寒重,发热轻,脉浮紧,以后继则出现阳明里热证,而见壮热、不恶寒反恶热、心烦口渴、脉数。另外,阴邪内聚,也可从热而化,转化为实热证。如哮喘开始不发热,咳嗽,痰稀而白;继则转见发热、咳嗽、胸痛、痰黄而黏稠,即表示病性已由寒而化热。二是虚寒证转化为虚热证。这是基于"阳损及阴"的道理,在阴阳互损病机中已有论及。至于实寒证转化为虚热证,因为寒邪难以直接伤阴,则少有直接转化者。但若实寒证化热,日久亦可伤阴而转化为虚热证。虚寒证转化为实热证,亦有所见,可因重感于邪、邪郁化热、过用辛热药物等因素所致。

2)由热转寒:是指病证的性质本来属热,继而转变成为寒性的病理过程。由热转寒,主要有三种形式:一是实热证转化为虚寒证,一般因伤阳所致。如外感高热患者,由于大汗不止,阳从汗脱;或因吐泻过度,阳随津脱,病机就由实热转为虚寒的亡阳危证,出现冷汗淋漓、体温骤降、四肢厥冷、面色苍白、脉细微欲绝等症。又如内伤便血患者,初起便血鲜红、肛门灼热、口干舌燥、大便秘结或不爽。若日久不愈,血去正伤,阳气虚衰,继则转见血色紫暗或色淡,脘腹隐痛,痛时喜按喜温,并见畏寒肢冷、大便清薄,则表明其病性已由热而转寒。二是实热证转化为实寒证。比如风湿热邪痹阻肢体关节的热痹证,或因治疗用药,或素体阳虚,可热去而从寒化为风寒湿邪痹阻的寒痹证。三是虚热证转化为虚寒证,机制为"阴损及阳",见阴阳互损病机。至于虚热证转化为实寒证,则较少见。如果虚热证转化为虚寒证,因阴邪内聚或感受寒邪,亦可发展为实寒证。

　　总之,寒热的转化伴随着阴阳的消长和转化,以及邪正盛衰的变化。各种转化形式皆可发生,但有明显的多寡主次差别。至于转化的机制,亦是多种多样,其中病邪的"从化"有重要作用。所谓"从化",又称从类化,是指病邪侵入机体,能随人之体质差异、邪气侵犯部位,以及时间变化等各种条件变化而发生性质的改变,形成与原来病邪性质不同而与机体的素质一致的病理反映。

　　综上所述,寒热病性转化的一般规律可概括为:阳盛阴虚体质,易热化、燥化;阴盛阳虚体质,则易寒化、湿化。受邪脏腑经络属阳者,多从阳而化热、化燥;受邪脏腑经络属阴者,多从阴而化寒、化湿。误治伤阳,则从寒化;误治伤阴,则从热化。但是,上述病性转化之发生,有突变,亦有渐变。一般来说,外感病的病性转化较迅速,内伤杂病的病性转化则较缓慢。

　　(2)虚实转化:虚实,决定于邪正的盛衰。在疾病过程中,正邪双方处于不断的斗争和消长之中。当正邪双方力量对比发生变化,并达到主要与次要矛盾方面互易其主次位置的程度时,则疾病的虚实性质亦会发生转变,或由实而转虚,或因虚而致实。

　　1)由实转虚:指疾病或病证本来是以邪气盛为矛盾主要方面的实性病变,继而转化为以正气虚损为矛盾主要方面的虚性病变的过程。由实转虚的机制,主要在于邪气过于强盛,正不敌邪,正气耗损。此外,因失治、误治等原因,致使病程迁延,虽邪气渐去,然正气已伤,则亦可由实转虚。如外感暑热病邪,可因迫津外泄而大汗,气随津泄而脱失,病从暑热,内盛证较快地转为实热兼阴虚证,进而发展为阴虚证,再为亡阴证,出现面色淡白、精神萎靡、汗出肢温、口渴喜饮、脉细而数等症。若出现冷汗淋漓、四肢发凉、脉微欲绝,则为亡阳证。又如,肝火上炎证的眩晕,日久则火盛伤阴而发展为肝肾阴虚的病变。

　　2)因虚致实:指病证本来是以正气亏损为矛盾主要方面的虚性病变,转变为邪气盛较突出的病变过程。因虚致实的机制,多由于脏腑功能减退,气化不行,以致全身气、血、津液等代谢障碍,从而产生气滞、水饮、痰浊、瘀血等病理变化;或因正虚病证,复感外邪,邪盛则实。如心肾阳气亏虚的心悸气喘,可因病情突然变化而发生水饮泛溢,上凌心肺,肺气闭塞,出现怔忡不宁、端坐喘息、胸中憋闷欲死的危急证候。又如肺肾两虚的哮证,肺卫不固,复感风寒,哮喘复发,而见寒邪束表、痰涎壅肺的实证。因虚致实的转变,正虚方面仍然存在,只不过实性病机占突出地位而已。

　　从上可知,无论外感或内伤病证,虚实的转化都有突变和渐变的形式,而以渐变为多,相对而论,外感病的虚实转化较快。在虚实的转化过程中,更多的情况是虚实皆有的虚实错杂证。另外,由实转虚、因虚致实,二者互为转化,因果往复,正气日衰,邪气益盛,形成恶性循环,是许多慢性病证迁延发展乃至发生危重证候,以至死亡的重要原因。

(二)影响疾病传变的因素

　　影响疾病传变的因素不外正邪两个方面。其中决定正气强弱的主要因素是体质和精神状态,而地域因素、气候因素和生活因素等则影响正邪两个方面,现分述如下。

　　1.体质因素　体质主要从两方面对疾病的传变发生作用。一是在较大程度上影响正气之强弱,从而影响发病与传变的迟速。如素体盛者,一般不易感受病邪,一旦感邪则发病急速,但传变较少,病程亦较短暂;素体虚者,则易于感邪,且易深入,病势较缓,病程缠绵而多传变。二是在邪正相争过程中,对病邪的"从化"具有重要的决定作用。一般而论,素体阳盛者,则邪多从火化,疾病多向阳热实证演变;素体阴盛者,则邪多从寒化,疾病多向寒实或虚寒等证演变。例如:同为湿邪,阳热之体得之,则湿从阳而化热,形成"湿热";若阴寒之体得之,则湿从阴而寒化,成为"寒湿"。导致病邪从化的原因,主要在于人体的体质差别,因机体对病邪的反应性各不相同,其病理从化亦不一致。

2. 病邪因素 病邪是影响疾病传变的重要因素,在传变的迟速以及病位、病性的传变方面都受到邪气的影响。传变的迟速与邪气的性质直接相关。如外感六淫病邪,一般阳邪传变较快,特别是火(热)邪、风邪、暑邪;阴邪传变较慢,特别是湿邪黏滞而较少传变。疠气则传变急速。湿、痰、水饮及瘀血内生,传变一般迟于外邪。另外,邪盛则传变较快,邪微则传变缓慢。各种不同的病邪,其伤人的途径不同,病位传变的路径亦有较大的差异。外感病因以表里传变为主,伤寒多六经传变,而温病多卫气营血、三焦传变。内伤病因主要是脏腑传变,亦可表里相及。疠气致病力强,各有相对特殊的传变途径。外伤对疾病的传变也有重要影响。病邪从化主要由体质因素决定,但病性的变化与病邪的属性亦有一定联系。如燥为阳邪,较易从热而化;湿为阴邪,较易从寒而化。

3. 地域因素和气候因素 地理环境和时令气候两者之间密切相关,并共同作用于人体及病邪双方,而对疾病的传变发生影响。一般来说,地域因素的长期作用,形成不同地理环境人群的体质特征和疾病谱的差异,同时亦影响疾病的传变。比如,居处干燥地域的人群,感邪后较易化热、化燥,伤阴耗津;而居处卑湿之地者,病变较易化湿,伤气伤阳。时令、气候对疾病的影响颇大,其中包括对疾病传变的影响。比如,在冬春寒冷季节,寒哮一证,容易出现外寒入里引动内饮而发病,发生表里的传变;而阳盛之躯,则可因寒邪外束腠理,阳气不得发越而暴亢,乃致化火生风,发生厥仆之变,此又属脏腑经络的传变。

4. 生活因素 主要包括情志、饮食、劳逸等,主要是通过对正气发生作用而影响疾病的传变进程。概而言之,良好的心情、合理的饮食、劳逸得当使疾病趋向好转康复。相反,恶劣的心境、饮食不当以及劳逸失度则使疾病发展生变。分而言之,情志因素对七情内伤所致疾病的影响最大,并通过干扰气机,影响气血阴阳而对疾病传变发生作用。如狂证患者,可因情志刺激,导致气郁化火,挟痰上蒙心窍,使病情加重或引起复发;肾气本亏的患者,可因惊恐重伤精气而发生阳痿等病变。饮食对脾胃、胆、大小肠病证传变的关系尤为密切,且通过对水谷运化、气血生化的影响而对疾病传变发生作用。如胃痛患者,可因饮食不节而损伤血络,发生便血或吐血之变;某些痹证患者,则可因饮食不当而湿热下注,引发踝、膝等关节灼热肿痛。临床上,过劳耗伤人体正气而影响外感和内伤疾病的传变甚为常见,而过逸则气虚运行不畅、气化衰弱而影响疾病传变。

此外,正确的治疗、护理,则可及时阻断、中止疾病的发展和传变,或使疾病转危为安,以至痊愈。反之,若用药不当,或失治、误治,护理不当则可损伤人体正气,并助长邪气,以至变证迭起,坏证丛生,甚至预后不良。

第九节　防治原则

防治原则,是预防疾病发生和治疗疾病以阻断其发展并使之好转或痊愈所遵循的基本原则,是在整体观念和辨证论治精神指导下制定的反映中医预防和治疗学的规律和特色的理论知识,是中医学理论体系的重要组成部分。

一、预防

预防,就是采取一定的措施,防止疾病的发生与发展。中医学历来注重预防,《内经》很早就提出了"治未病"的预防思想。预防,对于健康人来说,可增强体质,预防疾病的发生;对于患者而言,可防止疾病的发展与传变。

养生,古称"摄生""道生""保生",即调摄保养自身生命的意思。其意义在于通过各种调摄保养,增强自身的体质,提高正气,从而增强对外界环境的适应能力和抗御病邪的能力,减少或避免疾病的发生;或通过调摄保养,使自身体内阴阳平衡,身心处于一个最佳状态,从而延缓衰老的过程。因此,养生对于强身、防病、益寿均有着十分重要的意义。养生是中医预防医学的重要组成部分。养生与预防,两者在理论上常相互交融,在使用上常互为补充,相互为用。预防的内容包括未病先防和既病防变两个方面。

(一)未病先防

未病先防是指在未病之前,采取各种措施,做好预防工作,以防止疾病的发生。疾病的发生,主要关系到邪正盛衰,正气不足是疾病发生的内在因素,邪气是发病的重要条件。因此,未病先防,就必须从增强人体正气和防止病邪侵害两方面入手。

1. 养生以增强正气　养生,主要是未病时的一种自身预防保健活动。从预防的角度看,养生可增强自身的体质,提高人体的正气,从而增强机体的抗病能力。《素问·上古天真论》所说的"上古之人,其知道者,法于阴阳,和于术数,食饮有节,起居有常,不妄作劳,故能形与神俱,而尽终其天年,度百岁乃去",即是对养生基本原则的精辟论述。

(1)顺应自然:从养生的角度而言,人体自身虽具有适应能力,但人们要了解和掌握自然变化规律,主动采取养生措施以适应其变化,这样才能使各种生理活动与自然界的节律相应而协调有序,保持健康,增强正气,避免邪气的侵害,从而预防疾病的发生。正如《素问·四气调神大论》所说的"春夏养阳,秋冬养阴,以从其根",这里的"从其根"即是遵循四时变化规律。中医学倡导的顺应自然的衣着、饮食调配,起居有常,动静合宜等,均是这方面的较好体现。

(2)养性调神:中医学非常重视人的情志活动与身体健康的关系。七情太过,不仅会直接伤及脏腑,引起气机紊乱而发病,也会损伤人体正气,使人体的自我调节能力减退。所以,调神,或曰养性,是养生的一个重要方面。要做好养性调神,一是要注意避免来自内外环境的不良刺激,二是要提高人体自身心理的调摄能力。

（3）护肾保精：中医历来强调肾精对人体生命活动的重要性，因精能化气，气能生神，神能御气、御形，故精是形气神的基础。体现在养生上，即有护肾保精的主张。护肾保精之法包括房室有节、运动保健、按摩固肾、食疗保肾、针灸药物调治等，使人体精充气足、形健神旺，达到预防疾病、健康长寿的目的。

（4）体魄锻炼：古人养生，注重"形神合一""形动神静"。"形动"，即加强形体的锻炼。《吕氏春秋·达郁》以"流水不腐，户枢不蠹，动也"为例，阐释了"形气亦然，形不动则精不流，精不流则气郁"的道理。中医学将此理引入养生保健之中，认为锻炼形体可以促进气血流畅，使人体肌肉筋骨强健、脏腑功能旺盛，并可藉形动以济神静，从而使身体健康、益寿延年，同时也能预防疾病。传统的健身术如太极拳、易筋经、八段锦以及一些偏于健身的武术等，即具此特色。形体锻炼的要点有三：一是运动量要适度，要因人而异，做到"形劳而不倦"；二是要循序渐进，运动量由小到大；三是要持之以恒，方能收效。

（5）调摄饮食：主要包括注意饮食宜忌及药膳保健两个方面。

1）注意饮食宜忌：一是提倡饮食的定时定量，不可过饥过饱。二是注意饮食卫生，不吃不洁、腐败变质的食物或自死、疫死的家畜，防止得肠胃疾病、寄生虫病或食物中毒。三是克服饮食偏嗜，如五味要搭配适合，不可偏嗜某味，以防某脏之精气偏盛；食物与药性一样，也有寒温之分，故食性最好是寒温适宜，或据体质而调配。体质偏热之人，宜食寒凉而忌温热之品，体质偏寒之人则反之；又各种食物含不同的养分，故要调配适宜，不可偏食。正如《素问·藏气法时论》所说："五谷为养，五果为助，五畜为益，五菜为充。气味合而服之，以补益精气。"此外，从预防的角度看，某些易使旧病复发或加重的"发物"亦不宜食。

2）药膳保健：药膳是在中医学理论指导下，将食物与中药，以及食物的辅料、调料等相配合，通过加工调制而成的膳食。这种食品具有防治疾病和保健强身的作用。药膳常用的中药如人参、枸杞子、黄芪、黄精、何首乌、桑椹子、莲子、百合、薏苡仁、芡实、菊花等，药性多平和，所以可以长期服用，适应面较广。正确的食用方法还应做到因时制宜、药食结合、辨证施膳等。药膳兼有药、食二者之长，这是中医养生颇具特色的一种方法。

（6）针灸、推拿、药物调养：①药物调养是长期服食一些对身体有益的药物以扶助正气，平调体内阴阳，从而达到健身防病益寿的目的。其对象多为体质偏差较大或体弱多病者，前者则应根据患者的阴阳气血的偏颇而选用有针对性的药物，后者则以补益脾胃、肝肾为主。药物调养，往往长期服食才能见效。②推拿是通过各种手法，作用于体表的特定部位，以调节机体生理病理状况，达到治疗效果和保健强身的一种方法。其原理有三：一是纠正解剖位置异常，二是调整体内生物信息，三是改变系统功能。③针灸包括针法和灸法，即通过针刺手法或艾灸的物理热效应及艾绒的药性对穴位的特异刺激作用，通过经络系统的感应传导及调节功能，使人身气血阴阳得到调整而恢复平衡，从而发挥其治疗保健及防病效能。

2. 防止病邪侵害

（1）避其邪气：邪气是导致疾病发生的重要条件，故未病先防除了养生以增强正气，提高抗病能力之外，还要注意避免病邪的侵害。其中包括顺应四时，防六淫之邪的侵害，如夏日防暑、秋天防燥、冬天防寒等；避疫毒，防疫气之染易；注意环境，防止外伤与虫兽伤;讲卫生,防止环境、水源、食物被污染等。

(2)药物预防:事先服食某些药物,可提高机体的免疫功能,能有效防止病邪的侵袭,从而起到预防疾病的作用。这在预防疠气的流行方面尤有意义。对此,古代医家积累了很多成功的经验。《素问·刺法论(遗篇)》有"小金丹······服十粒,无疫干也"的记载。16世纪人们发明了人痘接种术预防天花,开人工免疫之先河,为后世预防接种免疫学的发展做出了极大的贡献。近年来,在中医预防理论的指导下,用中草药预防疾病也取得了良好的效果。如用板蓝根、大青叶预防流感、腮腺炎,用茵陈、贯众预防肝炎等,都是用之有效且简便易行的方法。

(二)既病防变

既病防变指的是在疾病发生的初始阶段,应力求做到早期诊断、早期治疗,以防止疾病的发展及传变。

1. 早期诊治 在疾病的过程中,由于邪正斗争的消长,疾病的发展可能会出现由浅入深,由轻到重,由单纯到复杂的发展变化。早期诊治,其原因就在于疾病的初期,病位较浅,病情多轻,正气未衰,病较易治,因而传变较少。早期诊治的时机在于要掌握好不同疾病的发生、发展变化过程及其传变的规律,病初即能及时做出正确的诊断,从而进行及时有效和彻底的治疗。

2. 防止传变 是指在掌握疾病的发生发展规律及其传变途径的基础上,早期诊断与治疗以防止疾病的发展。防止传变包括阻截病传途径与先安未受邪之地两个方面。

(1)阻截病传途径:疾病一般都有其一定的传变规律和途径。如伤寒病的六经传变,病初多在肌表的太阳经,病变发展则易往他经传变,因此,太阳病阶段就是伤寒病早期诊治的关键。此阶段正确有效的治疗,是防止伤寒病病势发展的最好措施;又如温病多始于卫分证,因此卫分证阶段就是温病早期诊治的关键。据此可知,邪气侵犯人体后,根据其传变规律,早期诊治,阻截其病传途径,可以防止疾病的深化与恶化。

(2)先安未受邪之地:可以五行的生克乘侮规律、五脏的整体规律、经络相传规律等为指导。如脏腑有病,可由病变性质差异,而有及子、犯母、乘、侮等传变。因此,根据不同病变的传变规律,实施预见性治疗,当可控制其病理传变。如《金匮要略·脏腑经络先后病脉证》说:"见肝之病,知肝传脾,当先实脾。"临床上在治疗肝病的同时,常配以调理脾胃的药物,使脾气旺盛而不受邪,确可收到良效。

二、治则

治则,是治疗疾病时必须遵循的基本原则。它是在整体观念和辨证论治精神指导下制定的治疗疾病的准绳,对临床立法、处方、用药、针灸等具有普遍的指导意义。治病求本是中医学治病的主导思想,是指在治疗疾病时,必须辨析出疾病的病因病机,抓住疾病的本质,并针对疾病的本质进行治疗。故《素问·阴阳应象大论》说:"治病必求于本。"病因病机是对疾病本质的抽象认识,因其涵盖了病因、病性、病位、邪正关系、机体体质及机体反应性等,因而是疾病本质的概括。故"求本",实际上就是辨清病因病机,确立证候。这是整体观念与辨证论治在治疗观中的体现。

在临床实际操作中,对外感性疾病,着重病因的辨析;对内伤性疾病,则注重病机的辨析。如头痛,既有因感受六淫邪气,如风寒、风热、风湿、风燥、暑湿等所致者,又有因机体自身代谢失调而产生气虚、血虚、瘀血、痰浊、肝阳上亢、肝火上炎等病理变化而发者。外感性头痛,辨清了病因,则能确立证候而施治,如风寒者以辛温散之,风热者以辛凉解之,风湿者用辛燥之品,风燥者宜辛润之药,暑湿者当芳香化湿。内伤性头痛,一般难以找到确切的病因,因而必须辨明病机,据病机确立证候,然后论治:属气虚者当补气,血虚者当补血,瘀血者当活血,痰浊者宜化痰,肝阳上亢者当平肝潜阳,肝火上炎者宜清肝泻火。

治疗疾病的主导思想是治病求本,在此思想的指导下,治则的基本内容包括正治与反治,治标与治本,扶正与祛邪,调整阴阳,调理精、气、血、津液,三因制宜等。

(一)正治与反治

在错综复杂的疾病过程中,病有本质与征象一致者,有本质与征象不一致者,故有正治与反治的不同。正治与反治,是指所用药物性质的寒热、补泻效用与疾病的本质、现象之间的从逆关系而言。即《素问·至真要大论》所谓"逆者正治,从者反治"。

1.正治 是指采用与疾病的证候性质相反的方药以治疗的一种治疗原则。由于采用的方药与疾病证候性质相逆,如热证用寒药,故又称"逆治"。正治适用于疾病的征象与其本质相一致的病证。实际上,临床上大多数疾病的外在征象与其病变本质是相一致的,如热证见热象、寒证见寒象等,故正治是临床最常用的治疗原则。正治主要包括以下几种。

(1)寒者热之:指寒性病证出现寒象,用温热方药来治疗。即以热药治寒证。如表寒证用辛温解表方药,里寒证用辛热温里的方药等。

(2)热者寒之:指热性病证出现热象,用寒凉方药来治疗。即以寒药治热证。如表热证用辛凉解表方药,里热证用苦寒清里的方药等。

(3)虚则补之:指虚损性病证出现虚象,用具有补益作用的方药来治疗。即以补益药治虚证。如阳虚用温阳的方药,阴虚用滋阴方药,气虚用益气的方药,血虚用补血的方药等。

(4)实则泻之:指实性病证出现实象,用攻逐邪实的方药来治疗。即以攻邪泻实药治实证。如食滞用消食导滞的方药,水饮内停用逐水的方药,瘀血用活血化瘀的方药,湿盛用祛湿的方药等。

2.反治 是指顺从病证的外在假象而治的一种治疗原则。由于采用的方药性质与病证中假象的性质相同,故又称为"从治"。反治适用于疾病的征象与其本质不完全吻合的病证。由于这类情况较少见,故反治的应用相对也较少。究其实质,用药虽然是顺从病证的假象,却是逆反病证的本质,故仍然是在治病求本思想指导下针对疾病的本质而进行的治疗。反治主要包括以下几种。

(1)热因热用:以热治热,是指用热性药物来治疗具有假热征象的病证。其适用于阴盛格阳的真寒假热证。如格阳证中,由于阴寒充塞于内,逼迫阳气浮越于外,故可见身反不恶寒,面赤如妆等假热之象。但由于阴寒内盛是病本,故同时也见下利清谷、四肢厥

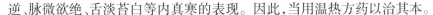

逆、脉微欲绝、舌淡苔白等内真寒的表现。因此,当用温热方药以治其本。

(2)寒因寒用:即以寒治寒,是指用寒性药物来治疗具有假寒征象的病证。其适用于阳盛格阴的真热假寒证。如热厥证中,由于里热盛极,阳气郁阻于内,不能外达于肢体起温煦作用,并格阴于外而见手足厥冷,脉沉伏之假寒之象。但细究之,患者手足虽冷,但躯干部却壮热而欲掀衣揭被,或见恶热、烦渴饮冷、小便短赤、舌红绛、苔黄等里真热的征象。这是阳热内盛,深伏于里所致。其外在寒象是假,内热盛极才是病之本质,故须用寒凉药清其内热。

(3)塞因塞用:即以补开塞,是指用补益药物来治疗具有闭塞不通症状的虚证。其适用于因体质虚弱,脏腑精气功能减退而出现闭塞症状的真虚假实证。如血虚而致经闭者,由于血源不足,故当补益气血而充其源,则无须用通药而经自来。又如肾阳虚衰,推动蒸化无力而致的尿少癃闭,当温补肾阳,温煦推动尿液的生成和排泄,则小便自然通利。再如脾气虚弱,出现纳呆、脘腹胀满、大便不畅时,是因为脾气虚衰无力运化所致,当采用健脾益气的方药治疗,使其恢复正常的运化及气机升降,则症自减。因此,以补开塞,主要是针对病证虚损不足的本质而治。

(4)通因通用:即以通治通,是指用通利的药物来治疗具有通泻症状的实证。其适用于因实邪内阻出现通泄症状的真实假虚证。一般情况下,对泄泻、崩漏、尿频等症,多用止泻、固冲、缩尿等法,但这些通泄症状出现在实性病证中,则当以通治通。如食滞内停,阻滞胃肠,致腹痛泄泻,泻下物臭如败卵时,不仅不能止泄,相反当消食而导滞攻下,推荡积滞,使食积去而泄自止。又如瘀血内阻,血不循经所致的崩漏,如用止血药,则瘀阻更甚而血难循其经,则出血难止,此时当活血化瘀,瘀去则血自归经而出血自止。再如湿热下注而致的淋证,见尿频、尿急、尿痛等症,以利尿通淋而清其湿热,则症自消。这些都是针对邪实的本质而治的。

正治与反治的相同之处,都是针对疾病的本质而治,故同属于治病求本的范畴。其不同之处在于:正治适用于病变本质与其外在表现相一致的病证,而反治则适用于病变本质与临床征象不完全一致的病证。

(二)治标与治本

标与本是相对而言的,标本关系常用来概括说明事物的现象与本质,在中医学中常用来概括病变过程中矛盾的主次、先后关系。作为对举的概念,不同情况下标与本之所指不同。如就邪正而言,正气为本,邪气为标;就病机与症状而言,病机为本,症状是标;就疾病先后言,旧病、原发病为本,新病、继发病是标;就病位而言,脏腑精气病为本,肌表经络病为标;等等。掌握疾病的标本,就能分清主次,抓住治疗的关键,有利于从复杂的疾病矛盾中找出和处理其主要矛盾或矛盾的主要方面。在复杂多变的疾病过程中,常有标本主次的不同,因而治疗上就有先后缓急之分。

1. 缓则治本　缓则治其本,多用在病情缓和、病势迁延、暂无急重病状的情况下。此时必须着眼于疾病本质的治疗。因标病产生于本病,本病得治,标病自然也随之而去。如痨病肺肾阴虚之咳嗽,肺肾阴虚是本,咳嗽是标。此时标病不至于危及生命,故治疗不用单纯止咳法来治标,而应滋养肺肾以治本。本病得愈,咳嗽也自然会消除。再如气虚自汗,则气虚不摄为本,出汗为标。单用止汗,难以奏效,此时应补气以治其本,气足则自能收摄汗液。另外,先病宿疾为本,后病新感为标,新感已愈而转治宿疾,也属缓则治本。

2. 急则治标 病证急重时的标本取舍原则是标病急重,则当先治、急治其标。标急的情况多出现在疾病过程中的急重甚或危重症状,或卒病而病情非常严重时。如病因明确的剧痛,可先缓急止痛,痛止则再图其本。又如水臌患者,就原发病与继发病而言,臌胀多是在肝病基础上形成,则肝血瘀阻为本,腹水为标,如腹水不重,则宜化瘀为主,兼以利水;但若腹水严重,腹部胀满,呼吸急促,二便不利,则为标急。此时当先治标病之腹水,待腹水减退,病情稳定后,再治其肝病。又如大出血患者,由于大出血会危及生命,故不论何种原因的出血,均应紧急止血以治标,待血止,病情缓和后再治其病本。

另外,在先病为本而后病为标的关系中,有时标病虽不危急,但若不先治将影响本病整个治疗方案的实施时,也当先治其标病。如在心脏病的治疗过程中,患者得了轻微感冒,也当先将后病感冒治好,方可使先病即心脏病的治疗方案得以实施。

3. 标本兼治 当标本并重或标本均不太急时,当标本兼治。如在热性病过程中,阴液受伤而致大便燥结不通,此时邪热内结为本,阴液受伤为标,治当泻热攻下与滋阴通便同用;又如脾虚失运,水湿内停,此时脾虚是本,水湿为标,治可补脾祛湿同用;再如素体气虚,抗病力低下,反复感冒,如单补气则易留邪,纯发汗解表则易伤正,此时治宜益气解表。以上均属标本兼治。

总之,病证之变化有轻重缓急、先后主次之不同,因而标本的治法运用也就有先后与缓急、单用或兼用的区别,这是中医治疗的原则性与灵活性有机结合的体现。区分标病与本病的缓急主次,有利于从复杂的病变中抓住关键,做到治病求本。

(三)扶正与祛邪

正邪相搏中双方的盛衰消长决定着疾病的发生、发展与转归,正能胜邪则病退,邪能胜正则病进。因此,治疗疾病的一个基本原则,就是要扶助正气,祛除邪气,改变邪正双方力量的对比,使疾病早日向好转、痊愈的方向转化。扶正,即扶助正气,增强体质,提高机体的抗邪及康复能力。适用于各种虚证,即所谓"虚则补之。"而益气、养血、滋阴、温阳、填精、增水及补养各脏的精气阴阳等,均是扶正治则下确立的具体治疗方法。在具体治疗手段方面,除内服汤药外,还可有针灸、推拿、气功、食疗、形体锻炼等。祛邪,即祛除邪气,消解病邪的侵袭和损害,抑制亢奋有余的病理反应。祛邪适用于各种实证,即所谓"实则泻之"。而发汗、涌吐、攻下、消导、化痰、活血、散寒、清热、祛湿等,均是祛邪治则下确立的具体治疗方法。其具体使用的手段也同样是丰富多样的。扶正与祛邪两者相互为用,相辅相成。扶正增强了正气,有助于机体祛除病邪,即所谓"正胜邪自去";祛邪则在邪气被祛的同时,减免了对正气的侵害,即所谓"邪去正自安"。扶正祛邪在运用上要掌握好以下原则:攻补应用合理,即扶正用于虚证,祛邪用于实证;把握先后主次:对虚实错杂证,应根据虚实的主次与缓急,决定扶正祛邪运用的先后与主次;扶正不留邪,祛邪不伤正。具体运用如下。

1. 单独运用

(1)扶正:适用于虚证或真虚假实证。扶正的运用,当分清虚证所在的脏腑、经络等部位及其精、气、血、津液阴阳中的何种虚衰,还应掌握用药的峻缓量度。虚证一般宜缓图,少用峻补,免成药害。

(2)祛邪:适用于实证或真实假虚证。祛邪的运用,当辨清病邪性质、强弱、所在病位,而采用相应的治法。还应注意中病则止,以免用药太过而伤正。

2.同时运用 扶正与祛邪的同时使用,即攻补兼施,适用于虚实夹杂的病证。由于虚实有主次之分,因而攻补同时使用时亦有主次之别。

(1)扶正兼祛邪:即扶正为主,辅以祛邪。适用于以正虚为主的虚实夹杂证。

(2)祛邪兼扶正:即祛邪为主,辅以扶正。适用于以邪实为主的虚实夹杂证。

3.先后运用 扶正与祛邪的先后运用,也适用于虚实夹杂证。其主要是根据虚实的轻重缓急而变通使用。

(1)先扶正后祛邪:即先补后攻。适用于正虚为主,机体不能耐受攻伐者。此时兼顾祛邪反能更伤正气,故当先扶正以助正气,正气能耐受攻伐时再予以祛邪,可免"贼去城空"之虞。

(2)先祛邪后扶正:即先攻后补。适用于以下两种情况:一是邪盛为主,兼扶正反会助邪;二是正虚不甚,邪势方张,正气尚能耐攻者。此时先行祛邪,邪气速去则正亦易复,再补虚以收全功。

总之,扶正祛邪的应用,应知常达变、灵活运用,据具体情况而选择不同的用法。

(四)调整阴阳

阴阳失去平衡协调是疾病的基本病机,对此加以调治即为调整阴阳。调整阴阳,即指纠正疾病过程中机体阴阳的偏盛偏衰,损其有余、补其不足,恢复人体阴阳的相对平衡。

1.损其有余 即"实则泻之",适用于人体阴阳中任何一方偏盛有余的实证。

(1)泻其阳盛:"阳胜则热"的实热证,据阴阳对立制约原理,宜用寒凉药物以泻其偏盛之阳热,此即"热者寒之"之意。若在阳偏盛的同时,由于"阳胜则阴病",每易导致阴气的亏减,此时不宜单纯地清其阳热,而须兼顾阴气的不足,即清热的同时,配以滋阴之品,即祛邪为主兼以扶正。

(2)损其阴盛:"阴胜则寒"的寒实证,宜用温热药物以消解其偏盛之阴寒。此即"寒者热之"之意。若在阴偏盛的同时,由于"阴胜则阳病",每易导致阳气的不足,此时不宜单纯地温散其寒,还须兼顾阳气的不足,即在散寒的同时,配以扶阳之品,同样是祛邪为主兼以扶正之法。

2.补其不足 即"虚则补之",适用于人体阴阳中任何一方虚损不足的病证。调补阴阳,又有据阴阳相互制约原理的阴阳互制之调补阴阳,以及据阴阳互根原理的阴阳互济之调补阴阳。阴阳两虚者则宜阴阳并补。

(1)阴阳互制之调补阴阳:当阴虚不足以制阳而致阳气相对偏亢的虚热证时,治宜滋阴以抑阳,即唐·王冰所谓"壮水之举,以制阳光"(《素问·至真要大论》注语),《素问·阴阳应象大论》称之为"阳病治阴"。这里的"阳病"指的是阴虚则阳气相对偏亢,治阴即补阴之意。当阳虚不足以制阴而致阴气相对偏盛的虚寒证时,治宜扶阳以抑阴,即王冰所谓"益火之源,以消阴翳"(《素问·至真要大论》注语)。《素问·阴阳应象大论》称之为"阴病治阳"。这里的"阴病"指的是阳虚则阴气相对偏盛,治阳即补阳之意。

(2)阴阳互济之调补阴阳:对于阴阳偏衰的虚热及虚寒证的治疗,明·张介宾还提出了阴中求阳与阳中求阴的治法。他说:"善补阳者,必于阴中求阳,则阳得阴助而生化无穷;善补阴者,必于阳中求阴,则阴得阳升而泉源不竭。"(《景岳全书·新方八阵》)此即阴阳互济的方法。即据阴阳互根的原理,补阳时适当佐以补阴药谓之阴中求阳,补阴时适当佐以补阳药谓之阳中求阴。其意是使阴阳互生互济,不但能增强疗效,同时亦能限制纯补阳或纯补阴时药物的偏性及副作用。如肾阴虚衰而相火上僭的虚热证,可用滋肾阴的六味地黄丸佐桂附以阳中求阴,滋阴制火,即是其例。

(3)阴阳并补:对阴阳两虚则可采用阴阳并补之法治疗,但须分清主次而用。阳损及阴者,以阳虚为主,则应在补阳的基础上辅以滋阴之品;阴损及阳者,以阴虚为主,则应在滋阴的基础上辅以补阳之品。应当指出,阴阳互济之调补和阴阳并补两法,虽然用药上都是滋阴、补阳并用,但主次分寸不同,且适应的证候有别。

(4)回阳救阴:此法适用于阴阳亡失者。亡阳者,当回阳以固脱;亡阴者,当救阴以固脱。由于亡阳与亡阴实际上都是一身之气的突然大量脱失,故治疗时都要兼以峻剂补气,常用人参等药。

此外,对于阴阳格拒的治疗,则以寒因寒用、热因热用之法治之。阳盛格阴所致的真热假寒证,其本质是实热证,治宜清泻阳热,即寒因寒用;阴盛格阳所致的真寒假热证,本质是寒盛阳虚,治宜温阳散寒,即热因热用。总之,运用阴阳学说以指导治疗原则的确定,其最终目的在于选择有针对性的调整阴阳之措施,以使阴阳失调的异常情况复归于协调平衡的正常状态。

(五)调理精、气、血、津液

精、气、血、津液是脏腑、经络功能活动的物质基础,生理上各有不同功用,彼此之间又相互为用。因此,病理上就有精、气、血、津液各自的失调及互用关系失调。而调理精、气、血、津液则是针对以上的失调而设的治疗原则。

1. 调精

(1)填精:填精补髓用于肾精亏虚,此精指的是具有生殖、濡养、化气、生血、养神等功能的一般意义的精,包括先天之精和后天水谷之精。精之病多以亏虚为主,主要表现为生长发育迟缓,生殖功能低下或不能生育及气血神的生化不足等,可以补髓填精之法治之。

(2)固精:固精之法用于滑精、遗精、早泄,甚至精泄不止的精脱之候。其总的病机均为肾气不固,故治当补益肾气以摄精。

(3)疏利精气:精之病尚见于阴器脉络阻塞,以致败精、浊精郁结滞留,难以排出;或肝失疏泄,气机郁滞而致的男子不排精之候。治当疏利精气,通络散结。

2. 调气

(1)补气:用于较单纯的气虚证。由于一身之气的生成,源于肾所藏先天之精化生的先天之气(即元气),脾胃化水谷而生的水谷之精所化之气,以及由肺吸入的自然界清气。

因此,补气多为补益肺、脾、肾。又由于卫气、营气、宗气的化生及元气的充养多与脾胃化生的水谷之气有关,故尤应重视对脾气的补益。

(2)调理气机:用于气机失调的病证。气机失调的病变主要有气滞、气逆、气陷、气闭、气脱等。治疗时气滞者宜行气,气逆者宜降气,气陷者宜补气升气,气闭者宜顺气开窍通闭,气脱者则宜益气固脱。

调理气机时,还须注意顺应脏腑气机的升降规律,如脾气主升,肝气疏泄升发,常宜畅其升发之性;胃气主通降,肺气主肃降,多宜顺其下降之性。

3.调血

(1)补血:用于单纯的血虚证。由于血源于水谷精微,与脾胃、心、肝、肾等脏腑的功能密切相关。因此补血时,应注意同时调治这些脏腑的功能,其中又因"脾胃为后天之本""气血生化之源",故尤为重视对脾胃的补养。

(2)调理血运:血运失常的病变主要有血瘀、出血等,而血寒是血瘀的主要病机,血热、气虚、瘀血是出血的主要病机。治疗时,血瘀者宜活血化瘀,因血寒而瘀者宜温经散寒行血;出血者宜止血,且须据出血的不同病机施以清热、补气、活血等法。

4.调津液

(1)滋养津液:用于津液不足证。其中实热伤津,宜清热生津。

(2)祛除水湿痰饮:用于水湿痰饮证。其中湿盛者宜祛湿、化湿或利湿;浮肿或水臌者,宜利水消肿;痰饮者,宜化痰逐饮。因水液代谢障碍,多责之肺、脾、肾、肝,故水湿痰饮的调治,从脏腑而言,多从肺、脾、肾、肝入手。

5.调理精、气、血、津液的关系

(1)调理气与血的关系:由于气血之间有着互根互用的关系,故病理上常相互影响而有气病及血或血病及气的病变,结果是气血同病,故需调理两者的关系。气虚生血不足,而致血虚者,宜补气为主,辅以补血,或气血双补;气虚行血无力而致血瘀者,宜补气为主,辅以活血化瘀;气滞致血瘀者,行气为主,辅以活血化瘀;气虚不能摄血者,补气为主,辅以收涩或温经止血。血虚不足以养气,可致气虚,宜补血为主,辅以益气;但气随血脱者,因"有形之血不能速生,无形之气所当急固"(清·程国彭《医学心悟》),故应先益气固脱以止血,待病势缓和后再进补血之品。

(2)调理气与津液的关系:气与津液生理上同样存在互用的关系,故病理上也常相互影响,因而治疗上要调理两者关系的失常。气虚而致津液化生不足者,宜补气生津;气不行津而成水湿痰饮者,宜补气、行气以行津;气不摄津而致体内津液丢失者,宜补气以摄津。津停而致气阻者,在治水湿痰饮的同时,应辅以行气导滞;气随津脱者,宜补气以固脱,辅以补津。

(3)调理气与精关系:生理上气能疏利精行,精与气又可互相化生。病理上气滞可致精阻而排出障碍,治宜疏利精气;精亏不化气可致气虚,气虚不化精可致精亏,治宜补气填精并用。

(4)调理精、血、津液的关系:"精血同源",故血虚者在补血的同时,也可填精补髓;精亏者在填精补髓的同时,也可补血。"津血同源",病理上常有津血同病而见津血亏少或津枯血燥,治当补血养津或养血润燥。

（六）三因制宜

"人以天地之气生"，指人是自然界的产物，自然界天地阴阳之气的运动变化与人体是息息相通的，因此人的生理活动、病理变化必然受着诸如时令气候节律、地域环境等因素的影响。患者的性别、年龄、体质等个体差异，也对疾病的发生、发展与转归产生一定的影响。因此，在治疗疾病时，就必须根据这些具体因素做出分析，区别对待，从而制定出适宜的治法与方药，即所谓因时、因地和因人制宜，也是治疗疾病所必须遵循的一个基本原则。

1. 因时制宜　根据时令气候节律特点，来制定适宜的治疗原则，称为"因时制宜"。年月季节、昼夜晨昏时间因素，既可影响自然界不同的气候特点和物候特点，同时对人体的生理活动与病理变化也带来一定影响，因此，就要注意在不同的天时气候及时间节律条件下的治疗宜忌。

以季节而言，由于季节间的气候变化幅度大，故对人的生理病理影响也大。如夏季炎热，机体当此阳盛之时，腠理疏松开泄，则易于汗出，即使感受风寒而致病，辛温发散之品亦不宜过用，以免伤津耗气或助热生变。至于寒冬时节，人体阴盛而阳气内敛，腠理致密，同是感受风寒，则辛温发表之剂用之无碍；但此时若病热证，则当慎用寒凉之品，以防损伤阳气。即如《素问·六元正纪大论》所说："用寒远寒，用凉远凉，用温远温，用热远热，食宜同法。"即用寒凉方药及食物时，当避其气候之寒凉；用温热方药及食物时，当避其气候之温热。又如暑多挟湿，故在盛夏多注意清暑化湿；秋天干燥，则宜轻宣润燥等。

以月令而言，《素问·八正神明论》说："月始生，则血气始精，卫气始行；月郭满，则血气实，肌肉坚；月郭空，则肌肉减，经络虚，卫气虚，形独居。"并据此而提出"月生无泻，月满无补，月郭空无治，是谓得时而调之"的治疗原则。即提示治疗疾病时须考虑每月的月相盈亏圆缺变化规律，这在针灸及妇科的月经病治疗中较常用。以昼夜而言，日夜阴阳之气比例不同，人亦应之。因而某些病证，如阴虚的午后潮热，湿温的身热不扬而午后加重，脾肾阳虚之五更泄泻等，也具有日夜的时相特征，亦当考虑在不同的时间实施治疗。针灸中的"子午流注针法"即是根据不同时辰而有取经与取穴的相对特异性，是择时治疗的最好体现。

2. 因地制宜　根据不同的地域环境特点来制定适宜的治疗原则，称为因地制宜。不同的地域，地势有高下，气候有寒热湿燥，水土性质各异。因而，在不同地域长期生活的人就具有不同的体质，加之其生活与工作环境、生活习惯与方式各不相同，其生理活动与病理变化亦不尽相同，因地制宜就是考虑这些差异而实施治疗的。如我国东南一带，气候温暖潮湿，阳气容易外泄，人们腠理较疏松，易感外邪而致感冒，且一般以风热居多，故常用桑叶、菊花、薄荷一类辛凉解表之剂；即使外感风寒，也少用麻黄、桂枝等温性较大的解表药，而多用荆芥、防风等温性较小的药物，且分量宜轻。而西北地区，气候寒燥，阳气内敛，人们腠理闭塞。若感邪则以风寒居多，以麻黄、桂枝之类辛温解表多见，且分量也较重。也有一些疾病的发生与不同地域的地质水土状况密切相关，如地方性甲状腺肿、大骨节病、克山病等地方性疾病。因而治疗时就必须针对疾病发生在不同的地域背景而实施适宜的治疗方法与手段。

3.因人制宜　根据患者的年龄、性别、体质等不同特点来制定适宜的治疗原则,称为因人制宜。如清·徐大椿《医学源流论》指出:"天下有同此一病,而治此则效,治彼则不效,且不惟无效,而及有大害者,何也? 则以病同人异也。"

(1)年龄:年龄不同,则生理功能、病理反应各异,治宜区别对待。如小儿生机旺盛,但脏腑娇嫩,气血未充,发病则易寒易热、易虚易实,病情变化较快。因而,治疗小儿疾病,药量宜轻,疗程多宜短,忌用峻剂。青壮年则气血旺盛,脏腑充实,病发则由于邪正相争剧烈而多表现为实证,可侧重于攻邪泻实,药量亦可稍重。而老年人生机减退,气血日衰,脏腑功能衰减,病多表现为虚证,或虚中夹实。因而,多用补虚之法或攻补兼施,用药量应比青壮年少,中病即止。

(2)性别:男女各有其生理、病理特点,治疗用药亦当有别。妇女生理上以血为本,以肝为先天,病理上有经、带、胎、产诸疾及乳房、胞宫之病。月经期、妊娠期用药时当慎用或禁用峻下、破血、重坠、开窍、滑利、走窜及有毒药物;带下以祛湿为主;产后诸疾则应考虑是否有恶露不尽或气血亏虚,从而采用适宜的治法。男子生理上则以精气为主,以肾为先天,病理上精气易亏而有精室疾患及男性功能障碍等特有病证,如阳痿、阳强、早泄、遗精、滑精以及精液异常等,宜在调肾基础上结合具体病机而治。

(3)体质:因先天禀赋与后天生活环境的不同,个体体质存在着差异。一方面,不同体质有着不同的病邪易感性;另一方面,患病之后,由于机体的体质差异与反应性不同,病证就有寒热虚实之别或"从化"的倾向。因而治法方药也应有所不同:偏阳盛或阴虚之体,当慎用温热之剂;偏阴盛或阳虚之体,则当慎用寒凉之品;体质壮实者,攻伐之药量可稍重;体质偏弱者,则应采用补益之剂。

三因制宜的原则,体现了中医治疗上的整体观念以及辨证论治在应用中的原则性与灵活性,只有把疾病与天时气候、地域环境、患者个体诸因素等加以全面的考虑,才能使疗效得以提高。

第十节　诊　法

诊法是中医诊察疾病、收集病情资料的基本方法,包括望、闻、问、切四法,简称"四诊"。望诊法是医生通过观察患者整体神、色、形、态的变化和局部表现及排出物的形、色、质、量改变等情况,以了解病情、察知疾病的方法;闻诊法是听患者体内发出声音的变化,以及嗅闻患者身体散发出的异常气味等,以辨别病情的方法;问诊法是询问患者及其陪诊者,以了解患者既往的健康状况、发病经过及自觉痛苦与不适等相关情况的方法;切诊法是通过切按患者体表动脉搏动和触按患者身体有关部位,以了解病情的方法。

中医诊察疾病的原则有三:整体审察,诊法合参,病证结合。第一,整体审察,是中医学的基本概念之一。诊断疾病时的整体观念包括两个内容,是指要考虑整个人体与自然环境(或称"审察内外")。首先,人体是个统一的整体。人体上下、内外、脏腑、经络之间的关系是一个不可分割的整体。以内部的脏腑为中心,四肢百骸、五官九窍、皮肉血脉筋骨等无不通过经络与脏腑相联系。其次,人与周围环境的统一。在长期的进化过程中,人体的生理功能已与周围环境及自然界的一般变化相适应。当人体内部失调,以致不能适应周围环境及自然界的变化,或周围环境变化剧烈,超过人体能适应的限度时,就会引起脏腑气血的活动失调而得病。第二,诊法合参。望、闻、问、切四诊各具独特的作用,又都有各自的局限性,不能互相代替。必须四诊并用才能全面收集辨证论治所需要的各方面资料。第三,病证结合。诊断要明确所患疾病及所属证候,把辨病与辨证结合起来。通过辨别病证,认识疾病的本质,即所谓的"辨证求因"。

四诊所收集的病情资料是疾病表现出的各种异常现象。人体是一个以五脏为中心的有机整体,脏腑形体官窍通过经络相互联系,维持机体生理功能的协调平衡。"有诸内,必形诸外",体内的生理、病理变化必然反映于外。所以通过诊察疾病显现于外部的各种征象,以整体观念为指导,用于分析疾病的原因、病机和病位,了解脏腑的盛衰变化,为辨证论治提供依据。诊察疾病时必须望、闻、问、切四诊并用,从不同角度全面地搜集临床资料,不应片面夸大某一诊法的作用,更不能相互取代。同时又须四诊合参,方能"见微知著"而不致贻误病情。

一、望诊

望诊是指医生对患者整体的神、色、形、态,局部表现,舌象,排出物进行有目的的观察,以了解健康、测知病情的方法。人体是一个有机整体,体内的气血阴阳、脏腑经络等生理和病理变化,会在体表相应的部位反映出来。因此,对体表的观察,可作为了解体内病变的客观依据,故《灵枢·本脏》曰:"视其外应,以知其内脏,则知所病矣。"

望诊在中医诊法中占有重要的地位,故有"望而知之谓之神"的说法。望诊时应注意:一是选择适宜的光线,以自然光线为佳;二要充分暴露受检查的部位,以便准确地掌握病情资料;三是观察自然状态下表露的症状;四是注意保护受检者的隐私。望诊的准确性,与中医基础理论掌握的程度、诊法知识运用的熟练程度、对疾病的熟悉程度,以及临床经验的积累有关。

二、闻诊

闻诊是通过听声音和嗅气味来诊断疾病的方法。听声音包括诊察了解患者的声音、呼吸、语言、咳嗽、呕吐、呃逆、嗳气、太息、喷嚏、呵欠、肠鸣等各种声响。嗅气味包括嗅病体发出的异常气味及病室的气味。

三、问诊

问诊是指医生通过对患者或陪诊者进行有目的的询问,了解疾病的起始、发展及治疗经过、现在症状和其他与疾病有关的情况,以诊察疾病的方法。问诊在四诊中占有重要地位。与疾病相关的众多情况,如病因、病变过程、诊疗经过和自觉症状、思想动态及既往患病情况、生活习惯与饮食嗜好、情绪状态等方面,只有通过详细询问才可获得。所以,历代医家都比较重视问诊环节。如《素问·三部九候论》曰:"必审问其所始病,与今之所方病,而后各切循其脉。"

临床中要运用好问诊,除必须掌握问诊内容,具有较坚实的理论基础和较丰富的临床经验之外,还应注意选择较安静适宜、无干扰的环境进行,保证患者隐私不被侵犯,以便患者无拘束地叙述病情。同时应直接询问患者本人。若因病重意识不清等情况不能自述,可向知情人或陪伴者询问,但当患者能陈述时,应及时加以核实或补充,以使资料尽量准确、可靠。在问诊时,对患者的态度,既要严肃认真,又要和蔼可亲,细心问询,耐心听取患者叙述病情,使患者感到温暖亲切,愿意主动陈述病情。另外,医生问诊时切忌有悲观、惊讶的语言或表情,以免给患者带来不良刺激,影响疾病预后。

医生询问病情,语言交流尽量要通俗易懂,回避用医学术语进行对话,使患者能听懂,准确叙述病情。在问诊时如发现患者叙述病情不够清楚,可对其进行必要的、有目的的询问或做某些提示,但决不可凭个人主观意愿去暗示套问患者,以避免所获病情资料片面或失真,影响正确的诊断。医生在问诊时,应重视患者的主诉,因为主诉是患者目前最痛苦的症状或体征,要善于围绕主诉进行深入询问。既要重视主症,还应注意了解一般兼症,收集有关辨证资料,以避免遗漏病情。此外,对危急患者应扼要地询问,不必面面俱到,以便迅速抢救患者,待病情缓解后,再进行详细询问。

四、切诊

切诊是医生用手在患者体表的特定部位进行触、摸、按、压,以获取病情、诊察疾病的一种方法。切诊分脉诊和按诊,其中脉诊是触按受诊者的脉搏,按诊则是对患者的肌肤、手足、胸腹、腧穴进行触压,两者均为中医诊病的重要手段。

第十一节　辨　证

辨证是指依据中医学理论,将四诊所收集的各种症状、体征等临床资料,进行分析综合,对疾病当前本质做出判断,从而概括为某种证的诊断过程。

中医学辨证方法有多种,是通过长期临床实践总结而形成。本章重点介绍八纲辨证、气血津液辨证、脏腑辨证、外感病辨证等辨证方法。八纲辨证是各种辨证的纲领,适用于临床各种疾病的辨证;气血津液辨证、脏腑辨证主要应用于内伤杂病的辨证;而六经辨证、卫气营血辨证、三焦辨证等辨证方法主要适于外感病的辨证。其中六经辨证用于伤寒病的辨证,卫气营血辨证与三焦辨证用于温病的辨证。

一、八纲辨证

八纲,即表、里、寒、热、虚、实、阴、阳八个纲领。八纲辨证是指对四诊收集的临床资料进行综合分析、推理判断,从而概括出病证的阴阳、病位的表里、病性的寒热、正邪的虚实八类证候的过程。

八纲辨证是从各种辨证方法个性中概括出来的共性,是各种辨证的纲领,在诊断疾病过程中起着执简驭繁、提纲挈领的作用,适用于临床各科。尽管疾病的临床表现错综复杂,但均可用八纲加以辨证归纳和概括为四对纲领性证候,从而找出疾病的关键,掌握其要领,确定其类型,预测其趋势,为治疗指出方向与目标。其中阴阳两纲又可以概括其他六纲,即表、热、实证为阳证,里、寒、虚证为阴证,故阴证与阳证又是八纲辨证中的总纲。

八纲辨证的各证是相互联系,而又不可分割的。因为疾病的变化往往不是单纯的,常常表里、寒热、虚实交织在一起。如有证候相兼、证候错杂,或在一定条件下,疾病的阴阳、表里、寒热、虚实证候之间还可以出现相互转化,甚则疾病发展到一定阶段,还会出现一些与疾病性质相反的假象,如寒热真假、虚实真假等。

(一)八纲基本证候

1.表里辨证　辨别病邪侵犯人体的部位及病势浅深的两个纲领性证候,主要用于外感病的辨证,是对外感病发展阶段性的认识,从而把握疾病演变规律。表证病轻而浅,里证病深而重;表邪入里为病进,里邪出表为病退。

(1)表证:指外感六淫等邪气经皮毛、口鼻侵入机体,以恶寒发热、鼻塞流涕、舌苔薄、脉浮为主要表现的一类轻浅证候。多见于外感病初期。

【临床表现】恶寒(或恶风)发热,鼻塞,流涕,咳嗽,喷嚏,头身痛,舌苔薄,脉浮。

【证候分析】六淫邪气客于皮毛肌表,阻遏卫气的正常宣发,郁而发热;卫气受阻,失其温分肉、肥腠理的功能,肌表不能得到正常的温煦,故见恶风寒;邪气侵犯人体皮毛,内应于肺,鼻为肺窍,鼻窍不利,故鼻塞、流涕、咳嗽、喷嚏;邪气郁滞经络,气血流行不畅,不通则痛,故头身痛;邪气未入里,未侵犯脏腑,故舌苔无明显变化,仍为薄苔;正邪相争于表,鼓动于脉,故脉浮。

(2)里证:指病变部位在里,以脏腑、气血等病变为主的一类证候。多见于外感病的中后期或内伤杂病。

【临床表现】症状繁多,或寒,或热,或虚,或实,多为脏腑、气血功能失调的表现。

【证候分析】里证是相对表证而言,表证多起病急、病程短、病位浅,里证则病情较重、病位较深、病程较长。概而言之,凡非表证及半表半里证的特定症状,即属里证的范畴。

(3)半表半里证:指病变处于表里进退变化之中,以寒热往来、口苦、咽干、目眩等为主要表现的证候。

【临床表现】寒热往来,胸胁苦满,默默不欲饮食,心烦喜呕,口苦,咽干,目眩,脉弦。

【证候分析】外邪由表内传,尚未入里,邪正相搏于表里之间,枢机不利,称半表半里证。

表证与里证的鉴别:辨别表证与里证,主要审察其寒热表现、内脏证候是否突出、舌脉的变化。在外感病中,发热恶寒同时并见者属表证,但寒不热、但热不寒或无明显寒热者属里证。表证以头身疼痛、鼻塞或喷嚏等为常见症状,内脏证候不明显;里证内脏证候突出,如咳喘、心悸、腹痛、呕泻等,鼻塞、头身痛等非其常见症状。表证的舌象少有变化,里证的舌象多有变化;表证脉象多浮脉,里证脉象多以沉脉或其他脉象等为主。此

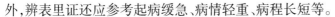

外,辨表里证还应参考起病缓急、病情轻重、病程长短等。

2.寒热辨证　辨别疾病性质的两个纲领性证候,寒证与热证用来概括阴邪与阳邪致病及机体的阴阳盛衰,即所谓"阳胜则热""阴胜则寒""阴虚则热""阳虚则寒"。

(1)寒证:指感受寒邪,或阳虚阴盛等所致机体功能活动减退所表现的具有寒凉特点的一类证候。多因外感阴寒邪气,或过服生冷寒凉,或内伤久病,阳气耗伤,阴寒内盛等所致。

【临床表现】面色苍白,恶寒或畏寒,冷痛喜温,肢冷蜷卧,口淡不渴,小便清长,大便溏泄,舌淡苔白润滑,脉迟或紧。

【证候分析】多因感受寒邪、过服生冷寒凉所致,起病急骤,体质壮实者多为实寒证,寒邪袭于表则为表实寒证,寒邪客于内或及脏腑则为里实寒证。内伤久病,阳气虚弱而阴寒偏盛者多为虚寒证。寒邪内侵,阳气不足,不能温运血脉,故面色苍白、形寒肢冷蜷卧,甚至寒凝不通则痛;寒不伤津液,故口淡不渴、小便清长、大便溏泄。舌淡苔白润滑、脉紧或迟均为寒证之征象。

(2)热证:指感受火热之邪,或邪郁化火化热,或机体阴虚液亏,脏腑阳气偏亢等所致机体功能活动亢进所表现的具有温热特点的一类证候。多因感受火热邪气,或寒邪入里化热;或情志不畅,郁而化热;或饮食不节,积而为热;或房事劳伤,劫夺阴精等所致。

【临床表现】面红目赤,恶热喜凉,手足烦热,口渴喜冷饮,小便短赤,大便秘结,舌红苔黄或少苔,脉数。

【证候分析】外感火热之邪,或过服辛辣温燥之品,或邪郁化火化热,体内阳热亢盛,病势急骤,形体壮实者多为实热证,风热之邪袭表为表实热证,热邪入于内或及脏腑则为里实热证;内伤久病,阴液耗损而阳气偏亢者,则为虚热证。血得热则行,血行于上故面红目赤;热属阳,阳盛则热,故恶热喜凉、手足烦热;阳热伤津,故口渴喜冷饮、小便短赤、大便秘结。舌红苔黄或少苔、脉数均为热证之征象。

寒证与热证的鉴别:辨别寒证与热证,应对疾病的全部表现进行综合观察,尤其是寒热的喜恶、口渴与否、面色的赤白、四肢的温凉、二便、舌象、脉象等。若患者恶寒或畏寒喜暖、口不渴、面色白、四肢逆冷、大便稀溏、小便清长、舌淡苔白滑、脉迟或紧,则属寒证;若患者恶热喜凉、渴喜冷饮、面色红赤、四肢灼热、大便干结、尿少色黄、舌红苔黄或少苔、脉数,则属热证。

3.虚实辨证　概括正气强弱和邪气盛衰的两个纲领性证候,主要反映病变过程中正气的强弱与邪气的盛衰。通过虚实辨证,掌握患者邪正盛衰情况,实证宜攻,虚证宜补,只有辨证准确才能攻补适宜,免犯虚虚实实之误。

(1)虚证:指人体正气不足而邪气不著所表现的各种临床证候。多因先天禀赋不足和后天失养所致。如情志内伤、饮食失调、劳逸过度、房事不节、产育过多、久病失治等,皆可损伤人体正气,形成虚证。

【临床表现】虚证的临床表现繁多,一般体质素弱者多虚证,或久病势缓、耗损过多者常为虚证。如面色淡白无华、少气懒言、神疲倦怠、形寒肢冷、头目眩晕、五心烦热、盗汗、脉虚。

【证候分析】形成虚证的原因很多,虽可以由先天禀赋不足所导致,但主要由后天失养和疾病耗损所产生。如饮食失调,营血生化之源不足;思虑太过、悲哀卒恐、过度劳倦等,耗伤气血营阴;房事不节,耗损肾精元气;久病失治、误治,损伤正气;大吐、大泻、大汗、出血、失精等,使阴液气血耗损等,均可形成虚证。如气血亏虚,则少气懒言、神疲倦怠;气虚而不行血于头面,则面色淡白无华、头目眩晕;阳虚则寒,故形寒肢冷;阴虚则热,故五心烦热、盗汗;正气不足,则脉虚无力。

(2)实证:指邪气盛而正气不虚所表现的证候。多因六淫或疫疠之邪侵入人体所致;或脏腑功能失调而致病理产物蓄积,如水湿痰饮内停,或瘀血内阻,或宿食等停滞体内而成。

【临床表现】由于感邪性质的差异、致病的病理因素不同,以及病邪侵袭、停积部位的差别,实证的临床表现繁多。一般体质壮实者多实证,新起、暴病多实证,病情急剧者多实证。如呼吸气粗声高、咳吐痰涎、脘腹胀满、疼痛拒按、谵语、小便不利、大便秘结、脉实。

【证候分析】实邪内阻于肺,肺气不利,故呼吸气粗;邪气内阻胃肠,气机阻滞不畅,不通则痛,轻者胀满,重者疼痛拒按,按之痛甚。实邪扰于心,神不守舍,故见谵语。实邪阻于膀胱、肠道,气机阻滞不通,故小便不利、大便秘结;脉沉实有力,均为实证之征象。

虚证与实证的鉴别:同样的症状,可能是虚证,也可能是实证,如腹痛、腹胀、便秘等在虚证和实证中均可出现,因此,必须依据四诊资料进行全面分析。若患者形体虚弱、精神萎靡不振、声低息微、痛处喜按、舌淡嫩无苔或少苔、脉虚弱无力,属虚证。腹痛多为隐痛,腹胀多喜按。若患者形体壮实、精神亢奋、声高息粗、痛处拒按、舌质苍老、舌苔厚腻、脉实有力,属实证。腹痛多较剧烈,腹胀多拒按。

4.阴阳辨证 八纲辨证的总纲,是辨别疾病类别的两个纲领性证候。由于阴阳分别代表事物相互对立的两个方面,因此,阴阳两纲证候可以统领其他六纲证候。即里证、寒证、虚证属于阴证范围,表证、热证、实证属于阳证范围。

凡疾病的病因、病性、病位、病势等,均可进行阴阳分类,故阴阳辨证又包含相对具体的辨证内容。临床主要有阴虚证、亡阴证、阴盛证、阳虚证、亡阳证、阳盛证,其中阴盛证即实寒证,阳盛证即实热证,具体见寒热辨证。

(1)阳虚证:指体内阳气亏损,温养、推动等作用减退,以畏寒肢冷为主要表现的证候。多因久病伤阳,阳气亏虚,或气虚进一步发展;久居寒凉,或过服寒凉,阳气渐耗;或年高而命门之火渐衰所致。

【临床表现】畏寒肢冷,口淡不渴,或渴喜热饮,小便清长,或尿少浮肿,大便稀薄,面色白,舌淡胖,苔白滑,脉沉迟无力。

【证候分析】阳虚则寒,机体失却温煦,不能抵御阴寒之气,而见畏寒肢冷;阳虚则阴盛,水湿不化,则见小便清长或尿少浮肿、大便稀薄、口淡不渴;阳气亏虚,推动无力,则面色白。舌淡胖、苔白滑、脉沉迟无力均为阳虚证之征象。

(2)阴虚证:指体内阴液亏少而无以制阳,以及滋润、濡养等作用减退,以咽干、五心烦热、脉细数等为主要表现的证候。多因热病或杂病日久,伤耗阴液;情志过极,火邪内生,久而伤及阴精;房事不节,耗伤阴精;过服温燥之品,使阴液暗耗所致。

【临床表现】形体消瘦,口燥咽干,两颧潮红,五心烦热,盗汗,小便短黄,大便干结,舌红少津或少苔,脉细数。

【证候分析】阴液亏少,机体失却濡润滋养,则形体消瘦、口燥咽干、小便短黄、大便干结;阴不制阳,阳热之气相对偏旺而生内热,故两颧潮红、五心烦热、盗汗。舌红少苔、脉细数均为虚热证之征象。

(3)亡阳证:指体内阳气极度衰微而欲脱,以冷汗、肢厥、面白、脉微等为主要表现的危重证候。多在阳气由虚而衰的基础上进一步发展,但亦可因阴寒之邪极盛而致阳气暴伤,或因大汗、失精、大失血等阴血消亡而阳随阴脱等所致。

【临床表现】冷汗淋漓、汗质稀淡,神情淡漠,肌肤不温,手足厥冷,呼吸气弱,面色苍白,舌淡而润,脉微欲绝。

【证候分析】阳气极度衰微而欲脱,温煦、固摄、推动等功能迅速减弱,故见冷汗、肢厥、面色苍白、神情淡漠、气息微弱、脉微等垂危症状。

(4)亡阴证:指体内阴液严重耗损而欲竭,以汗出如油、虚烦躁扰、脉细数疾等为主要表现的危重证候。多在病久而阴液亏虚的基础上进一步发展,也可因壮热不退、大吐大泻、大汗不止、大量出血、严重烧伤致阴液暴失而成。

【临床表现】汗热而黏、如珠如油,身灼肢温,虚烦躁扰,恶热,口渴饮冷,皮肤皱瘪,小便极少,面赤颧红,呼吸急促,唇舌干燥,脉细数疾。

【证候分析】阴液欲绝,阴不能制阳,故见身灼烦渴、面赤、呼吸急促;阳热逼迫欲绝之阴津外泄,故见汗出如油;热扰心神,则虚烦躁扰。皮肤皱瘪、小便极少、唇舌干燥、脉细数疾等均为亡阴证之征象。

(二)八纲证候间的关系

八纲中表里、寒热、虚实和阴阳,各自概括了疾病某一方面的病理本质,但其又是互相联系的,因此,用八纲来分析、判断、归类证候,并不是彼此孤立的,而是相互兼夹、错杂,并随病情发展还可以相互转化,甚至在疾病的危重阶段可以出现某些与本质相反的假象。依据八纲证候间的相互关系,可概括归纳为证候相兼、证候错杂、证候真假、证候转化四个方面。

1. 证候相兼 指在疾病某一阶段,无论病位、病性或邪正盛衰,同时存在两种或两种以上相互关联的证候。辨证时无论疾病病位在表与在里,必然离不开寒热虚实性质,相兼证候按病位的表里,分别有表实寒证、表实热证、表虚寒证、表虚热证、里实寒证、里实热证、里虚寒证、里虚热证。其中表虚寒证及表虚热证,即表虚证。以往常将表证有汗出者,称为表虚证;表证无汗者,称为表实证。其实表证有无汗出,并不等同于疾病的本质,也有"体虚兼表证称为表虚证"之说。不过,无论机体阴虚或阳虚兼表证,则又是表里同病的内容。关于里虚寒证也即阳虚证,里虚热证也即阴虚证,在阴阳辨证已经阐述。

(1)表实寒证:指外感风寒之邪经皮毛、口鼻侵袭机体,卫气抗邪,以恶寒重发热轻、头项强痛、脉浮紧为主要表现的证候。

【临床表现】恶寒重、发热轻,咳嗽、咳痰清稀,鼻塞、流清涕,头身疼痛,无汗,口不渴,舌苔薄白,脉浮紧。

【证候分析】寒邪侵袭肌表,损伤卫阳,影响卫阳"温分肉",两寒相感,肌腠失煦,则恶寒重;邪气外束,卫气蓄积力量抗邪,则发热;寒邪侵袭肺系,肺失宣肃,则咳嗽、咳痰清稀、鼻塞、流清涕;寒邪凝滞,肌表气血运行受阻,则头身疼痛;寒邪收引,毛窍闭塞,则无汗;寒邪不伤津液,则口不渴。舌苔薄白、脉浮紧均为表实寒证之征象。

(2)表实热证:指外感风热之邪经皮毛、口鼻侵袭机体,卫气抗邪,以恶寒轻、发热重,有汗,脉浮数为主要表现的证候。

【临床表现】发热重、恶寒轻、咳嗽、咳痰黄稠、鼻塞、流浊涕,有汗,舌苔薄黄,脉浮数等。

【证候分析】热邪侵袭肌表,腠理开泄,卫阳受损,肌腠失煦则恶寒;热邪外束,卫气蓄积力量抗邪,两热相感,则发热较重;热邪侵袭肺系,肺失宣肃,则咳嗽、咳痰黄稠、鼻塞、流浊涕;热邪蒸津外出,则有汗。舌苔薄黄、脉浮数均为表实热证之征象。

(3)里实寒证:指寒邪侵袭机体,影响脏腑功能、气血运行等,以但寒不热、形寒肢冷、小便清长、大便稀溏、脉紧或迟而有力为主要表现的证候。

【临床表现】畏寒,但寒不热,口淡不渴,面色苍白,形寒肢冷,小便清长,大便稀溏,舌淡苔白而润,脉紧或迟而有力。

【证候分析】寒邪侵袭,阳气不能外达肌腠肢体,则形寒肢冷、畏寒;寒邪不伤津液,则口淡不渴;寒邪凝滞,气血上行受阻,则面色苍白;小便清长、大便稀溏、舌淡苔白而润、脉紧或迟而有力均为里实寒证之征象。

(4)里实热证:指热邪侵袭机体,影响脏腑功能、气血运行等,以但热不寒、面赤、小便短黄、大便干结、脉数有力为主要表现的证候。

【临床表现】畏热或恶热,但热不寒,口渴欲冷饮,面赤,四肢温和,烦躁不宁,小便短黄,大便干结,舌红苔黄,脉数有力。

【证候分析】热邪侵袭,则四肢温和、恶热;热邪伤及津液,则口渴喜冷饮;火热炎上,则面色赤;火热扰神,则烦躁不宁。小便短黄、大便干结、舌红苔黄、脉数有力均为里实热证之征象。

2.证候错杂 指疾病某一阶段,不仅有病位的表里同时受病,而且有寒、热、虚、实性质相反的证候并存。八纲中表里寒热虚实的错杂关系,可以表现为表里同病、寒热错杂、虚实夹杂,临床辨证应对其进行综合分析。证候的错杂,势必给辨证带来一定的难度,应当认真辨析,充分认识疾病的本质是辨证的关键,以便能够采取正确的治疗。

(1)表里同病:表证和里证在同一时期出现,即为表里同病。大体见于初病既有表证又有里证;表证未解,又及于里;旧病未愈,又加新病,如本有内伤,又加外感,或先有外感,又内伤饮食劳倦等。表里同病证候间的错杂关系有四类:第一类是表里同病而寒热虚实性质并无矛盾,如表里实寒证、表里实热证;第二类是表里同病,寒热性质相同,但虚实性质相反的证候,如表实寒里虚寒证、表实热里虚热证;第三类是表里同病,虚实性质相同,但寒热性质相反的证候,如表实寒里实热证(即"寒包火"证)、表实热里实寒证;第四类是表里同病,而寒与热、虚与实性质均相反的证候,如表实寒里虚热证、表实热里虚寒证。虽然从理论上尚可组合为表虚寒里实寒证、表虚热里实寒证、表虚热里虚寒证、表虚寒里虚热证、表虚热里实寒证、表虚寒里实热证等,但临床少见。

(2)寒热错杂:寒证与热证同时交错出现者,称为寒热错杂。常见的有表实寒里实热证、表实热里虚寒证、表实寒里虚热证、表实热里实寒证。

1）表实寒里实热证:指风寒在表而实热在里的证候。在六经辨证中,也即太阳阳明合病或并病。多见于素有内热又外感风寒,或外感风寒入里化热而表实寒未解的病证。常见的有恶寒发热、头身痛、无汗、烦躁、口渴、尿黄等。

2）表实热里虚寒证:指风热在表而虚寒在里的证候。多见于素有里虚寒又外感风热,或因表实热证误下而脾阳损伤。临床上既出现发热恶寒、头痛、咳嗽、咽喉肿痛的表实热证,同时又出现大便溏泄、四肢不温、小便清长、倦怠乏力的里虚寒证。

3）表实寒里虚热证:指风寒在表而阴虚在里的证候。多见于素体阴虚而又感受风寒。临床上既见潮热盗汗、五心烦热、两颧潮红等里虚热证,同时又出现恶寒发热、头身痛、鼻流清涕的表实寒证。

4）表实热里实寒证:指风热在表而实寒在里的证候。多见于寒邪客于里而又感受风热。临床上既见大便溏泄、四肢厥冷、小便清长等里实寒证,同时又出现发热恶寒、头痛、咳嗽、咽喉肿痛的表实热证。

上述寒热错杂证,只是按表里之病位,尚有在上在下、在络在经、在脏在腑等病位之分,非八纲辨证讨论的内容。

（3）虚实错杂:指同时存在正虚和邪实两种病机的证候。依据虚与实的轻重差异,有实中夹虚证、虚中夹实证、虚实并重证。

1）实中夹虚证:指以邪实为主,正虚为次的证候。此证常发生于实证过程中正气受损的患者,亦可见于体虚而新感外邪者,或实证误治失治,邪气未除,正气已伤者。如原本是壮热、口渴、大汗出、心烦、舌红苔黄的里热证,由于里热炽盛,耗伤气阴,又出现神疲乏力、自汗短气、小便短赤等气阴两伤之症,但以邪实为主,正虚为次,故为实中夹虚证。

2）虚中夹实证:指以正虚为主,邪实为次的证候。此证多见于实证日久,正气大伤而余邪未尽的患者,亦可见于素体大虚而复感外邪者。如原本是心悸怔忡、气短自汗、形寒肢冷、面色白的心阳亏虚证,由于血不得心阳温煦,而又见面唇青紫、舌质紫暗的瘀血症状,但以正虚为主,邪实为次,故为虚中夹实证。

3）虚实并重证:指正虚和邪实临床症状均较明显的证候。此证多见于较严重的实证,迁延日久,正气大伤而实邪不减;或原本正气已虚,又感受邪气。如鼓胀之病,出现腹胀满如鼓、腹壁青筋暴露等实邪壅盛于内的症状,同时又出现形体羸瘦、不思饮食、精神萎靡等正气大伤之症;又如体虚之人,又感外邪,均为虚实并重证。

3. 证候真假　指某些疾病在病情的危重阶段,可以出现一些与疾病本质相反的"假象"。常见有寒热真假、虚实真假。

（1）寒热真假:指当病情发展到寒极或热极的时候,有时会出现一些与寒证或热证本质相反的"假象",即所谓真热假寒证或真寒假热证。

1）真热假寒证:指内有真热而外见某些假寒现象的证候,也称热厥证,或阳盛格阴证。

【临床表现】身热,胸腹灼热,口鼻气灼,口臭息粗,口渴引饮,小便短黄,大便干结,或四肢凉甚至厥逆,神识昏沉,脉沉迟。

【证候分析】邪热内盛,阳气郁闭于内,不能布达于外,故见四肢凉甚至厥逆、脉沉迟等假寒现象;邪热内闭,气血运行不畅,故见神识昏沉;热邪内蕴,伤津耗液,故见身热、胸腹灼热、口鼻气灼、口臭息粗、口渴引饮等实热证的表现。

2)真寒假热证:指内有真寒而外见某些假热现象的证候,也称阴盛格阳证、戴阳证或虚阳浮越证。

【临床表现】四肢厥冷,下利清谷,小便清长,自觉发热却反欲盖衣被,面色苍白时而泛红如妆,口渴但不欲饮,咽痛而不红肿,胸腹无灼热,神志躁扰不宁却疲乏无力,脉浮大数,按之无力。

【证候分析】阳气虚衰,阴寒内盛,逼迫虚阳外越,故自觉发热却反欲盖衣被、脉浮大或数;虚阳浮越于上,则面色泛红如妆、口渴、咽痛;阳气虚衰,肢体失其温煦,血液不得上行,水液不得输布,故胸腹必然无灼热、四肢厥冷、口渴而不欲饮、咽痛而不红肿、小便清长、下利清谷、脉必按之无力;阳气虚衰,肢体失其温煦,血液不得上行,神失所养,故躁扰不宁却疲乏无力。

(2)虚实真假:虚证中有假实现象,实证中有假虚现象,即为虚实真假。

1)真实假虚证:指本质为实,大实中反见某些虚羸现象的证候,即所谓的"大实有羸状"。

【临床表现】声高气粗,腹部胀满拒按,大便干结,默默不语,倦怠乏力却动之觉舒,腹硬满拒按,身体羸瘦,脉沉迟而按之有力。

【证候分析】热结肠胃、痰食壅积、湿热内蕴、瘀血停蓄等,邪气大积大聚,以致经脉阻滞,气血不能畅达,故出现默默不语、倦怠乏力、身体羸瘦、脉象沉迟等类似虚证的假象。但病变的本质属实,故虽默默不语却语时声高气粗,虽倦怠乏力却动之觉舒,虽肢体羸瘦而腹部硬满拒按,脉虽沉迟却按之有力。

2)真虚假实证:指本质为虚证,反见某些盛实现象的证候,即所谓的"至虚有盛候"。

【临床表现】呼吸喘促,气短息弱,神疲乏力,面色萎黄或淡白,腹部胀满喜按,大便闭塞,舌淡胖嫩,脉虚弱。

【证候分析】脏腑虚衰,气血不足,运化无力,气机不畅,故可出现腹部胀满、呼吸喘促、大便闭塞等类似实证的假象。但其本质属虚,故腹部胀满而时有缓解,内无肿块而喜按,非实邪内积,而是脾虚不运所致;喘促而气短息弱,非邪气壅滞,肺失宣降,而是肺肾气虚,摄纳无权;大便闭塞而腹部不甚硬满,系阳气失其温运,腑气不畅所致;神疲乏力、面色萎黄或淡白、舌淡胖嫩、脉虚弱均为正气虚弱之象。

4.证候转化 指疾病在发展变化过程中,其病位、病性,或邪正盛衰的状态发生变化,由一种证候转化为相对立的另一种证候。

(1)表里出入

1)表邪入里:指证候由表证转化为里证。病情由浅入深,病势进一步发展。六淫袭表,不从外解,则内传入里,表现为表证的症状消失而出现里证的证候。多因机体抗邪能力下降,或邪气过于强盛,或护理不当,或误治、失治等所致。如原有恶寒发热、脉浮等表证证候;若出现发热不恶寒、舌红苔黄、脉洪数等证候时,说明表证入里,已化为里实热证。

2)里邪出表:指某些里证出现病邪由内向外透达的现象。表明邪有出路,病情有向愈趋势。多是治疗与护理得当,机体抵抗力增强,能够驱邪外出。如麻疹患儿热毒内闭,内热烦躁,咳逆胸闷,继而出疹、汗出、热退、身凉、脉静。

表邪入里说明病势加重,里邪出表多反映邪气渐退,病势减轻。里邪出表是里证之邪毒有向外透达之机,并不是里证转化为表证。因为其并非里证消失,而又见恶寒发热、脉浮等表证证候。

（2）寒热转化

1）寒证化热证:指原为寒证,后出现热证,而寒证随之消失。寒证化热证多因机体阳气偏盛,阳热内郁到一定程度,寒证转化为热证;或因治疗不当,过服温燥之品,使寒证转化为热证。如痹病的痛痹,初为关节冷痛、遇寒则重、重着、麻木,病程日久,或过服温燥,而见患处红肿灼痛、关节肿大变形等热痹证候。

2）热证转寒证:指原为热证,后出现寒证,而热证随之消失。如高热患者,过服寒凉,或误用下法,虽热邪已退,却也耗伤阳气,故热证消失而转为虚寒证,甚则见亡阳证候。如原有高热、烦渴、汗多、舌红苔黄、脉洪数,突然出现四肢厥冷、面色苍白、呼吸微弱、脉微,即是由热证转化为寒证。寒证与热证的相互转化是由邪正力量对比所决定的,其关键在于机体阳气的盛衰。寒证转化为热证,是因人体阳气强盛;热证转化为寒证,多为邪气虽衰,但阳气亦虚,虚寒内生。

（3）虚实转化

1）实证转虚:指原先表现为实证,后来表现为虚证,实证随之消失。如高热患者,初期见高热、口渴、汗多、脉洪数。本易伤津,而又误用下法,虽热邪已退,却更伤津耗液,故实热证消失而渐转为长期低热的虚热证,而见潮热盗汗、心烦、手足心热、舌淡红少苔或无苔、脉细数等,即是由实证转化为虚证。

2）因虚致实:指正气不足,脏腑功能衰退,气化失常,以致气血阻滞,病理产物蓄积。如脾肾阳虚,不能温运水液,以致水湿泛滥,形成浮肿;失血之后,面白无华、舌淡、脉细,为血虚之候。由于血虚不能润肠,以致腑气不通,日久则见大便燥结难下、腹胀等,即是因虚而致实。因虚致实,并非简单的虚证转化为实证,是因正气不足,脏腑功能失调,体内病理产物积聚而形成实证。

二、气、血、津液辨证

气、血、津液辨证是根据气、血、津液的生理病理特点,对四诊所获得的临床资料进行综合分析、总结归纳,从而判断有无气、血、津液不足及运行障碍的辨证方法。

（一）气病辨证

气病辨证主要从生成不足及运行障碍来辨别证候,临床较常见的证候可概括为气虚、气陷、气滞、气逆4种。其中气虚、气陷属于虚证,气滞、气逆多属于实证。

1.气虚证 指元气不足,脏腑组织功能减退,以气短、乏力、神疲、脉虚为主要表现的虚弱证候。常由先天禀赋不足,或久病、重病、劳累过度,或年老体弱等因素引起。

【临床表现】面色淡白,少气懒言,语声低微,神疲倦怠,动则诸症加重,畏风,自汗,易感冒,舌淡苔白,脉虚弱。

【证候分析】气虚无力运血,血不上荣,故面色淡白;气虚导致宗气不足,故少气懒言、语声低微;气虚则脏腑功能减退,故神疲倦怠;气虚卫外不足,营阴外泄,风邪最易入侵,故畏风、自汗、易感冒;劳则伤气,故见动则尤甚。舌淡苔白、脉虚弱为气虚证的舌脉特点。

本证以少气懒言、神疲乏力、舌淡苔白、脉虚为审证要点。

2.气陷证 指气虚无力升举而下陷,以自觉气坠或脏器下垂为主要表现的虚弱证候。多是气虚证的进一步发展,为气虚证的一种特殊表现形式。

【临床表现】头目眩晕,少气倦怠,或脘腹重坠,或便意频频,甚则脱肛,或久泻久痢,或内脏下垂,舌淡苔白,脉弱。

【证候分析】元气不足,故头目眩晕、少气倦怠、舌淡苔白、脉弱;气陷无力升举,不能维持脏器的正常位置,故脘腹重坠,甚至内脏下垂;中气下陷,脾运失健,清阳不升,则久泻久痢。

本证以气短神疲、脏器下垂为审证要点。

3.气滞证 指人体某一脏腑、某一部位气机阻滞,运行不畅,以胀闷、疼痛为主要表现的证候。情志郁结,或病理产物阻滞,或阳气虚弱,温运无力,均能导致气机阻滞。

【临床表现】胸胁、脘腹、乳房胀闷或疼痛,时轻时重,部位游移,疼痛常随嗳气、肠鸣、矢气等而减轻,或随情绪变化而增减,舌象可无明显变化,脉弦。

【证候分析】气机阻滞,不通则痛,故胀闷、疼痛;由于气机阻滞的部位不同,肺气壅滞则胸部胀满,肝气郁滞则胁部及乳房胀满或疼痛,随情志波动;肝疏泄有失有常,则气滞症状明显加重或减轻;脾胃气滞,脾不得升,胃不得降,则随嗳气、肠鸣、矢气,气机得运,胀满、疼痛有所缓解;脉弦为气滞征象。

本证以胸胁脘腹胀闷、胀痛、窜痛为审证要点。

4.气逆证 指气机升降失常,逆而向上,以咳嗽喘促、呃逆呕吐、头晕目眩等为主要表现的证候。常由感受外邪,或痰浊、食积阻塞,或情志不遂所引起。气逆是在气滞基础上的进一步发展,是气滞的一种特殊表现形式,常见肺气上逆、胃气上逆及肝气升发太过。

【临床表现】肺气上逆见咳嗽、喘息;胃气上逆见呃逆、嗳气、恶心、呕吐;肝气上逆见头痛、眩晕,甚至昏厥、呕血。

【证候分析】肺气上逆,多因感受外邪或痰浊壅滞,肺气不能宣发肃降,上逆而发咳嗽、喘息。胃气上逆,由寒饮、痰浊、食积等停留于胃,阻滞气机或外邪犯胃,使胃失和降,上逆而为呃逆、嗳气、恶心、呕吐。肝气上逆多因郁怒伤肝,肝气升发太过,气火上逆而见头痛、眩晕、昏厥;血随气逆而上涌,可致呕血。

本证以咳喘、呕吐、呃逆、眩晕、昏厥等为审证要点。

(二)血病辨证

血病辨证主要从生成不足及运行障碍来辨别证候,临床较常见的证候可概括为血虚、血瘀、血热、血寒四类证候。其中血虚属虚证,血瘀、血热、血寒属实证。

1.血虚证 指由于血液亏虚,脏腑、经络、组织失养,以面、睑、唇、舌淡白,脉细为主要表现的虚弱证候。常由久病、重病，或思虑过度，暗耗阴血；或先后天失调，生成不足；或瘀血不去，新血不生所致。

【临床表现】面色淡白或萎黄，口、唇、指甲淡白，头目眩晕，四肢麻木，月经量少色淡，甚则闭经，舌淡苔白，脉细。

【证候分析】血虚不能上荣于面，故面色淡白或萎黄；血虚不能外荣，故口、唇、指甲淡白；血虚导致脑海空虚，故头目失养而眩晕；血虚筋脉失养，故四肢麻木；血虚导致冲任之脉空虚，无血可下，致妇女月经量少，甚则闭经；舌淡苔白、脉细无力为血虚证舌脉特点。

本证以面、唇、爪甲淡白、头目眩晕，脉细等为审证要点。

2. 血瘀证　指血液运行迟缓，甚则瘀血内阻，致血行不畅，以固定刺痛、肿块、出血色紫暗为主要表现的证候。常由外伤等瘀血不消，阻碍血行；或因寒邪、热邪、气滞、气虚、痰浊等影响血液正常运行所致。

【临床表现】疼痛如针刺刀割，痛有定处，疼痛拒按，夜间加重，伴有肿块或出血，面色黧黑，或肌肤甲错，口、唇、指甲青紫，妇女月经后期、血色紫黑有块，甚则痛经，舌紫暗或有瘀斑，脉涩。

【证候分析】血液运行迟缓，甚则瘀血内结，则络脉不通，不通则痛，故疼痛剧烈如针刺刀割、固定不移；按压则气机更加阻滞，故疼痛益甚而拒按；夜间阴气用事，阴血凝滞更甚，故疼痛更剧；血液凝聚局部不散，便成肿块；瘀血阻塞络脉，阻碍气血运行，不得循经而外溢，而致出血；瘀血内阻，新血不生，皮肤爪甲失养，故面色黧黑、肌肤甲错；口、唇、指甲青紫，月经后期色紫暗，甚则痛经，脉涩等均为血瘀之征象。

本证以痛如针刺、固定不移、肿块、出血、面唇、皮肤青紫，脉涩等为审证要点。

3. 血热证　指火热内炽，侵迫血分，以身热口渴、斑疹吐衄、烦躁谵语、舌绛、脉数等为主要表现的实热证候。本证多因外感热邪，或邪郁化热，或过食辛辣嗜酒，或情志过极化热等因素引起。

【临床表现】身热夜甚，口渴，面赤，心烦失眠，躁扰不宁，甚或狂乱、神昏谵语，出血色深红，或斑疹显露，或为疮痈，舌绛，脉数。

【证候分析】热在血分，血行加速，脉道扩张，则见面红目赤、舌绛、脉数；血热迫血妄行，可见各种出血；血热内扰心神，而见心烦失眠、躁扰不宁，甚则狂乱、神昏谵语；热邪内犯营血，腐肉成脓，可为疮痈脓疡；身热夜甚、口渴为热入血分，耗伤津液之征象。

本证以身热夜甚、躁扰不宁、出血色深红或斑疹显露、舌绛、脉数为审证要点。

4. 血寒证　指寒邪客于血脉，凝滞气机，血行不畅，以患处冷痛拘急，畏寒，唇舌青紫，妇女月经后期、经色紫暗夹有血块等为主要表现的实寒证候。常由外感寒邪伤及血脉所引起。

【临床表现】畏寒，手足或少腹等患处冷痛拘急、得温痛减，肤色紫暗，或痛经，月经愆期、经色紫暗、夹有血块，唇甲青紫，舌淡紫、苔白润，脉沉迟或涩等。

【证候分析】寒邪侵犯血脉，凝滞脉络，气血运行不畅，故见患处寒冷、疼痛；寒性凝滞收引，故拘急冷痛、得温痛减；肤色紫暗，月经愆期、经色紫暗、夹有血块，唇舌青紫，脉沉迟或涩等，均为血行不畅之征象。

本证以冷痛拘急、唇舌青紫、脉沉迟或涩等为审证要点。

（三）气血同病辨证

气为血帅，血为气母，气与血生理上相互依存、相互为用，因而病理上常相互影响，即气血同病。临床上主要有气滞血瘀证、气虚血瘀证、气血两虚证、气不摄血证、气随血脱证。

1.气滞血瘀证　指气机郁滞而致血行瘀阻，或血瘀导致气机阻滞，以气滞及血瘀症状并存为主要表现的证候。

【临床表现】胸胁胀闷疼痛，烦躁易怒，胁下痞块，刺痛拒按，妇女可见经闭或痛经，血色紫黑有块，舌紫暗有瘀斑，脉沉涩。

【证候分析】气机阻滞，故烦躁易怒、胁下痞块；血行不畅，故疼痛益甚，如针刺刀割，部位不移而拒按；肝主藏血，为妇女经血之源，肝血瘀滞，经血不畅，继发闭经；肝脉绕阴器抵少腹，肝气郁滞，血行不畅，而致痛经。舌紫暗、脉沉涩为气滞血瘀之征象。

本证以气滞和血瘀症状并见为审证要点。

2.气虚血瘀证　指气虚运血无力，血行瘀滞所表现的证候。常由久病体弱、劳倦过度耗气等所引起。

【临床表现】面色淡白或暗滞，少气懒言，身倦乏力，局部疼痛如刺、痛处不移、拒按，舌淡暗或有紫斑，脉沉细涩。

【证候分析】病久气虚，渐致血瘀，而致气虚血瘀证，虚中夹实，面色淡白或暗滞、少气懒言、身倦乏力，为气虚之症；气虚运血无力，血行缓慢，终致瘀阻络脉，不通则痛，故疼痛如刺、拒按不移；气虚故舌淡；气不能行血故脉细，沉脉主里，涩脉主瘀，为气虚血瘀证常见舌脉。

本证以气虚与血瘀症状并见为审证要点。

3.气血两虚证　指气虚与血虚同时存在的证候。常由久病不愈，气虚不能生血，或血虚无以化气所引起。

【临床表现】头晕目眩，少气懒言，乏力自汗，面色淡白或萎黄，唇甲淡白，心悸失眠，舌淡而嫩，脉细弱。

【证候分析】久病不愈，气虚不能生血，或血虚无以化气所致。少气懒言、乏力自汗，为气虚之象；心悸失眠，为血不养心所致；气血两虚不能上荣于头面、舌体，故见头晕目眩、面色淡白或萎黄、舌淡嫩；血虚不能充盈于脉络，见唇甲淡白、脉细弱。

本证以气虚与血虚症状并见为审证要点。

4.气不摄血证　指气虚不能统摄血液而见失血的证候。常由久病体弱，或劳倦过度，气生成不足；或慢性失血，气随血耗，继而气虚不能统摄血液所致。

【临床表现】面色白而无华，气短，倦怠乏力，吐血，便血，皮下瘀斑，崩漏，舌淡，脉细弱。

【证候分析】气虚统摄无权，血即离经而外溢，溢于胃肠，便为吐血、便血；溢于肌肤，则见皮下瘀斑；气虚统摄无权，冲任不固，渐成月经过多或崩漏；气虚则气短、倦怠乏力；气不行血于上，则面色无华；舌淡、脉细弱皆为气血不足之征象。

本证以出血和气虚症状并见为审证要点。

5.气随血脱证　指大出血时引起气脱的危重证候。多由外伤或妇女崩漏、分娩等各种出血引起。

【临床表现】大出血时突然面色苍白,四肢厥冷,大汗淋漓,甚至晕厥,舌淡,脉微细欲绝或浮大而散。

【证候分析】大量出血,则气无所附而随之外脱。气脱阳亡,不能上荣于面,则面色苍白;不能温煦四肢,则手足厥冷;不能固摄肌表,则大汗淋漓;神随气散,神无所主,则为晕厥;血失气脱,正气大伤,舌体失养,则舌色淡;脉道失充而微细欲绝,阳气浮越外亡则脉见浮大而散。

本证以大量出血和阳气脱失症状并见为审证要点。

(四)津液病辨证

津液是人体正常水液的总称,有濡润脏腑、润滑关节、滋润肌肤等作用。其生成与输布代谢主要与脾的运化、肺的通调、肾的气化密切相关。因而,辨津液的病变,可概括为津液生成不足和津液停聚而形成水湿痰饮,临床常见证候有津液不足证和水湿痰饮证。

1.津液不足证　指体内津液亏少,全身或某些脏腑组织器官失其濡润,以口渴尿少、官窍、皮肤及大便干燥等为主要表现的证候,属内燥证。常由津液生成不足或丢失严重所引起。如脾胃虚弱,运化无权,致津液生成减少,或大汗、大吐、大下、多尿等致津液丢失、耗伤太过,造成津液不足证。

【临床表现】口燥咽干,唇燥而裂,皮肤枯瘪,眼球深陷,小便短少,大便干结,舌淡红少津,脉细。

【证候分析】津液亏虚,上不能滋润口咽则口燥咽干、唇燥而裂,不能濡养两目则眼球深陷;外不能濡养肌肤,则皮肤干燥枯槁;下不能化生小便,濡润大肠,则溲少便干。舌质少津、脉细为津液不足之征象。

本证以口咽干燥、皮肤枯瘪、眼球深陷、尿少便干为审证要点。

2.浮肿　指体内水液因气化失常而停聚,以头目、四肢、胸腹甚至全身浮肿,小便不利等为主要表现的证候。多因外感六淫、内伤七情等影响肺、脾、肾的输布排泄功能,水液停聚所致。临床辨证当分阳水与阴水。

(1)阳水:浮肿的性质属实者,称为阳水。多因外感风邪或水湿浸淫等因素引起。

【临床表现】头面浮肿,从眼睑开始,继而遍及全身,小便短少,来势迅速,皮肤薄而亮。常伴恶寒发热、肢节酸重疼痛、苔薄白、脉浮紧;或咽喉肿痛,舌红而脉浮数;或全身浮肿,来势较缓,按之没指,肢体沉重,小便短少,脘闷纳呆,泛恶欲吐,舌苔白腻,脉缓。

【证候分析】肺位于上焦,宣发受阻,水液停滞,所以浮肿先见眼睑头面;肃降失常,水津不能输布,溢于肌肤,迅速波及全身;三焦不利,膀胱气化失司,故小便短少。本病上焦失宣,中焦失布,下焦失司,三焦俱病,水无去路,泛溢肌肤,所以来势猛疾,很快蔓延全身,皮肤发薄光亮。由于风邪引发,风水相搏,故见恶风、发热、肢节酸痛等卫表症状。若偏寒,则恶寒发热、苔薄白、脉浮紧;若偏热,则咽痛、舌红苔薄白、脉浮数。若水湿浸淫,脾土受困,运化失司,水泛肌肤,而致浮肿,亦属阳水范畴,其肿逐渐遍及全身,来势较缓。脾主四肢肌肉,水湿困脾,湿渍肢体,则沉重困倦;脾胃相为表里,脾病及胃,湿蕴中焦,不能腐熟水谷,则脘闷纳呆;胃气上逆,则泛恶欲吐。苔白腻、脉缓为湿邪内盛之征象。

本证以发病急、来势猛、先见眼睑头面、上半身肿甚为审证要点。

(2)阴水:浮肿的性质属虚者,称为阴水。多由病久正虚、劳倦内伤、房事不节等因素引起。

【临床表现】腰以下肿甚,按之凹陷不起,脘闷腹胀,纳呆便溏,面色㿠白,神倦肢困,小便不利,腰膝冷痛,形寒肢冷,舌淡胖,苔白滑,脉沉迟无力。

【证候分析】脾虚不能升清,肾虚不能降浊,均能导致水液代谢障碍,泛溢肌肤,而为阴水。水势趋下,故肿从足部开始,尤以腰以下为严重,按之凹陷不起。脾病及胃,中焦健运失常,则脘闷腹胀、纳呆便溏、神疲肢困。肾与膀胱相表里,肾阳不足,膀胱气化失司,故小便不利;肾阳虚不能温养腰膝,故酸痛而冷;不能温煦肢体,则形寒肢冷。面色㿠白、舌淡胖、苔白滑、脉沉迟无力均为水寒之气内盛之征象。

本证以发病缓、来势徐、浮肿先从足部开始、腰以下肿甚、形寒肢冷为审证要点。

3.痰证 指水液凝结于脏腑、经络、组织之间,质地稠厚,以咳吐痰多、胸闷、眩晕、体胖等为主要表现的证候。常由外感六淫、内伤七情,导致脏腑功能失调所致。

【临床表现】咳喘,咳痰,胸闷;脘痞不舒,纳呆恶心,呕吐痰涎;头晕目眩;神昏癫狂,喉中痰鸣;肢体麻木,偏瘫;瘰疬、瘿瘤,痰核,乳癖,喉中异物感;苔白腻,脉滑。

【证候分析】痰阻于肺,宣降失常,肺气上逆,则咳嗽、气喘、咳痰;气为痰阻,肺气不利,则胸闷不舒;痰滞于胃,胃失和降,则脘痞纳呆;胃气上逆则恶心呕吐;痰最易阻遏气机,清阳不得上升,故见头晕目眩;痰蒙心神,可见神识昏糊,或癫狂;痰随气升,则喉中痰鸣,或咽喉部有异物梗阻感,吞之不下,吐之不出;痰停经络,气血运行不利,可见肢体麻木、偏瘫;痰结皮下、肌肉,局部气血不畅,凝聚成块,在颈部见瘰疬、瘿瘤,肢体见痰核,乳房见乳癖。舌苔腻、脉滑均为有痰之征象。

本证以吐痰或呕吐痰涎、神昏癫狂、苔腻、脉滑等为审证要点。

4.饮证 指水饮停聚于脏腑、组织之间,质地较痰清稀,以咳清稀痰涎、呕吐清水、胸胁胀闷、水声辘辘、苔白滑、脉弦等为主要表现的证候。多因外邪侵袭,或中阳素虚,水液输布障碍,而停聚成饮。

【临床表现】脘痞腹胀,水声辘辘,泛吐清水痰涎;胸闷心悸,倚息不得卧;或胸胁胀闷作痛,咳喘引痛;身体、肢节酸重疼痛;喉中哮鸣有音,头目眩晕,舌苔白滑,脉弦等。

【证候分析】饮阻气道,肺气逆而水不降,故喉中哮鸣;水饮凌心而见胸闷心悸、喘息不能平卧;饮停胃肠,气机不畅,故脘腹胀满、泛吐清水;水在胃则胃中有振水声,水在肠则肠间辘辘有水鸣声;饮停胸胁,气道受阻,络脉不通,故胸胁胀闷作痛,咳嗽时有牵引疼痛感;饮邪泛溢肌肤,故身体、肢节沉重酸痛。苔白滑、脉弦均为饮证之征象。

本证以胸胁脘腹痞胀、水声辘辘、心悸不得卧、咳喘引痛、舌苔白滑、脉弦等为审证要点。

5.湿证 指体内水液运化失常,以头重如裹、面色晦垢、胸闷脘痞、肢体困重为主要表现的证候。多因湿邪内困脾胃,脾虚运化无力,又湿浊内生,内外湿合而为病;或多种原因,内伤于脾,水液代谢失常,聚湿而为患。

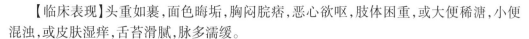

【临床表现】头重如裹,面色晦垢,胸闷脘痞,恶心欲呕,肢体困重,或大便稀溏,小便混浊,或皮肤湿痒,舌苔滑腻,脉多濡缓。

【证候分析】湿困气机,阻遏清阳,湿性弥漫,上则头重如裹、面色晦垢,中则胸闷脘痞,下则小便混浊,外则肢体困重;湿邪内阻影响脾升胃降,则恶心欲呕、大便稀溏;湿困气机,气血运行不畅,则皮肤湿痒。舌苔滑腻、脉濡缓均为湿证之征象。

本证以肢体困重、脘腹痞胀、恶心呕吐、便溏、苔滑或腻等为审证要点。

三、脏腑辨证

脏腑辨证是以脏腑为纲,依据脏腑生理功能及其病理变化特点,对四诊所收集的病情资料进行综合分析,确定病因与病性,并判断疾病所在脏腑部位的一种辨证方法。藏象学说是脏腑辨证的理论依据,因为每一个脏腑都有其各自的生理功能,脏腑之间相互联系,密不可分。当脏腑生理功能失常时,就会形成不同的病证。因此,熟悉和掌握各脏腑的生理功能及其相互关系是掌握脏腑辨证的基础。东汉张仲景确立了以脏腑病机立论进行辨证,脏腑辨证主要应用于内伤杂病的辨证,是临床各科疾病的诊断基础,其内容包括脏病辨证、腑病辨证和脏腑兼病辨证。

(一)心与小肠病辨证

心居胸中,心包络护卫于外。心在体合脉,其华在面,开窍于舌,在液为汗,在志为喜,外应虚里。手少阴心经循臂内侧后缘,下络小肠,心与小肠互为表里。心的主要生理功能是主血脉和主神志。小肠的主要生理功能是受盛化物、泌别清浊。

心主血脉功能主要反映为心具有推动血液在脉道中运行的作用。心的主神明功能主要反映为心主宰人体精神和意识思维活动。心的病变围绕心生理功能失常及相应的经络、形体、官窍等生理方面的异常。小肠通过经络络属关系,与心相表里,病理上心火可下移小肠。

心的病变常见证型可概括为虚实两类。虚证多由久病伤正、禀赋不足、思虑太过等因素,导致心气虚、心阳虚、心阳暴脱、心血虚、心阴虚等;实证多由火扰、寒凝、气郁、痰阻、瘀血等原因,导致心火亢盛、心脉痹阻、痰蒙心神及痰火扰神等。小肠的病变主要是小肠实热证。

心病的常见症状有心悸怔忡、心痛、心烦、失眠、多梦、神昏、神志错乱、口舌生疮等。小肠病的常见症状为小便赤涩、灼痛、尿血等。

1.心气虚证　是指心气不足,推动无力所表现的证候。常因久病失养或年高心气虚衰等所引起。

【临床表现】心悸,胸闷,气短,动则尤甚,精神疲惫,体倦乏力,自汗,面色淡白,舌淡苔白,脉虚。

【证候分析】心气不足,鼓动无力,心动失常,故见心悸;心居胸中,心气不足,宗气运转无力,则胸闷气短;动则气耗,故活动或劳累后随之加剧;全身功能活动减弱,故精神疲惫、体倦乏力;气虚卫外不固,故自汗;心气不足,血液运行无力,不能上荣,则面色淡白、舌淡苔白;血行失其心气的推动,则脉见虚。

本证以心悸、胸闷及气虚症状共见为审证要点。

2. 心阳虚证　是指心阳虚衰,温养无力,虚寒内生所表现的证候。常因心气虚的进一步发展等所致。

【临床表现】心悸怔忡,心胸憋闷,或心痛,气短,自汗,形寒肢冷,面色㿠白,或面唇青紫,舌质淡胖或紫暗,苔白滑,脉弱或结代。

【证候分析】心阳虚衰,鼓动无力,心动失常,故轻则心悸、重则怔忡;胸阳不展,故心胸憋闷、气短;温运血行无力,心脉痹阻不通,则心痛;肢体失于温煦,故畏寒肢冷;运血无力,血行不畅,故面色㿠白或面唇青紫;脉道失充,故脉弱,或结或代;卫外不固,则自汗。舌淡胖、苔白滑为阳虚寒盛之征象。

本证以心悸怔忡、心胸憋闷或心痛及阳虚症状共见为审证要点。

3. 心阳暴脱证　是指心阳衰极,阳气突然外脱所表现的危重证候。常由心阳虚证进一步发展,或由寒邪暴伤心阳等所致。

【临床表现】在心阳虚证临床表现的基础上,突然冷汗淋漓、四肢厥冷、呼吸微弱、面色苍白,或心痛剧烈、口唇青紫、神识昏糊,或昏迷不醒、舌淡或紫暗、脉微欲绝。

【证候分析】心阳衰而暴脱,阳气衰亡不能卫外,则冷汗淋漓;失于温煦肢体,故四肢厥冷;心阳虚衰,宗气外泄,不能助肺以行呼吸,故见呼吸微弱;阳气外脱,温运血行无力以上行,故面色苍白;推动无力,血行不畅,瘀阻心脉,则心痛剧烈、口唇青紫;心阳虚衰,神散不收,则神识模糊,甚则昏迷。脉微细欲绝为阳气将亡之征象。

本证以心阳虚证基础上,突然出现亡阳症状为审证要点。

4. 心血虚证　是指心血不足,失其濡养功能所表现的证候。常由失血过多、久病耗伤阴血等所引起。

【临床表现】心悸,失眠多梦,健忘,面色淡白,头晕目眩,唇舌淡白,脉细。

【证候分析】心血不足,心失所养,心动失常,故见心悸;血不养心,心神不安,故失眠多梦;血虚则不能上行于头目,濡养脑髓,故健忘、头晕目眩;血虚不能上荣则面色、唇舌淡白;血少不能充盈脉道,则脉细。

本证以心悸、失眠多梦及血虚症状共见为审证要点。

5. 心阴虚证　是指心阴耗损,虚热内扰所表现的证候。常由思虑劳神过度,暗耗心阴等所引起。

【临床表现】心悸,心烦,失眠多梦,形体消瘦,口燥咽干,颧红盗汗,午后潮热,五心烦热,舌红少津,脉细数。

【证候分析】心阴亏损,心失所养,心动不安,故心悸;虚热扰心,心神不守,故心烦、失眠、多梦;阴液耗损,机体失于濡养,则形体消瘦、口燥咽干;阴不制阳,虚热内生,则午后潮热、五心烦热、盗汗颧红、舌红少津、脉细数。

本证以心悸心烦、失眠多梦及阴虚症状共见为审证要点。

6. 心火亢盛证　是指心火内炽所表现的证候。其常由外感火热之邪,或情志抑郁、气郁化火、内炽于心等所引起。

【临床表现】心胸烦热,失眠,甚则狂躁谵语,或口舌生疮,或吐血、衄血,口渴喜冷,小便赤、涩、灼、痛,大便秘结,面色红赤,舌尖红,舌苔黄,脉数有力。

【证候分析】心火内炽，扰乱心神，故心胸烦热，失眠，甚则狂躁谵语。心开窍于舌，心火亢盛，火热循经上炎，故舌尖红，灼伤脉络，则口舌生疮；心火炽盛，迫血妄行，则吐血、衄血；火易伤津，故口渴便干；火热下移小肠，则小便赤、涩、灼、痛；火热炎上则面赤。苔黄、脉数有力均为里热之征象。

本证以心胸烦热、失眠及舌、脉等与心相关组织出现实火内炽症状共见为审证要点。

7. 心脉痹阻证　是指各种致病因素导致心脉痹阻不通，血行不畅所表现的证候。常由正气不足，瘀血、痰浊、阴寒、气滞等因素阻痹心脉等所引起。

【临床表现】心悸怔忡，心胸憋闷疼痛，痛引肩背内臂，时作时止。或见痛如针刺，夜间尤重，舌紫暗，或有瘀斑、瘀点，脉涩或结代；或见心胸闷痛，体胖多痰，身重困倦，舌淡胖苔厚腻，脉沉滑；或见心胸剧痛，得温痛减，畏寒肢冷，舌淡苔白润，脉沉迟或沉紧；或见心胸胀痛，因情志波动而加重，喜太息，舌淡红或暗红，脉弦。

【证候分析】心脉痹阻证多因正气先虚，阳气不足，心失温养，故见心悸怔忡；阳气不足，血运无力，故心胸憋闷疼痛；手少阴心经之脉，直行上肺，出腋下，循内臂，心脉不通则经脉气血运行不畅，故痛引肩背内臂；若瘀血内阻心脉，疼痛以刺痛为特点，夜间心血瘀阻更重，故夜间尤重，伴舌紫暗、瘀斑瘀点、脉涩或结代；若痰浊内盛，停聚心脉，疼痛以闷痛为特点，伴体胖痰多、身重困倦、舌淡胖苔厚腻、脉沉滑；若阴寒内盛，凝滞心脉，疼痛以痛势剧烈、突然发作、得温痛减为特点，伴畏寒肢冷、舌淡苔白润、脉沉迟或沉紧；若气机郁滞，阻滞心脉，疼痛以胀痛为特点，发作与情志波动有关，伴舌淡红或暗红、苔薄白、脉弦。

本证以心悸怔忡、心胸憋闷疼痛为主要症状，但因致痛之因有别，应分辨疼痛特点及伴随兼症以审证求因。痰浊阻痹心脉所致者，可见心胸闷痛、体胖多痰、身重困倦、舌淡胖苔厚腻、脉沉滑；瘀血阻滞心脉所致者，可见痛如针刺、夜间尤重、舌紫暗、瘀斑瘀点、脉涩。阴寒凝滞心脉所致者，可见心胸剧痛、得温痛减、畏寒肢冷、舌淡苔白润、脉沉迟或沉紧；气滞心脉痹阻者，可见心胸胀痛，喜太息，并因情志波动而诱发或加重，舌淡红或暗红、脉弦等。

8. 痰蒙心神证　是指痰浊蒙蔽心神，以致神志失常所表现的证候。常由外感湿浊、内伤七情等所引起，又称痰迷心窍证。

【临床表现】神志模糊，喉中痰鸣，甚则昏不知人，面色晦滞，胸脘满闷，呕恶，舌苔白腻，脉滑；或精神抑郁，表情淡漠，神志痴呆，喃喃自语，举止失常；或突然昏仆，不省人事，口吐涎沫，两目上视，手足抽搐。

【证候分析】痰浊蒙蔽心窍，神明失司，故神志模糊，甚则昏不知人；痰浊内阻，清阳不升，浊气上泛，故喉中痰鸣、面色晦滞；胃失和降，胃气上逆，则脘闷、呕恶；气郁痰阻，痰气搏结，阻蔽神明，则精神抑郁、表情淡漠、神志痴呆、喃喃自语、举止失常；痰浊夹肝风闭阻心神，则见突然昏仆、不省人事、口吐涎沫、两目上视、手足抽搐等症状。舌苔白腻、脉滑均为痰浊内盛之征象。

本证以神志异常及痰浊内盛症状共见为审证要点。

9. 痰火扰神证　是指痰火扰乱心神，以致神志异常所表现的证候。常由情志刺激，气郁化火生痰，或外感火热之邪，灼津为痰，痰火内扰等所引起，又称痰火扰心证。

【临床表现】心烦失眠,重则神昏谵语,或语言错乱,哭笑无常,狂躁妄动,打人毁物,伴发热气促、面红目赤、口渴喜冷饮、吐痰黄稠,或喉中痰鸣、舌红苔黄腻、脉滑数。

【证候分析】痰火扰心有内伤和外感之分。内伤病中,因痰火扰心,轻则失眠心烦;重则神志狂乱,或神识昏蒙,语言错乱,哭笑无常;火属阳,阳主动,故见狂躁妄动、打人毁物;外感热病,邪热亢盛,里热蒸腾,充斥肌肤,故发热;火势炎上,则面红目赤;功能活动亢进,则呼吸气粗;邪热灼津为痰,故痰黄稠、喉间痰鸣。舌红苔黄腻、脉滑数均为痰火内盛之征象。

本证内伤杂病中,轻者以失眠心烦,重者以神志狂乱为审证要点;在外感热病中,以高热、痰盛、神志不清为审证要点。

10. 小肠实热证　是指心火移于小肠所表现的证候。常由心火亢盛,下移小肠等所引起。

【临床表现】心烦,口舌生疮,小便涩赤,尿道灼痛,尿血,口渴,舌红苔黄,脉数。

【证候分析】心火下移小肠,故小便涩赤,尿道灼痛;热甚灼伤血络,则见尿血;心火内炽,热扰心神,则心烦;津为热灼,则口渴;心火上炎,则口舌生疮。舌红苔黄、脉数均为里热之征象。

本证以心烦、口舌生疮及小便赤涩灼痛为审证要点。

(二)肺与大肠病辨证

肺居胸中,位置最高,故称"华盖",上连气道、咽喉。肺在体合皮,其华在毛,开窍于鼻,喉为肺之门户,在液为涕,在志为悲(忧),外应胸膺。其经脉起于中焦,下络大肠,与大肠互为表里。肺的生理功能是主气、司呼吸,通调水道,朝百脉,主治节,主宣发肃降。大肠的生理功能是主传导,排泄糟粕。

肺的功能主要反映在调节呼吸功能,参与宗气的生成,助心行血,调节全身气机的升降出入,调节津液的输布、运行和排泄方面。肺的病变则围绕肺生理功能失常及相应的经络、形体、官窍等生理方面的异常。大肠通过经络络属关系,与肺相表里,病理变化互相影响。

肺的病变常见证型可概括为虚实两类。虚证多因久病咳喘等,导致肺气虚和肺阴虚;实证多因风、寒、燥、热、痰等邪气侵袭于肺所致风寒束肺、风热犯肺、燥邪犯肺、寒痰阻肺、肺热炽盛、痰热壅肺及风水相搏证。大肠病变主要有大肠湿热、肠热腑实、大肠津亏及虫积肠道证。

肺病的常见症状有咳嗽、气喘、咳痰、胸痛、咯血、声音嘶哑、鼻塞流涕和浮肿等。大肠病的常见症状有便秘、泄泻等。

1. 肺气虚证　是指肺气不足而致功能活动减弱所表现的证候。常由久咳久喘,或脾肾亏虚影响及肺等所引起。

【临床表现】咳喘无力,气短,动则益甚,咳痰清稀,语声低微,神疲乏力,自汗,畏风,易感冒,面色淡白,舌淡苔白,脉弱。

【证候分析】肺气不足,宗气生成不足,呼吸功能减弱,故咳喘无力、气少不足以息、语声低微;动则耗气,故动则咳喘益甚;津液不布,聚而为痰,随肺气上逆,则痰液清稀;肺气

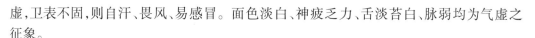

虚,卫表不固,则自汗、畏风、易感冒。面色淡白、神疲乏力、舌淡苔白、脉弱均为气虚之征象。

本证以咳喘无力、咳痰清稀与气虚症状共见为审证要点。

2.肺阴虚证　是指肺阴亏耗,虚热内扰,肺失清肃所表现的证候。常由久咳伤阴、痨虫袭肺等所引起。

【临床表现】干咳无痰,或痰少而黏,不易咳出,甚或痰中带血,声音嘶哑,口干咽燥,形体消瘦,颧红,盗汗,五心烦热,舌红少苔或无苔,脉细数。

【证候分析】肺阴不足,虚热内生,气机上逆,则干咳,或痰少而黏,难以咳出,甚则虚火灼伤肺络,而痰中带血;咽喉失于阴津滋润,为虚火所蒸,则声音嘶哑、口燥咽干;肌肉失于濡养,则形体消瘦。颧红、盗汗、五心烦热、舌红少苔或无苔、脉细数均为阴虚内热之征象。

本证以干咳无痰或痰少而黏、不易咳出及阴虚症状共见为审证要点。

3.风寒束肺证　是指风寒之邪,侵袭肺系,肺卫失宣所表现的证候。常由外感风寒之邪侵袭肺卫等所引起。

【临床表现】咳嗽,痰清稀色白,喉痒,微有恶寒发热,鼻塞流清涕,或身痛,无汗,舌苔薄白,脉浮紧。

【证候分析】肺合皮毛,外感风寒,袭表犯肺,肺气被束,失于宣肃,故咳嗽、痰色白清稀;鼻为肺窍,肺气失宣,则鼻塞流清涕;风寒犯表,损伤卫阳,失于温煦,故微恶风寒;卫阳被遏,郁而发热;寒邪凝滞经络,经气不利,故头身疼痛;寒性收引,腠理闭塞,故无汗。舌苔薄白、脉浮紧为感受风寒之征象。

本证以咳嗽、痰色白清稀及风寒表证共见为审证要点。

4.风热犯肺证　是指风热之邪侵袭肺卫所表现的证候。常由外感风热之邪侵袭肺卫等所引起。

【临床表现】咳嗽,痰稠色黄,鼻塞流黄浊涕,咽喉肿痛,发热,微恶风寒,舌边尖红,苔薄黄,脉浮数。

【证候分析】风热袭肺,肺失清肃,肺气上逆,故咳嗽;风热灼液为痰,故痰质稠色黄;肺气失宣,鼻窍不利,津液为风热所熏,故鼻塞流黄浊涕;风热上扰,咽喉不利,则咽喉疼痛;肺卫受邪,卫气抗邪,则发热;卫气失于温煦,则恶寒。舌边尖红、苔薄黄、脉浮数均为风热袭表犯肺之征象。

本证以咳嗽、痰稠色黄及风热表证共见为审证要点。

5.燥邪犯肺证　是指燥邪侵犯肺卫,肺之津液受伤所表现的证候。常由秋令之季,感受燥邪等所引起。

【临床表现】干咳无痰或少痰,痰黏难咳,甚则胸痛,痰中带血,口、唇、鼻、咽干燥,小便短少,大便干结,或身热,微恶风寒,少汗或无汗,苔薄白或薄黄,脉浮数或浮紧。

【证候分析】肺喜润恶燥,燥邪犯肺,伤及肺津,清肃失职,故干咳少痰,或痰黏难咳;甚则咳伤肺络,则胸痛咯血;燥邪伤津,则口、唇、鼻、咽干燥;肠道失润,则大便干燥;尿源不足,则小便短少;燥邪侵袭卫表,故兼见发热恶寒的卫表症状。凉燥性近于寒,故苔薄白、脉浮紧;温燥性近于热,故苔薄黄、脉浮数。

本证以干咳少痰或痰黏难咳及燥邪侵袭肺卫表现共见为审证要点。

6. **肺热炽盛证**　是指热邪炽盛,内阻于肺所表现的证候。常由外感风热之邪入里,或风寒之邪入里化热,内阻于肺等所引起。

【临床表现】发热,汗出,口渴,咳嗽,胸痛,气喘,鼻扇气灼,咽喉红肿疼痛,小便短赤,大便秘结,舌红苔黄,脉数。

【证候分析】里热炽盛,蒸腾内外,故发热;逼迫津液外泄,则汗出;津液耗伤,则口渴;热邪犯肺,肺失清肃,气逆于上,故咳嗽、气喘;热伤肺络,则胸痛;邪热迫肺,肺气不利,故鼻扇气灼;肺热上熏咽喉,故咽喉红肿疼痛;津伤则大便秘结、小便短赤。舌红苔黄、脉数为邪热内盛之征象。

本证以发热、汗出、咳嗽、气粗及里实热证共见为审证要点。

7. **寒痰阻肺证**　是指寒邪与痰饮相合,壅滞于肺所表现的证候。常由素有痰饮,复感寒邪,内客于肺;或寒邪内侵于肺,肺失清肃,又聚湿生痰等所引起,也称寒饮伏肺证。

【临床表现】咳嗽气喘,痰多色白清稀,胸闷,或喘哮痰鸣,形寒肢冷,舌淡苔白,脉濡缓。

【证候分析】寒痰阻肺,肺失宣降,肺气上逆,故咳嗽、气喘、痰多色白易咳;痰气搏结,上涌气道,故喉中痰鸣而发哮;肺气不利,则胸闷;寒为阴邪,阳气被遏,肌肤失于温煦,故形寒肢冷。舌淡苔白、脉濡缓均为寒痰内盛之征象。

本证以咳嗽气喘及寒痰内盛症状共见为审证要点。

8. **痰热壅肺证**　是指痰热互结,壅闭于肺所表现的证候。本证多因外邪犯肺,郁而化热,炼液成痰,壅阻于肺等所致。

【临床表现】咳嗽,咳痰黄稠而量多,胸闷,气喘息粗,甚则鼻翼扇动,或喉中痰鸣,或咳吐脓血腥臭痰,胸痛,发热,口渴,大便秘结,小便短赤,舌红苔黄腻,脉滑数。

【证候分析】痰热壅阻于肺,故咳嗽、胸闷、气喘息粗;甚则肺气郁闭,则鼻翼扇动;痰热互结,随肺气上逆,故咳痰黄稠而量多,或喉中痰鸣;痰热阻滞肺络,肉腐血败,则咳吐脓血腥臭痰、胸痛;里热炽盛,蒸达于外,故发热;灼伤阴津,则口渴、便秘、小便短赤。舌红苔黄腻、脉滑数为痰热内盛之征象。

本证以咳喘、痰多黄稠及里实热证共见为审证要点。

9. **风水相搏证**　是指风邪侵袭,肺失宣降,不能通调水道,水湿泛溢肌肤所表现的证候。多由外感风邪,肺气受邪,宣降失常,通调水道失司,风水泛溢肌肤所致。

【临床表现】眼睑头面先肿,继而遍及全身,来势迅猛,小便短少,皮肤薄而亮。兼有恶寒发热,无汗,舌苔薄白,脉象浮紧;或兼见发热恶寒,咽喉痛,舌苔薄黄,脉浮数。

【证候分析】风邪侵袭,上先受之,肺失清肃,通调水道失司,故浮肿起于眼睑头面,继而遍及全身;不能下注膀胱,则小便短少。若伴见恶寒发热、无汗、苔薄白、脉浮紧,为风水偏寒之征;若兼有咽喉肿痛、舌红、脉浮数,为风水偏热之象。

本证以骤起眼睑头面肿及表证共见为审证要点。

10. **大肠湿热证**　是指湿热邪气阻滞肠道,以致传导失司所表现的证候。常由感受湿热外邪或饮食不洁所引起,也称肠道湿热证。

【临床表现】腹痛,下利脓血,里急后重,或暴注下泻,气味秽臭,肛门灼热,尿少色

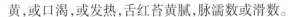

黄,或口渴,或发热,舌红苔黄腻,脉濡数或滑数。

【证候分析】湿热侵袭大肠,壅阻气机,故腹痛;熏灼肠道,脉络损伤,血腐为脓,故见下利脓血;湿阻大肠,气机壅滞,大便不得畅通,故肛门有滞重感;湿热侵犯大肠,津为热迫而下注,则暴注下泻、色黄而臭;热炽肠道,则肛门灼热;水液从大便外泄,则小便短少黄赤;热盛伤津则口渴;湿热蒸达于外,则发热;舌红苔黄腻、脉滑数为湿热之征象。

本证以腹痛、下利脓血、里急后重或暴注下泻及湿热症状共见为审证要点。

11.大肠津亏证　是指肠中津液不足,肠道失其濡润所表现的证候。常由热病后津伤未复或老年阴血亏虚等引起,也称肠燥津亏证。

【临床表现】大便秘结干燥,难以排出,常数日一行,或伴口臭、头晕、口咽干燥、舌质干燥少津、脉细涩。

【证候分析】津液不足,肠失濡润,传导不利,则大便干结,难以排出,常数日一行;阴伤于内,口咽失润,故口干咽燥;大便日久不解,腑气不通,浊气上逆,则口臭、头晕;阴伤则阳亢,故舌红少津;津亏脉道失充,故脉细涩。

本证以大便干结难解、数日一行及津液亏虚症状共见为审证要点。

12.肠热腑实证　是指邪热入里,与肠中糟粕相搏,燥屎内结所表现的证候。常由邪热炽盛、侵犯于大肠等引起。

【临床表现】高热,或日晡热甚,腹部硬满疼痛、拒按,大便秘结,或热结旁流,气味恶臭,汗出口渴,甚则神昏谵语、狂乱,尿少色黄,舌红苔黄燥,或焦黑起芒刺,脉沉实有力。

【证候分析】邪热与燥屎内结肠中,腑气不通,故脐腹部硬满疼痛、拒按,大便秘结;邪热内炽,加之大肠经气旺于日晡,故日晡热甚;若燥屎内踞而邪热又迫津下泄,故热结旁流、气味恶臭;邪热上扰心神,故神昏谵语、狂乱;里热蒸腾,迫津外泄,故高热、汗出口渴、小便短黄。舌红苔黄厚燥或焦黑起刺、脉沉实有力为实热内结之征象。

本证以腹满硬痛、便秘、日晡潮热及里热炽盛症状共见为审证要点。

13.虫积肠道证　是指蛔虫等积滞于肠道所表现的证候。多因误食不洁瓜果、蔬菜等,虫卵随饮食入口,在肠道内繁殖孳生等所致。

【临床表现】腹痛时作,胃脘嘈杂,或嗜食异物,大便排虫,面黄形瘦,睡中齿,或鼻痒,面部白色虫斑,白睛蓝斑,或突发腹痛,按之如条索状,甚则剧痛而汗出肢厥,呕吐蛔虫。

【证候分析】虫居肠道,争食水谷,吮吸精微,故胃脘嘈杂、嗜食异物,久则面黄形瘦;虫动则腹痛,虫安则痛止,或随大便出而排虫;若蛔虫钻窜,抟聚肠中,阻塞不通,则腹痛、按之有条索状;蛔虫侵入胆道,继而影响肝之疏泄,气机逆乱,则肢厥汗出,称为"蛔厥";手阳明经入下齿,环唇口,行面颊,足阳明经起于鼻,入上齿,布面颊,虫循经上熏,故鼻痒、齿、面部白色虫斑;肺与大肠相表里,白睛属肺,蛔虫窜扰经络,故见白睛蓝斑。

本证以腹痛时作、嗜食异物、睡中齿、鼻痒、白睛蓝斑等为审证要点。

(三)脾胃病辨证

脾位于膈下,与胃同属中焦。脾在体合肌肉、主四肢,开窍于口,其华在唇,在液为涎,在志为思,外应于腹。脾与胃以膜相连,通过经络而络属,互为表里。脾的主要生理功能是主运化,为"气血生化之源、后天之本",脾主统血,其气主升,喜燥恶湿。胃主受纳、腐熟水谷,为"水谷之海",其气主降,喜润恶燥。脾胃共同完成饮食物的消化、吸收与输布。

脾主运化功能主要反映在运化水谷、水液,输布精微方面;脾主升功能主要反映在升清和维持内脏的相对恒定方面;脾主统血功能主要反映在统摄、控制血液在脉管内运行,不致溢出脉外方面。脾的病变则围绕脾生理功能失常及相应的胃、经络、形体、官窍等生理方面的异常。胃的生理功能是主受纳、腐熟水谷,其气主降,主要反映在受纳水谷,并下输于小肠方面。胃的病变则围绕胃生理功能失常,气不降而反升太过。

脾的病变常见证型可概括为虚实两类。脾病虚证有脾气虚、脾阳虚、脾气下陷、脾不统血,脾病实证有湿热蕴脾、寒湿困脾证。胃病证型有胃气虚、胃阴虚、胃阳虚、胃火炽盛、寒留胃肠、饮留胃肠、食滞胃肠、胃肠气滞证。

脾病常见症状有腹胀、腹痛、便溏、浮肿等。胃病常见症状有纳少、胃脘胀或痛、恶心、呕吐、呃逆、嗳气等。

1.脾气虚证　是指脾气不足,运化失常所表现的证候。常由饮食失调、劳累过度等伤脾耗气所引起。

【临床表现】纳少,腹胀,饭后尤甚,大便溏薄,肢体倦怠,少气懒言,面色萎黄无华,形体消瘦或浮肿,舌淡苔白,脉缓弱。

【证候分析】脾气不足,胃气亦弱,腐熟功能失职,故纳呆食少;脾失健运,食后脾气愈困,故腹胀愈甚;脾气虚弱,水湿不运,流注肠中,故大便溏薄;脾虚化源不足,不能充养肢体、肌肉,故肢体倦怠、形体消瘦;面部失荣,则面色萎黄无华;脾气虚,水谷精微化生不足,故神疲乏力、少气懒言;水湿不运,泛溢肌肤,则见浮肿。舌淡、苔白、脉缓弱为脾气虚弱之征象。

本证以腹胀、便溏及气虚症状共见为审证要点。

2.脾气下陷证　是指脾虚无力升举,反而下陷所表现的证候。常由脾气虚进一步发展而来,又称中气下陷证。

【临床表现】脘腹重坠作胀,便意频数,或久泄不止,或脱肛,子宫下垂,胃下垂,或小便如米泔,伴纳少、少气乏力、肢体倦怠、声低懒言、头晕目眩、舌淡苔白、脉弱。

【证候分析】脾气虚衰,升举无力,内脏失于举托,故脘腹重坠作胀,子宫、胃等脏器下垂;中气下陷,故便意频数、肛门重坠,或久泻不止,甚或脱肛;脾气下陷,精微不能正常输布,反注膀胱,故小便浑浊如米泔;中气不足,全身功能活动减退,故少气乏力、肢体倦怠、声低懒言;清阳不升,头目失养,故头晕目眩。舌淡苔白、脉弱为气虚之征象。

本证以脘腹坠胀、久泻久痢、内脏下垂及气虚症状共见为审证要点。

3.脾不统血证　是指脾气不足,统血无权,血溢脉外所表现的证候。常由久病或劳倦伤脾所引起。

【临床表现】便血,尿血,崩漏,或月经量多,或皮下出血,伴纳少、便溏、神疲乏力、少气懒言,舌淡苔白,脉细弱。

【证候分析】脾气亏虚,统血无权,则血溢脉外,故见各种出血:溢于胃肠,则便血;溢于膀胱,则尿血;溢于肌肤,则皮下出血;冲任不固,则妇女月经过多,甚则崩漏。脾气不升,运化水液失权,则食少便溏;中气不足,气血无以化生,则神疲乏力,少气懒言。舌淡、苔白、脉细弱为气血亏虚之征。

本证以各种出血、食少便溏及气虚症状共见为审证要点。

4.脾阳虚证　是指脾阳虚衰,中焦阴寒内盛所表现的证候。常由脾气虚发展而来,或过食生冷,损伤脾阳等所引起。

【临床表现】腹胀纳少,腹痛喜温喜按,大便稀溏,畏寒肢冷,面白无华,或肢体困倦,或周身浮肿,小便不利,或白带量多清稀,舌淡胖,苔白滑,脉沉迟无力。

【证候分析】脾阳虚衰,运化失健,则腹胀纳少;阳虚阴盛,寒从中生,则腹痛喜温喜按;水湿不化,流注肠中,则大便溏泄,甚则完谷不化;中阳不振,水湿内停,泛溢肌肤,则肢体浮肿;膀胱气化失司,则小便不利;水湿下注,带脉失约,则妇女带下清稀量多;阳虚不能温煦肌表四末,则畏寒肢冷。舌淡胖、苔白滑、脉沉迟无力均为阳虚、水湿内盛之征象。

本证以腹胀、腹痛、纳少、便溏及阳虚症状共见为审证要点。

5.寒湿困脾证　是指寒湿内盛,中阳受困所表现的证候。常由饮食不节、过食生冷,或居处潮湿等所引起。

【临床表现】脘腹胀满疼痛,纳呆,恶心,呕吐,大便溏泄,头身困重,或浮肿,小便不利,面目肌肤发黄,色泽晦暗如烟熏,舌淡胖苔白腻,脉濡缓。

【证候分析】脾喜燥恶湿,寒湿内侵,中阳受困,升降失常,故脘腹胀满疼痛、纳呆;胃气不降,故恶心、呕吐;脾不升清,湿注肠中,故大便溏泄;阳气被寒湿所遏,不能温化水湿,则肢体浮肿、小便短少;湿性重浊,流注肢体,阻遏清阳,则头身困重;寒湿内阻,肝胆疏泄失职,胆汁外溢,则面目肌肤发黄、色晦暗如烟熏。舌淡胖、苔白腻、脉濡缓均为寒湿内盛之征象。

本证以脘腹胀满、纳呆、恶心呕吐、便溏及寒湿内盛症状共见为审证要点。

6.湿热蕴脾证　是指湿热内蕴中焦所表现的证候。常由感受湿热邪气,或过食肥甘,积湿化热等所引起。

【临床表现】脘腹胀满,肢体困重,尿少色黄,大便溏泄不爽,纳少厌食,恶心呕吐,或面目肌肤发黄,色泽鲜明如橘子色,皮肤发痒,或身热不扬,渴不多饮,舌红苔黄腻,脉濡数。

【证候分析】湿热蕴结中焦,纳运失司,升降失常,故脘腹痞闷、厌食呕恶;湿热蕴脾,清阳不升,故大便溏泄不爽;湿性重浊,脾为湿困,故肢体困重;湿遏热伏,郁蒸于内,故身热不扬、皮肤发痒、渴不多饮、小便短黄;湿热蕴结脾胃,熏蒸肝胆,疏泄失权,胆汁不循常道而外溢肌肤,则身目俱黄、色鲜明。舌红苔黄腻、脉濡数为湿热内蕴之征象。

本证以脘腹胀满、纳少厌食、便溏及湿热内蕴症状共见为审证要点。

7.胃气虚证　是指胃气不足,受纳、腐熟功能减弱,以致胃失和降所表现的证候。常由饮食不节,损伤胃气,或久病失养等所引起。

【临床表现】胃脘隐痛或胀痛,食后胀甚,按之缓解,食欲减退,时作嗳气,气短神疲,倦怠懒言,舌质淡苔白,脉虚弱。

【证候分析】胃气亏虚,受纳、腐熟功能减退,故胃脘隐痛或胀痛、食后胀甚;病性属虚,故按之觉舒;胃气不降而反上逆,故时作嗳气;气之功能衰减,故气短神疲、倦怠懒言。舌质淡苔白、脉虚弱为气虚之征象。

本证以胃脘隐隐胀痛、按之缓解、食欲减退及气虚症状共见为审证要点。

8.胃阴虚证 是指胃阴不足,胃失濡润,和降失常所表现的证候。常由温热病后期,胃阴耗伤,或过食辛辣温燥之品,劫伤胃阴等所引起。

【临床表现】胃脘隐隐灼痛,饥不欲食,或食而甚少,或胃脘嘈杂,脘痞不舒,或干呕呃逆,伴口咽干燥、大便干结、小便短少,舌红少苔或无苔,脉细而数。

【证候分析】胃阴不足,虚热内生,胃气失于和降,故胃脘隐痛、脘痞嘈杂不适;胃失滋润,胃纳失权,则饥不欲食;胃失和降,胃气上逆,故干呕呃逆;胃阴亏虚,阴不上承,则口燥咽干;下不能滋润肠道,故大便干结、小便短赤。舌红苔少或无苔、脉细数均为阴虚内热之征象。

本证以胃脘隐隐灼痛、嘈杂不适、饥不欲食及阴虚症状共见为审证要点。

9.胃阳虚证 是指胃阳不足,虚寒内生,以致胃气失和所表现的证候。常由过食生冷,损伤胃阳,或过用寒凉药物等所引起,又称胃虚寒证。

【临床表现】胃脘绵绵冷痛,时发时止,喜温喜按,泛吐清水,食少脘痞,口淡不渴,倦怠乏力,畏寒肢冷,舌淡胖,苔白滑,脉沉迟无力。

【证候分析】胃阳虚衰,虚寒内生,胃脘冷痛;性质虚寒,故为绵绵不已、时发时止、喜温喜按;腐熟受纳功能减退,水气不化,胃气上逆,故食少脘痞、泛吐清水;阳虚不能温煦肌表四末,则畏寒肢冷。口淡不渴、舌淡胖、苔白滑、脉沉迟无力均为阳虚之征象。

本证以胃脘冷痛、喜温喜按、泛吐清水及阳虚症状共见为审证要点。

10.胃火炽盛证 是指胃中蕴热化火,胃功能失常所表现的证候。常由过食辛辣温燥之品,化火生热;或气郁化火犯胃等所引起。

【临床表现】胃脘灼痛、拒按,或消谷善饥,或口臭,或牙龈肿痛溃烂,齿衄,渴喜冷饮,大便秘结,尿少色黄,舌红苔黄,脉数。

【证候分析】胃中热炽,胃腑络脉气血壅滞,故胃脘灼痛;性质属实,故拒按;功能亢进,故消谷善饥;胃中浊气上逆,则口臭;胃火循经上熏,走络于龈,气血壅滞,则牙龈肿痛;血络受伤,则齿衄;邪热伤津,故口渴饮冷;肠道失润,则大便秘结;小便化源不足,则小便短赤。舌红苔黄、脉数为火热内盛之征象。

本证以胃脘灼痛、消谷善饥及里实热症状共见为审证要点。

11.寒留胃肠证 是指由于寒邪侵犯胃肠,胃肠功能失常所表现的实寒证候。多因过食生冷,或脘腹受凉,以致寒邪客于胃肠等所引起。

【临床表现】脘腹冷痛,痛势暴作,遇寒加剧,得温则减,恶心呕吐,吐后痛缓。或口泛清水,腹泻清稀,或腹胀便秘,面色淡白或青,肢冷不温,舌苔白润,脉沉紧。

【证候分析】寒邪犯胃,凝阻气机,胃气失和,故胃脘冷痛;病情属实,则痛势暴急;胃气上逆,则恶心呕吐;寒得温则散,故得温痛减;遇寒则气收更甚,故痛势加剧;吐后寒气暂以舒缓则痛减;若寒伤胃阳,水液随胃气上逆,则口泛清水;寒邪侵犯肠道,主津液功能减弱,则腹泻清水;寒凝气阻,可见腹胀便秘;寒邪伤阳,阳气不能外达及上行,故见肢冷、面白或青。舌苔白润、脉沉紧为阴寒内盛之征象。

本证以脘腹冷痛、呕吐、腹泻及实寒症状共见为审证要点。

12. 饮留胃肠证　是指水饮留滞胃肠所表现的证候。多因饮食不节,恣饮无度,脾失健运,水停为饮,留滞胃肠。《金匮要略》称其为狭义之"痰饮"。

【临床表现】脘腹胀满,胃中有振水声,肠间水声辘辘,呕吐清水痰涎,或头目眩晕,舌苔白滑,脉沉弦。

【证候分析】饮邪留滞胃肠,遏阻气机,故脘腹胀满;饮邪留积胃腑,故胃中有振水声;饮邪走行于肠,则肠间水声辘辘;饮停于胃,胃失和降,水饮随胃气上逆,故呕吐清涎;饮邪内阻,清阳不升,故头晕目眩。苔白滑、脉沉弦为水饮内停之征象。

本证以胃肠有振水声、脘腹胀满、呕吐清水痰涎等为审证要点。

13. 胃肠气滞证　是指由于邪气侵扰,或内脏气机失调,致使胃肠气机阻滞所表现的证候。常由多种原因致胃肠气机阻滞不畅而引起。

【临床表现】脘腹痞胀疼痛,时轻时重,部位游移,随肠鸣、矢气、嗳气后胀痛得减。欲吐或欲泻,泻而不爽,大便秘结,苔厚,脉弦。

【证候分析】胃肠气机阻滞,故脘腹痞胀疼痛;气善行走,故游走不定;气机紊乱,升降失常,胃气逆于上则嗳气欲吐、下迫则欲泻不爽;嗳气、矢气之后,滞塞之气机暂时得以通畅,故胀痛得减;气机阻塞,胃肠之气不降,可见大便秘结。苔厚、脉弦为浊气内停,气机阻滞之征象。

本证以脘腹痞胀疼痛,矢气、嗳气后胀痛得减等为审证要点。

14. 食滞胃肠证　是指由于食停胃肠,以脘腹胀满疼痛、呕泻酸馊、大便腐臭为主要表现的证候。常由饮食过量,或暴饮暴食等所引起。

【临床表现】脘腹胀闷疼痛、拒按,厌食,嗳腐酸馊;或呕吐酸腐,或大便臭如败卵,夹杂不消化食物,吐后胀痛减轻;或频频肠鸣矢气,舌苔厚腻,脉滑。

【证候分析】饮食停滞胃脘,胃失和降,气机不畅,故胃脘胀闷疼痛、拒按;胃中腐浊之气上逆,则嗳腐吞酸,或呕吐酸腐食物;吐后气机暂时舒通,故吐后胀痛得减;食积于内,拒于受纳,故厌食;食滞下移肠道,阻塞气机,故肠鸣矢气、便溏、泻下物酸腐臭秽。舌苔厚腻、脉滑为食积之征象。

本证以脘腹胀闷疼痛、嗳腐吞酸、便臭如败卵、频频矢气为审证要点。

(四)肝胆病辨证

肝居右胁,开窍于目,在体合筋,其华在爪,在志为怒,在液为泪,外应于胁。其经绕阴器,循少腹,布胁肋,系目,上额,交颠顶。其生理功能为主疏泄与主藏血。胆附于肝,其生理功能为贮藏及排泄胆汁,胆汁乃肝之余气所化,其分泌排泄受肝之疏泄功能调节。

肝主疏泄功能主要反映在疏通全身气机,促进血液、津液运行,调节胆汁分泌排泄,促进脾胃运化,调畅精神情志,调节女子排卵、月经及男子排精等方面。肝的主藏血功能主要反映在制约肝阳、调节血量及防止出血等方面。肝的病变则围绕肝生理功能失常及相应的胆、经络、形体、官窍等生理方面的异常。胆的生理功能为贮藏及排泄胆汁,胆的病变主要反映为胆汁排泄失常。

肝的病变常见证型可概括为虚实两类,而以实证居多。肝失疏泄,气机失调,则肝郁气滞;郁而化火,则肝火炽盛;气郁化火,灼津为痰,痰火上扰心神,胆气不宁,则胆郁痰扰;寒邪或湿热邪气,侵犯肝胆或肝经,则寒凝肝脉,或肝胆湿热;肝藏血不足,则肝血虚;经筋形体官窍失其滋润濡养,继之肝阴虚;阴虚不能制约肝阳,则肝阳上亢;阳化风动,则肝风内动。

肝病常见症状有胸胁、少腹、乳房胀满或窜痛,颠顶痛,头晕胀痛,视物模糊,情志抑郁,急躁易怒,肢麻震颤,手足抽搐等。胆病常见症状为口苦、黄疸、惊悸、胆怯等。

1.肝气郁结证　是指肝失疏泄,气机郁滞所表现的证候。常因精神过度刺激,或情志不遂,肝失疏泄,气机不畅所致。

【临床表现】胸胁、少腹胀满或窜痛,善太息,情绪抑郁,或急躁易怒,或咽中似有物梗阻,吞之不下,吐之不出;或瘿瘤;或妇女乳房胀痛,或月经不调,痛经或闭经;舌苔薄白,脉弦。

【证候分析】肝性喜条达恶抑郁,肝失疏泄,气机郁滞,经气不利,故胸胁、少腹、乳房胀满窜痛,情志抑郁,善太息;女子以血为用,冲任隶属于肝,肝郁气滞,血行不畅,故见痛经、月经不调,甚则闭经;若肝气郁结,气不行津,津聚为痰,或气郁化火,灼津为痰,肝气夹痰循经上行,搏结于咽喉,可见咽部有异物感,吞之不下,吐之不出,俗称梅核气;痰随气升,搏结于颈部,则为瘿瘤。舌苔薄白、脉弦为肝气郁结之征象。

本证以情志抑郁、善太息、胸胁少腹胀痛、月经失调等为审证要点。

2.肝火上炎证　是指肝火炽盛,火热内扰所表现的证候。常由情志不遂,郁而化火,或火热之邪累及于肝,肝胆火热上炎所致。

【临床表现】头晕胀痛,面红目赤,耳鸣如潮,急躁易怒,胁肋灼痛,口苦,或突发耳聋,或两目赤肿,或耳内肿痛流脓,或吐血、衄血,大便秘结,尿黄,舌红苔黄,脉弦数。

【证候分析】火热之邪内扰肝胆,循经上攻头目,气血涌盛,故头晕胀痛、面红目赤;肝失条达,郁而化火,肝火炽盛,则胁下灼痛、急躁易怒;胆经循行耳中,肝热移入胆经,胆热循经上冲,故耳鸣如潮,甚则突发耳聋;热迫胆汁上溢,则口苦;火热迫血妄行,则吐血、衄血。口渴、大便秘结、小便黄短、舌红苔黄、脉弦数均为肝经实火内炽之征象。

本证以头晕胀痛、面红目赤、急躁易怒及实火炽盛症状共见为审证要点。

3.肝血虚证　是指肝藏血不足,所属形体官窍等失养所表现的证候。多因脾胃虚弱,化源不足,或失血、久病,营血亏虚所致。

【临床表现】头晕目眩,面白无华,爪甲不荣,视物模糊,或夜盲,或肢体麻木,或月经量少、色淡,甚则闭经,舌淡,脉细。

【证候分析】肝血不足,目失所养,故目眩、视物模糊,或夜盲;筋失其养,则肢体麻木等;肝血不足,血海空虚,故月经量少、色淡,甚则闭经;血虚不能上荣头面,故面白无华、头晕。舌淡、脉细为血虚之征象。

本证以筋、目、爪甲等失于濡养及血虚症状共见为审证要点。

4.肝阴虚证　是指肝之阴液亏损,阴不制阳,虚热内扰所表现的证候。常由长期情志不遂,气郁化火,火灼肝阴,或久病伤阴,肝阴随之不足等所致。

【临床表现】头昏耳鸣,两目干涩,胁肋隐隐灼痛,形体消瘦,口咽干燥,五心烦热,潮热盗汗,面部烘热,舌红少苔或无苔,脉弦细数。

【证候分析】肝阴不足,不能上荣头目,故头晕眼花、两目干涩;肝络失养,虚火内灼,故胁肋隐隐灼痛;阴虚不能制阳,虚热内蒸,故五心烦热、午后潮热、盗汗;虚火上炎,故面部烘热或颧红;阴液不能上承,则口干咽燥。舌红少苔、脉弦细数为肝阴不足,虚热内炽之征象。

本证以头目、经筋等失于滋润及阴虚内热症状共见为审证要点。

5.肝阳上亢证　是指肝阴虚,阴不制阳,肝阳偏亢所表现的证候。常由恼怒化火,耗伤肝之阴,或房劳所伤、年老肾阴亏虚等水不涵木而肝阳上亢所致。

【临床表现】眩晕耳鸣,头目胀痛,面红目赤,急躁易怒,头重脚轻,步履不稳,或腰膝酸软,舌红少津,脉弦细数。

【证候分析】肝为刚脏,体阴用阳,肝阴不足,阴不制阳,肝阳升发太过,血随气逆,亢扰于上,故见眩晕、头目胀痛、面红目赤;肝性失柔,则急躁易怒;肝阴不足必责之于肾阴亏虚,水不涵木致肝阳偏亢,故腰膝酸软、耳鸣;阴亏于下,阳亢于上,上实下虚,故头重脚轻、步履不稳。舌红少津、脉弦细数为肝阴亏虚、肝阳亢盛之征象。

本证以头胀目眩、头重脚轻、腰膝酸软及虚热症状共见为审证要点。

6.肝风内动证　是指以眩晕欲仆、抽搐、震颤等为主要特征的证候。常由肝阳上亢、高热、阴虚、血虚等进一步发展所致,依据病因、病性不同,临床分为肝阳化风、热极生风、阴虚动风和血虚生风4种证型。

(1)肝阳化风证:是指肝阳升发太过,亢逆无制所表现的动风证候。常由情志不遂,化火伤阴,或素有肝阴虚,阴不制阳,阳亢日久化风等所致。

【临床表现】眩晕欲仆,头摇,肢体震颤,步履不正,手足麻木,语言謇涩,或突然昏倒,不省人事,口眼歪斜,偏瘫,舌强不语,或喉中痰鸣,舌红苔黄,脉弦细数。

【证候分析】肝阳亢逆,血随阳升上逆而化风,则目眩欲仆、头摇、肢体震颤;足厥阴肝经络舌本,风阳窜扰络脉,则语言謇涩或舌强不语;肝阴亏虚,筋脉失养,不能外达四肢,故手足麻木;阴亏于下,阳亢于上,上实下虚,故步履不正;若风阳暴升,气血逆乱,正值肝风夹痰蒙蔽清窍,则突然昏倒、不省人事、喉中痰鸣;风痰窜扰经络,经气不利,则口眼歪斜、偏瘫、舌强不语。舌红、脉弦细数为肝阴亏虚阳亢之征象。

本证以平素头晕目眩、面红目赤等肝阳上亢之状,而又突见头摇、肢颤、步履不正等动风之象,甚或猝然昏倒、偏瘫、口眼歪斜为审证要点。

(2)热极生风证:是指热邪炽盛,耗伤津液,筋脉失养所表现的动风证候。常由热邪燔灼肝经,劫伤肝阴等引起。

【临床表现】高热,心烦,或躁扰如狂,或神昏,手足抽搐,颈项强直,牙关紧闭,两目上视,角弓反张,舌红绛,苔黄燥,脉弦数。

【证候分析】邪热炽盛,燔灼肝经,伤津耗液,筋脉失养而动风,故见四肢抽搐、颈项强直、两目上视、角弓反张、牙关紧闭;热邪蒸腾,上扰心神,轻则心烦,重则躁扰如狂,甚则神志昏迷。舌红绛、苔黄燥、脉弦数为肝经热盛之征象。

本证以高热、手足抽搐、两目上视等动风及实热症状共见为审证要点。

(3)阴虚动风证:是指阴液亏虚,筋脉失养所表现的动风证候。常由外感热病后期伤阴,或内伤久病,阴液耗伤等引起。

【临床表现】手足蠕动,眩晕耳鸣,潮热颧红,口咽干燥,形体消瘦,舌红少苔,脉弦细数。

【证候分析】肝阴不足,筋脉失养,则手足蠕动;肝阴不能上荣头耳目,故眩晕耳鸣;阴虚不能制阳,虚热内蒸,故五心烦热、午后潮热;虚火上炎,故颧红;阴液不能上承,则口干咽燥。舌红少津、脉弦细数为肝阴不足、虚热内炽之征象。

本证以手足蠕动等动风及阴虚症状共见为审证要点。

(4)血虚生风证:是指血液亏虚,筋脉、爪甲、耳目等失养所表现的动风证候。常由久病血虚或生血不足所引起。

【临床表现】手足震颤,肌肉动,关节拘急,肢体麻木,眩晕耳鸣,爪甲、口唇色淡,面白无华,舌质淡白,脉细弱。

【证候分析】肝血不足,筋失其养而化风,则手足震颤、肌肉动、关节拘急;耳目失其所养,故眩晕耳鸣;血虚不能上荣头面、爪甲、肢体,故面白无华,爪甲、口唇色淡、肢体麻木。舌淡、脉细为血虚之征象。

本证以手足震颤等动风及血虚症状共见为审证要点。

7.肝胆湿热证　是指湿热蕴结肝胆,疏泄功能失职所表现的证候。常由感受湿热邪气,或过食肥甘,聚湿生热,土壅侮木,致湿热蕴结肝胆。

【临床表现】胁肋部灼热胀痛,腹胀,厌食,口苦,恶心呕吐,大便不调,小便短黄,或身目发黄,黄色鲜明,或身热不扬,或阴部瘙痒,或阴部湿疹,带下黄臭,舌红,苔黄腻,脉弦数或滑数。

【证候分析】湿热内阻肝胆,疏泄失职,气机不畅,故胁肋部灼热胀痛;湿热郁蒸,胆气上溢,则口苦;胆汁不循常道而外溢,则身目发黄;湿热内困脾胃,脾胃升降失常,纳运功能失司,故厌食腹胀、恶心呕吐、大便不调;足厥阴肝经绕阴器,湿热之邪循经下注,可见阴部瘙痒或湿疹、女子带下黄臭。舌红、苔黄腻、脉弦数或滑数为湿热内蕴之征象。

本证以胁肋部灼热胀痛、口苦、厌食腹胀、恶心呕吐及湿热内蕴症状共见为审证要点。

8.寒滞肝脉证　是指寒邪凝滞肝经,以肝经循行部位冷痛为主要表现的证候。常由寒邪侵袭肝经所引起。

【临床表现】少腹牵引阴部冷痛,或颠顶冷痛,形寒肢冷,得温则减,遇寒加重,舌淡苔白润,脉沉紧或弦紧。

【证候分析】足厥阴肝经绕阴器,循少腹,上颠顶,寒性收引凝滞,寒袭肝经,故少腹牵引阴部冷痛,或颠顶冷痛;寒为阴邪,易伤阳气,故形寒肢冷、遇寒加剧、得热痛减。舌淡苔白润、脉沉紧或弦紧为寒盛之征象。

本证以少腹、阴部、颠顶冷痛及寒凝症状共见为审证要点。

9.胆郁痰扰证　是指胆气郁滞,痰热上扰所表现出的证候。常由情志忧郁,气郁化火,灼津为痰,痰热互结,又内扰心胆,致胆气不宁、心神不安所引起。

【临床表现】胆怯易惊,惊悸不寐,烦躁不宁,胸胁闷胀,善太息口苦,呕恶痰涎,舌红苔黄腻,脉弦数或滑数。

【证候分析】胆主决断,受痰热内扰,胆气不宁,故胆怯易惊;肝失疏泄,气机不利,故胸胁闷胀、善太息;痰热上扰心神,则烦躁不宁、惊悸不寐;胆热犯胃,胃失和降,聚津成痰,胃气上逆,则呕恶痰涎;热迫胆气上溢,则口苦。舌红、苔黄腻、脉弦数或滑数为痰热内扰之征象。

本证以胆怯易惊、胸胁闷胀及痰火内扰症状共见为审证要点。

(五)肾与膀胱病辨证

肾居腰部,开窍于耳及二阴。肾在体合骨,其华在发,在志为恐,在液为唾,外应于腰。肾主藏精,司人体生长、发育、生殖,具有调节水液代谢及纳气的生理功能。肾内寓元阴元阳,为脏腑阴阳之根本。膀胱与肾相表里,主要生理功能是贮尿与排尿,但依赖于肾的气化调节其开阖。

肾主藏精主要反映在摄纳清气,司二便之开阖,男子藏精,女子固胎、带、经等方面。肾内藏先后天之精,精又化生一身之元气,为全身脏腑阴阳之根本,不仅促进生长发育及维持生殖功能,还参与各脏腑水液的代谢调节。肾的病变围绕其生理功能失常及相应的膀胱、经络、形体、官窍等生理方面的异常。膀胱的病变围绕排尿的失常。

肾的常见证型可概括为虚实两类,而以虚证居多。肾失封藏,则为肾气不固证;肾精匮乏,则为肾精不足证;肾内寓元阴元阳不足,则为肾阴虚、肾阳虚证;肾主水之力弱,则为肾虚水泛证;水液久居膀胱,聚湿生热,则为膀胱湿热证。

肾病的常见症状有腰膝酸软、头晕耳鸣、发脱齿松、遗精早泄,或阳痿不育、浮肿、气喘、二便异常等。膀胱病的常见症状有尿频、尿急、尿痛、尿血、尿闭、遗尿,或小便失禁等。

1.肾精不足证　是指肾精亏虚,生长发育迟缓、生殖功能低下及成人早衰所表现的证候。常由先天禀赋不足,或后天失养,肾精匮乏,或房事不节,耗伤肾精所致。

【临床表现】小儿发育迟缓,身材矮小,囟门迟闭,骨骼痿软,智力低下;或成人早衰,腰膝酸软,发脱齿松,耳鸣耳聋,两足痿软,动作迟钝,健忘恍惚,神情呆钝;或男子精少不育,或女子经闭不孕,性欲减退,舌淡,脉细弱。

【证候分析】肾精不足,生长无源,故生长发育迟缓、囟门迟闭、身材矮小、骨骼痿软;肾精无以充髓通脑,故智力低下、动作迟钝;肾精匮乏,生殖无源,故男子精少不育、女子经闭不孕、性欲减退;肾其华在发,精不足则发易脱;肾在体合骨,齿为骨之余,精失充养,则两足痿软、动作迟钝、齿松早脱;肾开窍于耳,脑为髓海,精少则髓亏,故见耳鸣耳聋、健忘恍惚、神情呆钝;腰为肾之府,肾精亏虚,故腰膝酸软。舌淡、脉细弱为阴精不足之征象。

本证以小儿生长发育迟缓、成人早衰及生殖功能低下为审证要点。

2.肾气不固证　是指肾气封藏失司所表现的证候。常由先天禀赋不足,或久病劳损,或年高体弱,肾气不旺等所致。

【临床表现】腰膝酸软,神疲乏力,耳鸣失聪,小便频数清长,夜尿频多,或遗尿,尿有余沥,尿失禁,男子滑精、早泄,女子带下清稀而量多,胎动易滑,舌淡,苔白,脉弱。

【证候分析】肾为封藏之本,肾气亏虚,膀胱失约,故小便频数清长、夜尿频多或遗尿、尿有余沥、尿失禁;精关不固则精易外泄,故男子滑精、早泄;女子带脉失固,则带下清稀量多;胎元不固,则胎动不安,甚至滑胎。腰膝酸软、耳鸣失聪为肾虚之象,神疲乏力、舌淡、脉弱为气虚之征。

本证以小便失约、男子滑精、女子带下量多、胎动易滑及气虚症状共见为审证要点。

3. 肾阴虚证　是指肾阴亏虚,虚热内生所表现的证候。常由虚劳久病,累及肾阴,或房事不节,阴精内损,或温热病后期,灼伤肾阴等所致。

【临床表现】腰膝酸软,眩晕耳鸣,齿松发脱;男子遗精,早泄,阳强易举,女子经少,经闭,崩漏;或失眠健忘,骨蒸潮热,五心烦热,颧红盗汗,口咽干燥,形体消瘦,小便短赤,舌红少苔,脉细数。

【证候分析】肾阴精亏虚,脑髓、官窍、骨骼失养,则腰膝酸软、眩晕耳鸣、健忘、齿松发脱;虚热内扰于骨,则骨蒸发热;阴精亏虚,则经源不足,故女子月经量少、经闭;阴不制阳,虚火亢旺,迫血妄行,则见崩漏;虚火扰动精室,精关不固,男子则遗精、早泄、阳强易举;五心烦热、口燥咽干、形体消瘦、盗汗颧红、尿黄且少、舌红少苔、脉细数均为阴虚内热之征象。

本证以腰膝酸软、眩晕耳鸣、男子遗精、女子经少及阴虚内热症状共见为审证要点。

4. 肾阳虚证　是指肾阳亏虚,温化失司所表现的证候。常由素体阳虚,命门火衰,或房劳过度,或他脏久病及肾,肾阳受损而致。

【临床表现】腰膝酸冷,形寒肢冷,尤以下肢为甚,面色黧黑,神疲乏力,精神萎靡,小便清长,或夜尿频多,或男子阳痿、早泄、不育,或女子宫寒不孕、性欲减退,或大便久泄不止,或五更泄泻,舌淡苔白,脉沉迟无力,尺脉尤甚。

【证候分析】腰为肾之府,肾阳虚衰,腰膝失于温养,故腰膝酸冷;肾居下焦,阳气不足,温煦失职,故形寒肢冷、下肢冷甚;阳气亏虚,血运缓慢,面失所荣,故面色黧黑;阳气亏虚,不能鼓舞精神,则神疲乏力、精神萎靡;命门火衰,生殖功能减退,男子则阳痿、早泄、不育,女子则宫寒不孕、性欲减退;肾阳不足,温阳化气蒸腾行水力弱,故小便清长或夜尿频多、泄泻不止,或五更泄泻;舌淡、苔白、脉沉迟无力为阳气不足之征象。

本证以二便失约,男子阳痿、早泄,女子宫寒不孕及阳虚症状共见为审证要点。

5. 肾虚水泛证　是指由于肾阳亏虚,气化失权,水液泛滥所表现的证候。常由素体阳虚,命门火衰,或房劳过度,或他脏久病及肾,肾阳受损,蒸腾汽化水液代谢失常所致。

【临床表现】身体浮肿,按之没指,腰以下尤甚,腰膝酸冷,形寒肢冷,小便不利,或腹部胀满,或心悸气短,或咳喘痰鸣,舌淡胖,苔白滑,脉沉迟无力。

【证候分析】肾阳不足,不能温化水液,水湿内停,泛滥肌肤,故身体浮肿、小便不利;肾居下焦,且水湿趋下,故腰以下肿甚、按之没指,腰膝酸软;水湿泛溢,湿又困脾,脾失健运则腹部胀满;水气凌心,抑遏心阳,则心悸气短;水上逆犯肺,肺失宣降,则咳喘痰鸣。形寒肢冷、舌淡胖、苔白滑、脉沉迟无力为阳虚寒湿内盛之征象。

本证以身体浮肿、按之没指、小便不利、腰膝酸冷及阳虚症状共见为审证要点。

6. 膀胱湿热证　是指湿热蕴结膀胱,气化失司,膀胱失约所表现的证候。常由外感湿热之邪,侵及膀胱,或饮食不节,湿热内生,下注膀胱。

【临床表现】尿频,尿急,尿道灼痛,尿血,尿有砂石,或尿浊,尿短赤,或小腹胀痛急迫,或腰痛,舌红,苔黄腻,脉滑数。

【证候分析】湿热滞留膀胱,阻遏气机,肾蒸腾汽化不利,故尿频、尿急、小便短少;湿热损伤血络,则排尿痛、尿血;湿热久恋,煎熬津液,故尿浊或尿有砂石;膀胱居于小腹,腰为肾之外应,湿热郁蒸,则小腹胀痛急迫或腰胀痛。舌红、苔黄腻、脉滑数为湿热内蕴之征象。

本证以尿频、尿急、尿痛及湿热症状共见为审证要点。

(六)脏腑兼病辨证

人体各脏腑之间并非孤立的,即脏与脏、脏与腑、腑与腑在生理上是一个有机联系的整体,因而发生病理变化时常互相影响。凡两个或两个以上脏腑同时发生病变时,即为脏腑兼病,具有表里关系的脏与腑兼病,前已述及;而腑与腑兼病,尤其胃肠联系甚为紧密,前文亦已经阐述。这里主要阐述脏与脏兼病、脏与非表里关系的腑兼病的证型。

1.心肺气虚证　是指心肺两脏气虚,以心主血、肺主气失职为主要表现的证候。常由久病咳喘,波及于心,或久病累及心肺所引起。

【临床表现】胸闷心悸,咳喘气短,吐痰清稀,语声低怯,神疲乏力,面色淡白,自汗,舌淡苔白,脉虚弱。

【证候分析】心气亏虚,鼓动无力,则胸闷心悸;肺气虚弱,肃降无权,气机上逆,而为咳喘短气;肺气亏虚,不能输布津液,水液停聚为痰,故痰液清稀。面色淡白、语声低怯、自汗、神疲乏力、舌淡、苔白、脉虚弱均为气虚之征象。

本证以胸闷心悸、咳喘气短、吐痰清稀及气虚症状共见为审证要点。

2.心脾两虚证　是指心血不足,脾气虚弱,以血的生成及运行失常为主要表现的证候。因久病失调,暗耗心血,或思虑过度,损伤脾气,心脾两伤而致。

【临床表现】心悸怔忡,失眠多梦,头晕健忘,食欲减退,腹胀便溏,倦怠乏力,或皮下出血,或月经量少色淡,淋沥不尽,面色萎黄,舌淡,脉细弱。

【证候分析】心血不足,神失所养,心神不宁,则心悸、健忘、失眠多梦;脾虚气弱,运化失健,故食欲减退、腹胀便溏;脾气不能摄血,则皮下出血,女子月经量少色淡、淋沥不尽。面色萎黄、倦怠乏力、舌质淡嫩、脉细弱均为气血亏虚之征象。

本证以心悸失眠、腹胀便溏或皮下出血及气血亏虚症状共见为审证要点。

3.心肝血虚证　是指心肝两脏血亏,主血与藏血不足,所主官窍、组织失其濡养所表现的证候。常由思虑劳神,暗耗阴血,或失血过多,心肝血亏所致。

【临床表现】心悸健忘,失眠多梦,头晕目眩,面白无华,两目干涩,视物模糊,爪甲不荣,肢体麻木,妇女月经量少、色淡,甚或经闭,舌质淡白,脉细无力。

【证候分析】心血不足,神失所养,心神不宁,故心悸健忘、失眠多梦;肝血不足,目失所养,则两目干涩、视物模糊;爪甲、筋脉失于濡养,则爪甲不荣、肢体麻木;女子以血为本,心肝血虚,冲任失养,则月经量少、色淡,甚则经闭。头晕目眩、面白无华、舌质淡白、脉细无力均为血虚之征象。

本证以心悸健忘、失眠与爪甲不荣、视物模糊及血虚症状共见为审证要点。

4.心肝火旺证　是指肝郁化火,上扰于心所表现的证候。常由情志不遂,郁而化火,火热上扰心神所致。

【临床表现】头晕胀痛,面红目赤,急躁易怒,心烦失眠,噩梦纷纭,甚或狂躁,口苦,口渴或口舌生疮,或吐血、衄血,大便秘结,尿黄,舌红苔黄,脉弦数。

【证候分析】肝郁化火,循经上攻头目,血随气逆,故头晕胀痛、面红目赤;情志不遂,肝失条达,则急躁易怒;肝藏魂,心藏神,热扰神魂,则见心烦、失眠不寐,或噩梦纷纭,甚则狂躁;热迫胆汁上溢,则口苦;火热上扰,心行血失其常道,则吐血、衄血。口渴、大便秘结、小便短赤、舌红苔黄、脉数均为实火内炽之征象。

本证以头胀目赤、急躁易怒、心烦失眠、噩梦纷纭及实火炽盛症状共见为审证要点。

5. 心肾不交证 是指心肾水火既济失调,精血不足,虚热内生扰神所表现的证候。常由劳神太过,累及心肾之阴,或房事不节,肾阴精亏耗,不能上济心火所致。

【临床表现】心悸心烦,失眠多梦,头晕耳鸣,健忘,腰膝酸软,遗精,或潮热盗汗,手足心热,口咽干燥,舌红少苔或无苔,脉细数。

【证候分析】肾阴亏于下,阳气偏亢,上扰心神,故心悸心烦、失眠多梦;肾阴亏虚,脑髓失养,则头晕耳鸣、健忘;腰膝失养,则腰膝酸软;虚火内炽,扰动精室,则遗精。手足心热、潮热盗汗、口咽干燥、舌红少苔或无苔、脉细数均为阴虚火旺之征象。

本证以心悸失眠、健忘遗精、腰膝酸软及阴虚症状共见为审证要点。

6. 心肾阳虚证 是指心肾阳气亏虚,温化无力,致血行不畅及水湿内停所表现的证候。常由心阳虚累及于肾,或肾阳亏虚,水气凌心所致。

【临床表现】心悸怔忡,形寒肢冷,肢体浮肿,腰膝酸软,小便不利,精神萎靡,或面唇青紫,舌质淡胖,或淡暗青紫,苔白滑,脉沉微。

【证候分析】心属火,能温运、推动血行。肾属水,肾阳能温化水液,调节水液代谢。心阳不足,鼓血无力,则心悸怔忡、精神萎靡;血行不畅而瘀滞,则面唇青紫或舌淡暗青紫;肾阳不振,水湿内停,泛溢肌肤,则肢体浮肿、小便不利、腰膝酸软。形寒肢冷、舌质淡胖、苔白滑、脉沉微均为阳虚寒盛之征象。

本证以心悸怔忡或面唇青紫、肢体浮肿、腰膝酸软及虚寒症状共见为审证要点。

7. 肺脾气虚证 是指肺脾两脏气虚,脾失健运,肺失宣降,以气生成不足及水液代谢失司为主要表现的证候。常由久病咳喘,耗伤肺气,子病及母,或饮食不节,损伤脾胃,累及于肺所致。

【临床表现】久咳不止,咳痰清稀,咳喘短气,语声低微,食欲减退,腹胀便溏,倦怠乏力,或面浮肢肿,舌淡,苔白,脉虚弱。

【证候分析】久病咳喘,耗伤肺气,宣降失职,气逆于上,则咳喘不止、气短;肺不通调水道,聚湿生痰,故痰多而清稀;脾气虚,运化失司,则食欲减退、腹胀便溏;脾肺气虚,水湿不运,泛溢肌肤,则面浮肢肿。语声低微、倦怠乏力、舌淡、苔白、脉虚弱均为气虚之征象。

本证以咳喘短气、痰多清稀、腹胀便溏及气虚症状共见为审证要点。

8. 肝火犯肺证 是指肝郁化火上逆,肺肃降不及所表现的证候。常由情志不遂,肝郁化火犯肺,或肝经蕴热,上逆犯肺所致。

【临床表现】胸胁灼痛,急躁易怒,头晕目赤,咳嗽阵作,甚或咯血,咳痰黄稠,舌红苔黄,脉弦数。

【证候分析】肝经气火上逆犯肺,肺失肃降,气机上逆,则咳嗽阵作;肝火上逆犯肺,炼津成痰,故咳痰黄稠;肝郁化火,火邪上扰犯肺,肺络损伤,治节失司,则为咯血;肝火内郁,则胸胁灼痛、急躁易怒。火邪上扰头目,则头晕胀痛、面红目赤。舌红、苔黄、脉弦数均为肝火内炽之征象。

本证以咳痰黄稠甚则咯血、胸胁灼痛、急躁易怒及实火内炽症状共见为审证要点。

9.肺肾阴虚证　是指肺肾两脏阴液亏损,虚热内扰所表现的证候。常由久咳伤肺,累及于肾,或房劳太过,肾阴耗伤,不能上滋肺金所致。

【临床表现】干咳少痰,痰黏不易咳,或痰中带血,声音嘶哑,腰膝酸软,男子遗精,女子经少、经闭、崩漏,形体消瘦,骨蒸潮热,盗汗颧红,五心烦热,口咽干燥,舌红少苔,脉细数。

【证候分析】肺阴亏损,虚热灼津,则咳嗽痰少而黏;火伤肺络,络伤血溢,则见痰中带血;肺清肃失职,则声音嘶哑;肾阴亏虚,腰膝失于滋养,则腰膝酸软;肾阴不足,虚火自内生,则骨蒸发热;阴虚而阳亢,虚火扰动,则男子遗精,女子经少、经闭,甚则崩漏。形体消瘦、口燥咽干、潮热、盗汗颧红、舌红少苔、脉细数均为阴虚内热之征象。

本证以干咳少痰而黏、声音嘶哑、腰膝酸软、遗精及虚热症状共见为审证要点。

10.肺肾气虚证　是指由于肺肾两脏气虚,以清气下纳无权为主要表现的证候,习称肾不纳气证。多因久病咳喘,耗伤肺气,病久及肾,或房劳太过,或年老肾虚,肾病及肺,纳降无权所致。

【临床表现】喘息短气,呼多吸少,动则尤甚,语声低微,自汗乏力,腰膝酸软,耳鸣,尿随咳出,舌淡,苔白,脉虚弱。

【证候分析】肺为气之主,肾为气之根,肺肾气虚,降纳无权,气不下纳,故喘息短气、呼多吸少、动则尤甚;肾气虚,形体、官窍失于充养,则腰膝酸软、耳鸣;肺肾气虚,下纳与封藏失司,则尿随咳出。语声低微、自汗乏力、舌淡、苔白、脉虚弱为气虚之征象。

本证以咳喘短气、呼多吸少、腰膝酸软,或尿随咳出及气虚症状共见为审证要点。

11.肝脾不调证　是指肝失疏泄,脾失健运所表现的证候,又称肝郁脾虚证或肝气乘脾证。常由情志不遂,肝气郁结,横乘脾土,或饮食劳倦伤脾,脾失健运,反侮于肝所致。

【临床表现】胸胁胀满窜痛,情志抑郁,善太息,厌食腹胀,大便溏结不调,肠鸣矢气,或腹痛欲泻,泻后痛减,或急躁易怒,舌淡苔白,脉弦或缓。

【证候分析】肝失疏泄,气机郁滞,故胸胁胀满窜痛、善太息、情志抑郁;肝气横逆犯脾,纳运失调,壅塞于中,则厌食腹胀;肝郁而气滞,脾虚而湿阻,则肠鸣矢气;木郁土虚,气滞于腹则痛,便后气机得畅,故泻后疼痛缓解;木郁土虚轻重,随情志波动而增减,故大便溏结不调。苔白、脉弦或缓均为肝郁脾虚之征象。

本证以胸胁胀满、情志抑郁、腹胀便溏、肠鸣矢气等为审证要点。

12.肝气犯胃证　是指肝气郁结,横逆犯胃,胃失和降所表现的证候,又称肝胃不和证或肝胃气滞证。日久肝郁化火,则形成肝火犯胃证。多因情志不舒,肝气郁结,横犯胃土,或饮食不节,胃失和降,反侮于肝,肝失条达所致。

【临床表现】胃脘、胁肋胀满、窜痛,情志抑郁,善太息,食少纳呆,吞酸嘈杂,嗳气呃逆,或急躁易怒,或呕血,舌苔薄白,脉弦。

【证候分析】肝气郁滞,疏泄失职,横逆犯胃,胃失和降,则胃脘、胸胁胀满、窜痛;胃气上逆,则嗳气呃逆;胃纳失司,则食少纳呆、吞酸嘈杂;情志抑郁、善太息、苔薄白、脉弦为肝气郁结之象。若郁郁化火,则急躁易怒;火热扰胃则呕血。

本证以胃脘胁肋胀痛、情志抑郁、嗳气呃逆、吞酸嘈杂等为审证要点。

13.寒犯肝胃证　是指胃阳不足,寒饮内阻,胃失和降,阴寒循肝经上逆所表现的证候。常由胃中虚寒,累及肝脉,或寒犯肝经,累及于胃,胃阳虚弱,胃失和降所引起。

【临床表现】干呕,或吐涎沫,口淡乏味,食少纳呆,颠顶冷痛,或头痛连脑,或吞酸嘈杂,形寒肢冷,面色淡白,舌淡,苔白,脉沉弦。

【证候分析】胃阳亏虚,阳虚则阴盛,胃失和降而上逆,则干呕、吐涎沫、口淡乏味;胃受纳力弱,则食少纳呆;阴寒侵犯肝经,循经上行,则头痛连脑或颠顶冷痛;肝寒犯胃,则吞酸嘈杂。形寒肢冷、面色淡白、舌淡、苔白、脉沉弦均为阴寒内盛之征象。

本证以干呕、吐涎沫、颠顶冷痛、吞酸嘈杂及阴寒内盛症状共见为审证要点。

14.肝肾阴虚证　是指肝肾两脏阴液亏损,虚热内扰所表现的证候。常由房事不节,肾精耗损,肾病及肝,或肝郁日久化火,肝阴受损,累及于肾所致。

【临床表现】头晕目眩,耳鸣健忘,两目干涩,腰膝酸软,男子遗精,女子经少、经闭、崩漏,胁痛,形体消瘦,口咽干燥,五心烦热,颧红盗汗,舌红少苔,脉细数。

【证候分析】肝肾阴亏,水不涵木,肝阳上扰,则头晕目眩;肾之阴精不足,耳失充养,则耳鸣;髓海不足,则健忘;腰膝失于滋养,则腰膝酸软;肝肾阴虚,肝络失养,则胁部隐痛;阴亏不足,冲任失充,则女子经少、经闭;虚火扰动,肝失疏泄,肾失封藏,精(经)关不固,则男子遗精、女子崩漏。五心烦热、口燥咽干、盗汗颧红、舌红少苔、脉细数均为阴虚内热之征象。

本证以腰膝酸软、耳鸣健忘、胁痛、目眩目涩及虚热症状共见为审证要点。

15.脾肾阳虚证　是指脾肾两脏阳气亏虚,温化失权所表现的证候。常由久泻不止,水邪久踞,脾阳亏虚,累及肾阳,或肾阳虚衰,不能温养脾阳所致。

【临床表现】腰膝、下腹冷痛,久泄不止,五更泄泻,完谷不化,或面浮肢肿,甚则腹胀如鼓,小便不利,形寒肢冷,舌淡胖,苔白滑,脉沉迟无力。

【证候分析】脾阳亏虚,运化失职,则久泄不止、完谷不化;肾阳为全身之阳的根本,寅卯之交,阴气极盛,阳气未复,故黎明前泄泻,习称"五更泄";脾肾阳虚,无以温化水液,泛溢肌肤,则面浮身肿、小便不利;肾外应于腰,脾外应于腹,则腰膝、下腹冷痛;土不制水,反受其克,则腹胀如鼓。形寒肢冷、舌淡胖、苔白滑、脉沉迟无力均为阳虚失于温运、水寒之气内停之征象。

本证以腰腹冷痛、五更泄泻、面浮肢肿、腹胀如鼓等为审证要点。

四、外感病辨证

外感病是指人体感受外邪而引起的一类疾病,多具有特定的致病因素,并有季节性、地域性,甚或有流行性、传染性,且病程发展具有明显的阶段性特点。外感病的辨证方法主要有六经辨证、卫气营血辨证和三焦辨证。这些辨证方法是中医学在长期的临床实践

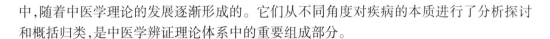

中,随着中医学理论的发展逐渐形成的。它们从不同角度对疾病的本质进行了分析探讨和概括归类,是中医学辨证理论体系中的重要组成部分。

（一）六经辨证

六经辨证是汉·张机在《素问·热论》基础上,结合其临床体会,将伤寒病传变特点进行分析、归纳,创立的一种适用于外感病的辨证方法。他开创了辨证论治的先河,为后世医家所尊崇。六经辨证以脏腑,经络,气、血、津液的病理变化为基础,结合人体自身抗病能力的强弱,病势的进退、缓急等因素,对外感病发生和发展过程中的各种症状进行综合分析,将外感病演变过程中所表现的各种证候,以阴阳为总纲,分三阳和三阴两类,作为论治的核心。按疾病的不同性质分三阳证为太阳病证、阳明病证和少阳病证,三阴证为太阴病证、少阴病证和厥阴病证。六经辨证以病变部位分,三阳病证以阳经和六腑病变为基础,太阳主表,阳明主里,少阳主半表半里;三阴病证以阴经和五脏病变为基础,三阴均属于里。六经辨证的重点在于说明外感病各阶段的病变部位、病变性质、邪正盛衰、病势趋向及其传变规律。

六经辨证可辨别病变部位在表或在里,在腑或在脏;判断疾病的性质,如三阳病证多属阳证、热证、实证,三阴病证多属阴证、寒证、虚证;推测疾病的发展趋势与传变,就疾病发展趋势而言,由表入里为病进病重,由里出表为病退病轻。

1.常见证候 六经的常见证候有太阳病证、阳明病证、少阳病证、太阴病证、少阴病证、厥阴病证。

（1）太阳病证:指外感六淫邪气侵袭体表,邪正交争于表,以恶寒、头项痛、脉浮为主要表现的证候,为外感病的初期阶段。太阳主一身之表,统摄营卫之气,抗御外邪侵袭,循行于项背,为诸经之藩篱。外邪侵犯人体,太阳首先受邪,表现为太阳病证。因病人的体质差异、感受病邪的性质、病情轻重的不同,太阳经证又有太阳中风和太阳伤寒之分。太阳经证不解,病邪循经入腑,可导致太阳腑证,腑证又分为蓄水证和蓄血证。

1）太阳经证:指由于风寒之邪侵袭,正邪抗争,营卫失调所表现的证候。太阳经证为伤寒病的初起阶段,分为太阳中风证和太阳伤寒证。

太阳中风证:指以风邪为主的外邪侵犯太阳经,导致卫强营弱所表现的证候。临床表现:发热,恶风,汗出,头项强痛,或见鼻鸣,干呕,舌苔薄白,脉浮缓。证候分析:风邪侵犯太阳经,卫气受邪而浮于外与邪争,则发热;风性开泄,腠理不密,汗液外泄,则汗出;卫气随津外泄,则恶风;太阳经脉受邪,经气不利,则头及背部作痛;外邪从口鼻而入犯及肺胃,肺气失宣则鼻鸣,胃气失降则干呕;正邪抗争于太阳体表,脉气鼓动于外,故脉浮。本证以发热、恶风、汗出、脉浮缓为审证要点。

太阳伤寒证:指以寒邪为主的外邪侵犯太阳经脉,导致卫阳被遏,营阴郁滞所表现的证候。临床表现:恶寒,发热,头项强痛,无汗而喘,身体疼痛,脉浮紧。证候分析:寒邪侵犯太阳之表,卫阳被遏,肌肤失于温煦,则见恶寒;寒遏郁表,卫阳抗邪,正邪交争,故发热;太阳经气不利,故头身疼痛;寒性凝滞、收引,致使肌腠致密,玄府不开,故无汗;正气抗邪,故脉浮紧。寒邪束表,肺气失宣,则呼吸喘促。本证以恶寒重、发热轻、无汗、脉浮紧为审证要点。

2)太阳腑证:指太阳经证不解,病邪由太阳之表内传膀胱所表现的证候。由于病邪分别与水、血相搏,病机各异,故太阳腑证又分为太阳蓄水证和太阳蓄血证。蓄水者为膀胱气化受阻,津液内停,小便不利;蓄血者为经热入里,热与血结,而小便自利。

太阳蓄水证:指太阳经证不解,邪与水结,膀胱气化不行所表现的证候。临床表现:发热恶寒,小便不利,小腹胀满,口渴,或饮入即吐,脉浮。证候分析:太阳经证不解,故见发热、恶寒、脉浮等表证;邪热内传膀胱之腑,气化失职,邪与水结,水液停蓄,故见小便不利、小腹胀满;水停而气不化津,津液不能上承,故渴欲饮水;若饮多则水停于胃,胃失和降,可见饮入即吐。本证以小便不利、小腹胀满、口渴、饮入即吐的水液停蓄症状为审证要点。

太阳蓄血证:指太阳经证不解,邪热传里,与血相结于少腹所表现的证候。临床表现:少腹急结或硬满,小便自利,神志错乱如狂,善忘,大便色黑如漆,脉沉涩或沉结。证候分析:太阳经证失治,邪热随经内传,与血相结,瘀热结于少腹,故见少腹急结,甚则硬满;瘀热内结,上扰心神,故见神志错乱如狂,甚则发狂,以及善忘等症;病在血分,未影响膀胱气化,故小便自利;瘀血下行随大便而出,则大便色黑如漆;脉沉涩或沉结,是因瘀热阻滞,脉气不利所致。本证以少腹急结或硬满、神志错乱如狂、小便自利、大便色黑等为审证要点。

(2)阳明病证:指外邪内传阳明经,阳热亢盛,胃肠燥热所表现的证候。阳明病证为外感病发展过程中,正邪斗争剧烈的极期阶段。阳明指手阳明胃经和足阳明大肠经,阳明为多气多血之经,阳气旺盛,邪入阳明最易化燥化热。阳明病以“胃家实”为主要病机,即指胃肠的实热证。由于病人的体质差异、病变部位和证候特点的不同,可分为阳明经证和阳明腑证两大类型。

1)阳明经证:指邪热亢盛,充斥阳明之经,弥漫全身,肠道尚无燥屎内结的证候。

【临床表现】身大热,不恶寒,反恶热,大汗出,口大渴,面赤,气粗,心烦躁扰,舌苔黄燥,脉洪大。

【证候分析】邪入阳明,化热化燥,弥漫全身,故身大热;邪热炽盛,迫津外泄,故大汗出;热盛伤津,且汗出复伤津液,故口大渴;气血涌盛于面,故面赤;热伤于肺,呼吸气喘声粗;邪热上扰,心神不安,则见心烦躁扰;苔黄燥、脉滑或洪大有力为阳明里热炽盛之象。

本证以大热、大汗出、口大渴、脉洪大为审证要点。

2)阳明腑证:指邪热内盛阳明,邪热与肠中糟粕相搏,燥屎内结所表现的证候。阳明腑证多由阳明热盛,汗出过多,或误用汗法,津液外泄,肠中干燥,里热更甚,导致燥屎干结阻滞,形成阳明腑实证。

【临床表现】日晡潮热,手足濈然汗出,腹部胀满硬痛而拒按,大便秘结,烦躁,甚者神昏谵语,狂躁不得眠,舌苔黄燥或焦黄,舌起芒刺,甚至焦黑燥裂,脉沉实有力或滑数。

【证候分析】肠腑实热弥漫,加之阳明经气旺于日晡,故日晡潮热、手足濈然汗出;邪热与糟粕结于肠中,腑气不通,故脐腹胀痛而拒按、大便秘结;邪热上扰心神,则见神昏谵语、狂躁不得眠;舌苔黄燥或焦黄,舌起芒刺,甚至焦黑燥裂,为燥热内结、津液被劫之故。邪热亢盛,且有形之邪壅滞,气机不畅,脉气不利,故脉来沉实有力;若邪热迫急,则脉来滑数。

本证以日晡潮热、手足濈然汗出、大便秘结、腹胀满硬痛或拒按、舌苔黄厚干燥、脉沉实为审证要点。

（3）少阳病证：指病邪侵犯少阳胆经，枢机不运，经气不利所表现的证候。少阳病证病邪已离太阳之表，又未入阳明之里，故又称为半表半里证。

【临床表现】寒热往来，胸胁苦满，口苦，咽干，目眩，性情沉默，不欲饮食，心烦喜呕，脉弦。

【证候分析】病在少阳半表半里，正邪交争，正胜则发热，邪胜则恶寒，故见寒热往来；少阳经脉下胸贯膈，循胁里，邪犯少阳，经气不利，故见胸胁苦满；胆热上炎，则口苦；热灼津液，则咽干；邪热上扰头目，故头目昏眩；胆气失疏，则性情沉默；若胆热扰胃，胃失和降，则见不欲饮食、欲呕；胆热上扰于心，则心烦；脉弦为肝胆受病之征。

本证以寒热往来、胸胁苦满、口苦、脉弦有力为审证要点。

（4）太阴病证：指病邪侵入太阴，导致脾阳虚衰，寒湿内停，运化失司，气机阻滞所表现的证候。太阴主湿，为三阴之屏障，病入三阴，太阴首先受邪，故太阴病为三阴病的初期阶段。太阴病证多因三阳病证失治、误治，损伤脾阳，或因脾阳素虚，寒邪直中太阴所致。

太阴与阳明同居中焦，互为表里，病变可在一定条件下转化。如阳明病因清下太过，损伤脾阳，可使病情向太阴方向转化；太阴病若过用温燥之剂，或寒湿久郁化热，亦可转属阳明，故有"实则阳明，虚则太阴"之说。

【临床表现】腹满呕吐，食不下，下利清谷，口不渴，时腹自痛，喜温喜按，呕吐，四肢欠温，舌淡苔白滑，脉沉缓而弱。

【证候分析】脾阳虚弱，寒湿内生，气机阻滞，故腹满时痛；脾失健运而不升，则食纳减少；寒湿下注，则下利；寒湿犯胃，胃失和降，故见呕吐；阳虚而失于温煦，故四肢欠温；阳虚寒湿内蕴，则舌淡苔白滑；脾阳虚弱，鼓动无力，故脉沉缓或弱。

本证以腹满时痛、下利清谷、四肢欠温、脉缓弱为审证要点。

（5）少阴病证：指病邪侵入少阴，损及心肾，阳气虚衰，阴血耗伤，导致全身性阴阳衰惫所表现的证候。少阴病的发生多由本经自感外邪，或由他经病传变而来。如太阳之邪最易陷入少阴，因太阳与少阴互为表里，或太阴病常累及少阴。少阴为三阴之枢，病变从阴化寒则为少阴寒化证，从阳化热则为少阴热化证。但就伤寒而言，少阴病以寒化证为多见，故少阴病证以脉微细、但欲寐为主要脉症。

1）少阴寒化证：指心肾阳气衰微，病邪入内，邪从寒化，阴寒独盛所表现的全身性虚寒证候。

【临床表现】无热恶寒，但欲寐，四肢厥冷，精神萎靡，下利清谷，小便清长，口不渴，或渴欲热饮，呕不能食，或食入即吐，或身热而反不恶寒，甚至面赤，脉微细。

【证候分析】病至少阴，心肾阳气俱虚，阴寒内盛，机体失于温养，故见无热恶寒（即畏寒）、但欲寐、肢厥；肾阳虚，火不暖土，脾胃纳运、升降失职，则下利清谷、呕不能食；若阴盛格阳，则外见身热而反不恶寒、面色赤；心肾阳虚，鼓动无力，则脉微细。

本证以畏寒肢厥、下利清谷、小便清长、脉微细为审证要点。

2)少阴热化证:指肾水亏虚,心火独亢,邪从热化,阴虚阳亢所表现的证候。

【临床表现】心烦不得眠,口燥咽干,舌尖红,或舌绛少苔,脉细数。

【证候分析】邪入少阴,从阳化热,热灼真阴,水不济火,心火独亢,侵扰心神,故心中烦热而不得眠;阴亏失润,则口燥咽干;阴虚阳亢,故舌尖红,或舌绛少苔,脉细数。

本证以心烦不得眠、口燥咽干、脉细数为审证要点。

(6)厥阴病证:指病邪传入厥阴经,表现为阴阳对峙、寒热交错、厥热胜复、上热下寒等病机特征。厥阴病多由三阳病证误治,或少阴病证不愈累及厥阴,或厥阴直接受邪而发病。

厥阴为三阴之尽,又是阴尽阳生之脏,故病情演变多趋极端,常表现为寒热错杂、厥热胜复、呕吐下利等复杂情况。若阴寒由极盛而转衰,阳气由虚衰而转复,则病情好转;若阴寒盛极,阳气不继而先绝,则病情重笃垂危;若阴寒虽盛,但正气尚能与之抗争,则呈现阴阳对峙、寒热错杂证候。

【临床表现】消渴,气上撞心,心中疼热,饥而不欲食,食则呕吐或吐蛔,四肢厥冷。

【证候分析】邪入厥阴,心包之火炎上,则上热;热灼津伤,故消渴饮水;厥阴之脉挟胃,上贯膈,火性炎上,肝气横逆,故见气上撞心、心中疼热;又因下焦有寒,脾失健运,更因肝木乘犯,故不能进食,强食则吐,内有蛔虫者常可出现吐蛔虫。

本证以消渴、心中疼热、四肢厥冷的上热下寒症状为审证要点。

2.传变规律　是脏腑、经络病变的反映,由于脏腑、经络之间是相互联系的,所以六经病证可以相互传变。疾病的传变与否,取决于正邪力量的对比、患者的体质,以及治疗是否恰当。其传变规律有传经、直中、合病、并病之别。

(1)传经:外感病邪由表向内传变,某一经病证转变为另一经病证者,称为传经。传经的次序有循经传、越经传、表里传等不同形式。①循经传指按六经顺序相传,如太阳→少阳→阳明→太阴→少阴→厥阴。还有一种传变规律,即按太阳→少阳→阳明→太阴→厥阴→少阴次序相传者。②越经传指相隔一经或两经相传。如太阳病证不愈,直入少阳经,引起少阳病证。③表里传指互为表里两经之间的传变。如太阳经传少阴经,少阳经传厥阴经等。

(2)直中:因患者素体虚弱,外感病邪不经三阳经传变,而直接侵犯三阴经,或者一旦发病就是三阴经受邪的病证,称为直中。中太阴经,则病浅;中少阴经,则病深;中厥阴经,则寒热错杂。

(3)合病:两经或三经病证同时出现,称为合病。如太阳阳明合病、太阳太阴合病、三阳合病等。

(4)并病:伤寒病一经病证未解,又出现另一经的病证称为并病,如太阴少阴并病、太阳阳明并病等。

(二)卫气营血辨证

卫气营血辨证是外感温热病的一种辨证方法,是清·叶桂《外感温热篇》中所创立的一种辨证方法。叶氏根据外感温热病发展过程中,不同病理阶段所反映的证候,分为卫分证、气分证、营分证、血分证四个阶段,用以说明外感热病病位浅深、病势轻重及其演变规律,从而丰富了外感病辨证的内容,弥补了六经辨证的不足,有效指导着温热病的诊断。

温热病邪侵袭人体,由卫分进入气分,由气分进入营分,由营分再进入血分,病邪逐步深入,病情也逐渐加重。就病变部位而言,卫分证主表,病在肺与皮毛,是温热病的初期阶段,病情轻浅;气分证主里,病在胸膈、肺、胃、肠等脏腑,是邪正斗争的亢盛期;营分证是邪热入于心营,邪热内陷阶段,病在心与心包,病情深重;血分证则邪热已深入心、肝、肾,重在耗血、动血,病情更严重。

1. 常见证候

(1)卫分证:指温热病邪初袭肺卫,正邪交争于肌表,卫外功能失调,肺失宣降所表现的证候。多见于温热病初起阶段,因肺宣发卫气于表,外合皮毛,故卫分证常伴有肺经病变。

【临床表现】发热,微恶风寒,有汗,头痛,口微渴,舌边尖红,苔薄白或薄黄,脉浮数。或有咳嗽,或咽喉肿痛。

【证候分析】温热之邪侵及卫表,卫气阻遏不能布达于外,故发热、微恶风寒;卫阳与温热邪气郁蒸,故多为发热重而恶寒轻;上扰清窍,则头痛;邪在肺卫之表,津伤不重,故口干微渴;温邪上犯,肺失宣降,气逆于上,则咳嗽;上灼咽喉,气血壅滞,故咽喉红肿疼痛。舌边尖红、脉浮数为邪热在卫表之征象。

本证以发热、微恶风寒、舌边尖红、脉浮数为审证要点。

(2)气分证:指温热邪气入里,内传脏腑,表现为正盛邪实、阳热亢盛的里实热证候。气分证多因卫分证不解,邪热内传,入于气分,或温热之邪直犯气分,或气分伏热外发所致。气分证的范围甚广,凡温热病邪不在卫分,又不在营分、血分的一切证候,均属气分证。依据邪热侵犯肺、胃、胸膈、肠、胆等脏腑不同而兼有不同的临床表现。常见的证型有邪热壅肺、热扰胸膈、胃热亢盛、热结肠道、热郁胆腑等。

【临床表现】壮热,烦渴喜冷饮,大汗出,脉洪大;或日晡潮热,便秘,或下利稀水,腹胀满硬痛,拒按;或寒热如疟,胁痛,口苦,心烦,干呕,脉弦数。

【证候分析】邪正剧争,里热炽盛,故身热盛、不恶寒;邪热蒸腾,迫津外泄,则汗出;热灼津伤,则口渴、尿赤、苔黄;热盛血涌,则舌红、脉数有力。邪热壅肺,肺失肃降,肺气不利,则见咳喘、胸痛、咳痰黄稠。热扰胸膈,心神不宁,则心烦懊恼,坐卧不安,甚或胸膈灼热如焚。热结肠道,腑气不通,则见日晡潮热、腹部胀痛拒按;燥屎结于肠中,邪热迫津从旁而下,则下利稀水、秽臭不堪,此即"热结旁流"。热郁胆腑,胆气上逆,则口苦;经气不利,故胁痛;扰心则烦;胆热犯胃,胃失和降,故干呕;脉弦数为胆经有热之象。

本证以发热、不恶寒反恶热、尿黄、舌红苔黄、脉数有力等里实热证为审证要点。

(3)营分证:指温热病邪内陷心营,导致营阴受损,心神被扰所表现的证候。营分证是温热病发展过程中较深重的阶段。营分证多由于气分邪热失于清泄,或温热病邪化燥化火传入营分;或温邪不经卫分、气分直入营分;亦有卫分直陷营分而成,称为"逆传心包"。

营分介于气分和血分之间,若病势由营转气,是病情好转的表现;由营入血,则表示病情加重。

【临床表现】身热夜甚,心烦不寐,时有谵语,斑疹隐现,口不甚渴,或渴不欲饮,舌红绛而干,少苔,脉细数;或神昏,舌謇,肢厥,舌鲜绛或暗晦。

【证候分析】邪热入营,灼伤营阴,阴虚则身热夜甚;邪热深入营分,侵扰心神,故心烦不寐、神昏谵语;热伤血络,则见斑疹隐隐;邪热蒸腾营阴上潮于口,故口不甚渴,或渴不欲饮。舌质红绛少苔、脉细数为邪热入营,营阴劫伤之征象。

本证以身热夜甚、心烦或神昏谵语、斑疹隐隐、舌红绛、脉细数等为审证要点。

(4)血分证:指温热病邪深入营血,病变累及心、肝、肾三脏,以致耗血、动血、动风所表现的一类证候。血分证是温热病发展的最后阶段,也是病变最深重的阶段。血分证可由营分邪热未能透转气分,营热久羁,进而传入血分;或卫分、气分邪热亢盛,劫伤营血,直入血分;或素体阴虚,伏热内蕴,传入血分所致。血分证病变涉及心、肝、肾三脏,临证有血分实热证和血分虚热证的不同。

1)血分实热证:指温热病邪深入营血,血分实热内炽,或血分热毒极盛所致,以耗血、动血、动风、瘀血内阻为主要特征的实热证候。

【临床表现】身热夜甚,躁扰不宁,或昏狂谵妄,斑疹透露、色紫或黑,吐血,衄血,便血,尿血,舌绛红或绛紫;或目睛上视,牙关紧闭,颈项强直,抽搐,角弓反张,脉弦数。

【证候分析】邪热入血,灼伤阴血,阴虚内热,夜间阳入于阴,故身热夜甚;血热内扰心神,故躁扰不宁,甚或昏狂谵妄;邪热迫血妄行,则有出血诸症,如吐血、衄血、便血、尿血;邪热灼津,血行壅滞,故斑疹紫黑、舌质深绛;若血分热炽,燔灼肝经,筋脉挛急,则见"动风"诸症,如目睛上视、牙关紧闭、颈项强直、抽搐、角弓反张等。

本证以身热夜甚、出血、动风、神昏谵语、斑疹紫黑等为审证要点。

2)血分虚热证:指温热病邪深入营血,热盛伤阴所导致的以阴虚内热和虚风内动为主要表现的虚热证候。

【临床表现】持续低热,暮热早凉,五心烦热,神疲欲寐,耳聋,形瘦,或见手足蠕动、瘛疭,脉细数。

【证候分析】若邪热久羁,劫灼肝肾之阴,阴虚内热,故见持续性低热或暮热早凉、五心烦热;神失所养,则神疲欲寐;肾阴亏耗,耳窍失养,故耳聋;形体失养而体瘦;阴虚经脉失养,则见"动风"诸症,如手足蠕动、瘛疭等;阴虚内热,则脉细数。

本证以持续低热、暮热早凉、五心烦热,以及手足蠕动、瘛疭等为审证要点。

2.病传规律 外感温热病多起于卫分,渐次传入气分、营分、血分。温热病的整个发展过程,其传变规律分为顺传和逆传两种形式。

(1)顺传:指温热病邪按照由外向内或由内向外依次相传的规律传变。外感温热病证由卫、气、营、血的顺序传变,表明病邪由表入里,病情由轻而重,这是温病传变的一般规律。

(2)逆传:指温热病邪不循卫气营血表里层次的传变,而是由卫分径直入里,即邪入卫分后,不经过气分阶段而直接深入营分、血分。实际上逆传只是顺传规律中的一种特殊类型,其病情更为急剧、重笃。

由于感受温热病邪的轻重之别和机体反应的特殊性,也有不按上述规律传变的。如起病即见气分证或营分证,而无卫分证候表现;或卫分之邪不解,又兼见气分证,而致"卫气同病";或气分证候尚存,又出现营分或血分的证候,表现为"气营同病"或"气血两燔",甚至卫、气、营、血俱病的复杂演变过程。

(三)三焦辨证

三焦辨证是清代医家吴瑭创立的一种温热病辨证方法。三焦辨证是参考《内经》三焦所属部位的概念,在六经辨证和卫气营血辨证的基础上,结合温热病的传变规律加以总结而成。三焦辨证将外感温热病的证候归纳为上焦病证、中焦病证、下焦病证三个阶段,着重阐述了三焦所属脏腑在温病传变过程中的病理变化,并以此为基础概括其不同证候类型,区分病邪所在病位的深浅、病程的不同阶段,并说明证候间的传变规律。

上焦病证主要包括手太阴肺和手厥阴心包的病变,属温病的初期阶段;中焦病证主要包括手阳明大肠、足阳明胃和足太阴脾的病变,属温病的中期阶段;下焦病证主要包括足少阴肾和足厥阴肝的病变,属温病的末期阶段。

1.常见证候 三焦辨证常见证候有上焦病证、中焦病证、下焦病证。

(1)上焦病证:指温热病邪侵袭手太阴肺和手厥阴心包所表现的证候。由于肺宣发卫气,所以温病初期,肺卫受邪;若感邪深重,起病即邪闭心神,则称逆传心包。

1)邪犯肺卫证:指温热病邪侵袭肺卫,肺失宣降所致的证候。

【临床表现】发热,微恶风寒,头痛,微汗出,口干,咳嗽,舌边尖红,苔薄黄,脉浮数;或身热不恶寒,咳喘气粗,口渴,汗出,舌红苔黄,脉数。

【证候分析】肺合皮毛,主表统卫。温热之邪犯表,卫气失和,肺失宣降,故见发热、微恶风寒、咳嗽、舌边尖红、脉浮数等症;温邪上扰清空,则头痛;热盛伤津,则口渴;迫津外泄,则汗出;若邪热入里,壅滞于肺,肺失肃降,气逆于上,则见咳嗽、气喘;邪已入里,故身热不恶寒。口渴、汗出、苔黄、脉数均为邪热内盛之征象。

本证以发热、微恶风寒、咳嗽、苔薄黄、脉浮数,或身热不恶寒、咳喘气粗、苔黄、脉数等为审证要点。

2)逆传心包证:指温热病邪侵袭上焦心包,闭阻心窍所致的证候。

【临床表现】身热,神昏谵语,或昏愦不语,舌謇肢厥,舌红绛,脉细数。

【证候分析】里热炽盛,蒸腾于外,故见身热;邪陷心包,热扰心神甚或热闭心神,则见谵语神昏或昏愦不语、舌謇;阳热内郁,不达四肢,故肢厥;灼伤营阴,则舌质红绛、脉细数。

本证以身热、神昏谵语、肢厥、舌绛等为审证要点。

(2)中焦病证:指温热病邪侵犯中焦脾胃所表现的证候。脾与胃同居中焦,互为表里,阳明主燥,太阴主湿。若邪从燥化,则导致阳明燥热证;若邪从湿化,则成为太阴湿热证。

1)阳明燥热证:指温热病邪侵入阳明经,阳明燥热,里热炽盛所致的证候。

【临床表现】壮热,不恶寒反恶热,口渴,汗大出,面红目赤,舌红苔黄,脉洪大;或日晡潮热,腹胀满硬痛、拒按,大便秘结,呼吸气粗,神昏谵语,尿少色黄,舌苔黄燥或焦黑起芒刺,脉沉实有力。

【证候分析】邪热蒸腾,则壮热、不恶寒反恶热、面目俱赤、脉洪大;热盛迫津外泄,则大汗出,灼津耗液,则见口渴、小便短赤;邪入阳明,热炽津伤,胃肠失润,燥屎内结,故见日晡潮热,腹胀满硬痛、拒按,大便秘结;热扰心神,故见神昏谵语。苔黄燥或焦黑起刺、脉沉实有力为燥热内结、津液被劫之征象。

本证以壮热、汗出、口渴、脉洪大,或腹满硬痛、大便秘结、神昏谵语、脉沉实有力等为审证要点。

2)太阴湿热证:是指温热病邪侵入足太阴经,湿热郁蒸太阴所表现的证候。

【临床表现】身热不扬,头身重痛,脘腹痞满,泛恶欲呕,大便不爽或溏泄,舌苔黄腻,脉濡数。

【证候分析】邪从湿化,湿遏热伏,郁于肌腠,故身热不扬;湿性重着,湿热郁阻,气机不畅,故头身重痛;湿热郁阻中焦,脾失健运,胃失和降,故见脘腹痞满、泛恶欲呕、大便不爽或溏泄。苔黄腻、脉濡数为湿热内蕴之征象。

本证以身热不扬、脘腹痞闷、苔黄腻、脉濡数为审证要点。

(3)下焦病证:指温热病邪侵犯下焦,劫伤肝肾之阴,导致虚热内扰和虚风内动的证候。下焦病证多因温热之邪久羁中焦,或阳明燥热,烁劫下焦肝肾之阴,使真阴不足,肝肾两伤,故常见真阴不足证及阴虚风动证。

1)真阴不足证:指温病后期温热病邪侵犯下焦,耗损真阴,虚热内扰所导致的证候。

【临床表现】身热,颧红,手足心热,口燥咽干,心烦不寐,神疲耳聋,舌红绛,脉细数。

【证候分析】温病后期,邪传下焦,损及肝肾之阴。肾阴亏耗,耳失充养,故耳聋;神失阴精充养,故神疲;阴亏不能制阳,虚热上扰心神,则心烦不寐。身热颧红、口燥咽干、手足心热、舌红绛、脉细数均为阴虚内热之征象。

本证以耳聋、心烦不寐及颧红、手足心热、舌红绛、脉细数等虚热症状为审证要点。

2)阴虚风动证:指温热病邪侵犯下焦,耗伤肝肾之阴,真阴亏乏,虚风内动所导致的证候。

【临床表现】手足蠕动或瘛疭,肌肉瞤动,肢厥,心中大动,舌绛少苔,脉细数,甚或时时欲脱。

【证候分析】肝为刚脏,属风木而主筋,赖肾水以涵养,热邪久羁,真阴被灼,水亏木旺,筋失所养,拘挛迫急,以致出现手足蠕动,甚或瘛疭;心中憺憺大动,亦系阴虚水亏,虚风扰动所致。舌绛少苔、脉细数,甚或时时欲脱均为阴精耗竭之虚象。

本证以手足蠕动或瘛疭、舌绛少苔、脉细数等风动症状及阴虚表现为审证要点。

2.病传规律 三焦辨证将温热病发展过程分成初、中、末三个阶段,其传变有顺传和逆传。

(1)顺传:温热病邪经由上焦、中焦、下焦自上至下传变,称为顺传,标志着病情由浅入深、由轻到重的病理演变过程。三焦病证多由上焦手太阴肺经开始,此时病情轻浅,可经治而愈,并不传变;上焦病证不解,则传至中焦脾胃,病深一层;中焦病证不解,则传入下焦肝肾,病邪深入,病情危重。

(2)逆传:温热病邪由肺卫而传入心包者,称为逆传,说明邪热炽盛,直接侵犯心包,病情危重。

由于人是一个有机整体,邪之所感,随处可传,故上焦、中焦、下焦的传变不是截然划分的,有时相互交错。三焦病证亦可由上焦传入下焦,或初起即见中焦病证,还可上焦中焦、中焦下焦或上中下三焦病证同时出现。所以对三焦病势的判断,应综合临床资料全面分析。

第二章　中医康复学常用方法与技术

第一节　针灸疗法

　　针灸疗法是运用刺法和灸法刺激人体的一定部位或腧穴,以达到增强肌力、改善关节活动度、减轻疼痛等作用,从而改善功能障碍、提高日常生活活动能力的一种中医康复治疗技术。刺法,古称"砭刺",由砭石刺病发展而来,后来又称"针法",指使用不同的针具,借助一定的手法或方式刺激机体的腧穴或一定部位,以改善功能障碍的方法。灸法,古称"灸焫",又称"艾灸"。广义的灸法既包括采用艾绒、艾条等艾叶制品为主要施灸材料置于体表进行熏熨的方法,又包括一些非火源的外治疗法。

　　目前,针灸疗法应用广泛,内容丰富。按刺激方法分类,既包括传统的毫针刺法、灸法、拔罐疗法、刮痧疗法、三棱针刺法、皮肤针刺法、火针刺法等,也包括后世发展起来的皮内针、穴位注射、穴位埋线、挑治以及与现代理疗手段相结合产生的电针、电磁针、激光针、微波针、超声针等;按刺激部位分类,又可分为体针巨针系统和耳针、头针、眼针、鼻针、腕踝针、手针、足针等微针系统。多种针灸方法各具特色、各有专长,给临床应用提供了多种选择的可能,从而扩大了针灸治疗的适用范围,提高了治疗效果。

　　临床各科都有许多针灸疗法的适应证,包括许多功能性疾病、传染性疾病和某些器质性疾病。我国自 1949 年以来,经过大量的临床实践证明,针灸治疗有效的疾病有300 余种,其中效果显著的有 100 多种。1979 年,世界卫生组织建议各国采用针灸治疗的疾病有 43 种,1996 年又增加到了 64 种。在我国,针灸疗法应用于康复治疗由来已久,包括各种疼痛、感觉障碍、运动障碍,以及语言功能障碍、认知功能障碍、吞咽功能障碍、二便功能障碍等各种功能障碍。

一、毫针刺法

　　毫针是古代"九针"之一,因其针体微细,又称"微针""小针",适用于全身大部分腧穴,是我国传统针灸医术中最主要、应用最广泛的一种针具,是针刺疗法的主体。毫针基本操作技术包括持针法、进针法、行针法、补泻法、留针法、出针法等完整的技法。毫针的每一种刺法,都有很高的技术要求和严格的操作规程,是临床针灸治疗师必须掌握的基本技术。可广泛应用于临床各科。

　　毫针是针灸临床最常用的一种针具,由针尖、针身、针根、针柄、针尾五部分构成(图 3-1)。针尖指针身的尖端部分,是毫针刺入腧穴的关键部位;针身亦称针体,指针尖至针根的部分,是毫针刺入腧穴内相应深度的主要部分;针根指针身与针柄的连接处,是观察针身刺入腧穴深度和提插幅度的外部标志;针柄指从针根到针尾的部分,常用金属丝缠绕呈螺旋状,是医者持针、运针的主要部分。

根据针柄与针尾的构成和形状,毫针可分为:①环柄针,又称圈柄针,即针柄用镀银或经氧化处理的金属丝缠绕成环形者;②花柄针,又称盘龙针,即针柄中间用两根金属丝交叉缠绕呈盘龙形者;③平柄针,又称平头针,即针柄用金属丝缠绕,其尾部平针柄者;④管柄针,即针柄用金属薄片制成管状者。其中,平柄针和管柄针主要在进针器和进针管的辅助下使用(图3-2)。

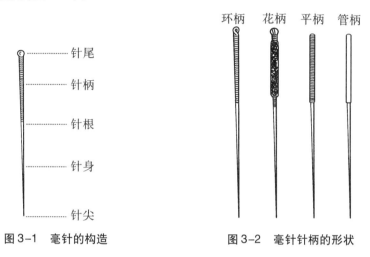

图3-1 毫针的构造　　　　图3-2 毫针针柄的形状

针刺操作分刺手和押手。持针的手称为刺手,按压穴位局部的手称为押手,故在针刺治疗时,掌握正确的角度、方向和深度是针刺操作过程中的一个重要环节。取穴正确与否,不仅要找准皮肤表面的位置,还必须与正确的针刺角度、方向和深度结合起来,才能充分发挥治疗效果。临床上针刺穴位的角度、方向和深度虽然应根据穴位的特点来决定,但还要兼顾患者的体质、病情等不同情况灵活运用。

1. 角度　针刺角度,根据穴位的部位和所要求达到的组织等情况来综合考虑,后者则是决定针刺方向的重要因素,所以针刺的角度必须有一定的方向(图3-3)。

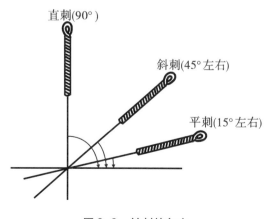

图3-3 针刺的角度

（1）直刺：针刺方向与皮肤呈90°直角刺入，用于肌肉丰厚处。

（2）斜刺：一般针刺方向与皮肤呈40°～60°刺入，适用于骨骼边缘和不宜于深刺的穴位。

（3）横刺：又称沿皮刺，一般针体与皮肤呈15°左右刺入，多用于头部皮肤浅薄处的穴位，有时施行透穴时也应用。

2. 深度　针刺进针的深度要适当，应根据不同部位、不同疾病及穴位下面组织器官不同进针深度各有不同的要求进针。《素问·刺要论》中指出："病有浮沉，刺有浅深，各至其理，尤过其道。"就是说要根据不同深浅组织及病情的需要，来决定针刺的深浅。同一个穴位，往往由于治疗不同的疾病而需要不同的深浅刺法。

3. 基本手法　基本手法是针刺的基本动作，有以下两种。

（1）提插：是指将毫针刺入腧穴一定深度后，施以上提下插的操作手法。将针向上引退为提，将针向下刺入为插。如此反复运针做上下纵向运动，就构成了提插法（图3-4）。提插幅度的大小、层次的变化、频率的快慢和操作时间的长短，应根据患者的体质、病情、腧穴部位和针刺目的等灵活掌握。使用提插法时的指力一定要均匀一致，幅度不宜过大，一般以3～5分为宜，频率不宜过快，每分钟60次左右，保持针身垂直，不改变针刺方向、角度。

（2）捻转：在进针达到一定深度后，以右手拇指和示、中二指执住针柄，一前一后交替转动，即为捻转法（图3-5）。在运用时，捻转的幅度一般在180°～360°，必须注意不能只是单向转动，否则针身可牵缠肌肉纤维，增加患者的疼痛。

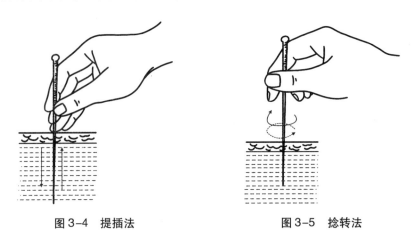

图3-4　提插法　　　　　　　　　　图3-5　捻转法

4. 辅助手法　辅助手法是进行针刺时在某些情况下应用的辅助方法。

（1）循法：针刺不得气可以用来催气。其法用手指顺着经脉的循行经络，轻柔地上下循按。《针灸大成》中记载："用指于所属部分经络之路，上下左右循之，使气血往来，上下均匀，适用于得气感迟缓的患者。"

（2）摇法：摇法的作用可以行气，针身摇动可以加强得气感应，如卧倒针身而摇，可以使感应向一定方向传导。

（3）弹法：本法是留针过程中的一种催气手法。操作时用手指轻弹针尾，使针体微微摇动,以加强得气的感应(图3-6)。

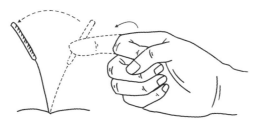

图3-6　弹法

(4)飞法:本法的作用也用于催气。《医学入门》中记载:"以大指次指捻针。连搓三下如手颤之状,谓之飞。"操作时以捻转为主,一般连续用较大的幅度捻转数下,然后放手,拇、示二指张开,如飞鸟展翅之状,一捻一放,反复数次,可以使针刺感增强(图3-7)。

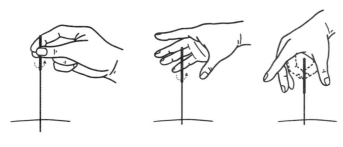

图3-7　飞法

(5)刮法:用左手拇、示二指挟住针身上端,右手拇指抵压针柄顶端,用示指或中指指甲刮针柄;或用右手拇、示二指做螺旋形从下向上刮针,称为"旋刮术",可以加强感应扩散(图3-8)。

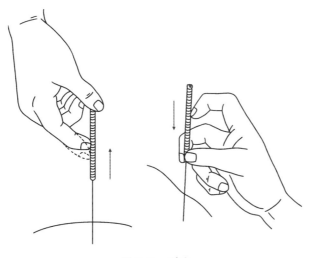

图3-8　刮法

（6）震颤法：右手持针做小幅度较快速的提插，状如颤动，也可使感应加强。

5.注意事项　进行体针疗法时，应注意避免损伤重要的脏器组织。

（1）外伤性气胸：发生外伤性气胸的原因，是由于胸背部及锁骨附近针刺过深而刺伤肺脏，患者突发胸痛、胸闷憋气、呼吸困难、发绀并有血压下降、休克现象；X射线胸透检查可进一步确诊，并可观察漏出的空气多少和肺组织受压的情况。有的病例在针刺当时并无明显异常现象，隔几小时后才慢慢出现胸疼、呼吸困难等症状，宜加注意。

防止气胸的发生，针刺时思想必须集中，选择适当体位，根据患者胖瘦掌握进针深度，提插手法的幅度不宜过大，胸背部可采用斜刺或横刺。一旦发生气胸，轻者可予镇咳药，取半卧位休息片刻，气胸可以自行恢复，但应严密观察。如发现呼吸困难，有发绀、休克现象，应立即采取急救措施。

（2）刺伤脑、脊髓：在项部正中的哑门、风府及两侧的风池穴、C_{1-2}夹脊等穴进行针刺时，如果方向、角度和深度不适当，可以误伤延髓，延髓部位受损后果严重。

（3）刺伤心、肝、脾、肾等重要脏器：在临近重要脏器部位的穴位进行针刺时，应注意捻转幅度及提插深度，特别对肝、脾大，心脏扩大，脏器下垂者尤其要慎重。刺伤脏器会引起内出血，出现腹膜刺激症状，剧烈疼痛，血压下降，导致休克。少量出血可采用局部冷敷止血，待瘀血吸收后症状可以缓解；如果症状不减，血压继续下降，必须迅速急救处理。大血管也有刺伤的可能，会造成大量出血，也必须注意防止。

（4）刺伤神经干：针刺神经干和神经根部位的穴位时手法不当可能损伤神经组织，出现沿神经分布路线发生灼痛、麻木、运动障碍等神经炎症状。可用按摩理疗等方法帮助缓解症状；如果用针刺缓解症状时，要防止再次伤及神经根及神经主干。

（5）局部血肿：微量出血，针孔局部出现小块青紫，是刺破小血管所引起，一般不加处理自可消失。出现青肿疼痛较严重、活动受限者，可先用冷敷止血，再用热敷等物理疗法帮助血肿吸收。针刺前必须仔细检查针具是否有问题，进针时避开毛细血管。毛细血管丰富部位进针尤须注意。

二、灸法

灸法是指以艾绒为主要燃烧材料，烧灼、熏熨体表的一定部位或腧穴，通过经络腧穴的作用以达到防治疾病的一种方法。灸法可以激发人体正气，增强抗病能力，无病时施灸有防病保健的作用。对患者而言，灸法可以结合艾叶等施灸材料的药性和灸火的温热之力，温通经络、驱散寒邪，扶助阳气、举陷固脱，行气活血、消瘀散结，开放腠理、引热外行。

（一）灸法的作用

1.温经散寒　灸法的温和热力具有温通经络、祛散寒邪的功用。临床上常用于治疗寒凝血滞、经络痹阻所引起的寒湿痹痛、痛经、胃脘痛、腹痛、泄泻、痢疾等病证。

2.扶阳固脱　灸法具有扶助阳气、举陷固脱的功能。临床上多用于治疗脱证和中气不足、阳气下陷而引起的遗尿、脱肛、阴挺、崩漏、带下、久泻等病证。

3.消瘀散结　灸法具有行气活血、消瘀散结的作用。气为血帅，血随气行，气得温则行,气行则血亦行。灸能使气机通调,营卫和畅,故瘀结自散。所以,临床常用于治疗气血凝滞之疾,如乳痈初起、瘰疬、瘿瘤等病证。

4.防病保健 灸法可以激发人体正气,增强抗病能力。未病施灸有防病保健、益寿延年的作用,古人称之为"逆灸",今人称之为"保健灸"。《医说·针灸》提出的"若要安,三里莫要干",更说明常灸强壮要穴能够强身健体,抵御外邪。

5.引热外行 艾火的温热能使皮肤腠理开放,毛窍通畅,使热有去路,从而引热外行。《医学入门·针灸》说:"热者灸之,引郁热之气外发。"故临床上可用灸法治疗疖肿、带状疱疹、丹毒、甲沟炎等某些实热病证。对阴虚发热,也可使用灸法,但要注意施灸量不宜过大。如选用膏肓、四花穴等治疗骨蒸潮热,虚痨咳喘。

(二)灸法的分类

灸法包括常用的艾灸类和不常用的灯火灸、天灸等非艾灸类。其中艾灸类是指以艾叶制品为原材料的施灸方法,因艾叶制品的不同可以分为艾炷灸和艾条灸,还包括针灸结合的温针灸和借助外用器具的温灸器灸等四大类。艾炷灸可以根据是否直接将艾炷放置于施术部位上,分为直接灸和间接灸。间接灸又称"隔物灸",因间隔物品的不同可以分为隔姜灸、隔蒜灸、隔盐灸、隔附子饼灸等,可以分别发挥不同间隔物品的辅助药用功效。艾条灸包括将燃着的艾条一端直接按在施术部位的实按灸和燃着端距离皮肤有一定距离进行熏灼的悬起灸。悬起灸根据操作手法的不同,又可以细分为温和灸、雀啄灸和回旋灸,临床适用于不同病症。

1.温和灸 将艾条的一端点燃,对准应灸的腧穴或患处,在距离皮肤2~3 cm处进行熏烤(图3-9)。以患者局部有温热感而无灼痛为宜,一般每穴灸10~15分钟,至皮肤红晕为度。如果遇到局部知觉减退患者或小儿等,医者可将示、中两指置于施灸部位两侧,这样可以通过医者的手指来测知患者局部受热程度,以便随时调节施灸时间和距离,防止烫伤。临床应用广泛,适用于一切艾灸主治病症。

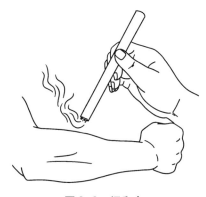

图3-9 温和灸

2.雀啄灸 施灸时,艾条点燃的一端与施灸部位皮肤之间的距离并不固定,而是像鸟雀啄食一样,一上一下施灸,以给施灸局部一个变量的刺激(图3-10)。临床多用于晕厥急救、小儿疾患、胎位不正、无乳汁等。此法热感较强,注意防止烧伤皮肤。

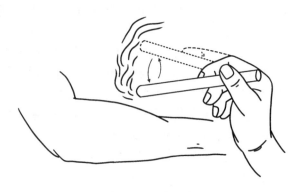

图 3-10　雀啄灸

3.回旋灸　施灸时,艾条点燃的一端与施灸部位的皮肤之间虽保持一定的距离,但不固定,而是向左右方向移动或反复旋转地施灸(图 3-11)。临床多用于风寒湿痹及瘫痪。

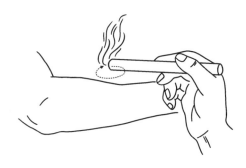

图 3-11　回旋灸

（三）施灸的注意事项

（1）面部穴位、乳头、大血管等处均不宜使用直接灸,以免烫伤形成瘢痕。关节活动部位亦不适宜用化脓灸,以免化脓溃破,不易愈合,甚至影响功能活动。

（2）一般空腹、过饱、极度疲劳和对灸法恐惧者,应慎施灸。

（3）孕妇的腹部和腰骶部不宜施灸。

（4）施灸过程要防止燃烧的艾绒脱落烧伤皮肤和衣物。

（5）灸后的处理:施灸过量,时间过长,局部会出现水疱,只要不擦破,可任其自然吸收,如水疱较大,可用消毒毫针刺破,放出水液,再涂以烫伤油或消炎药膏等。瘢痕灸者,在灸疮化脓期间,要保持局部清洁,并用敷料保护灸疮,以防感染;若灸疮脓液呈黄绿色或有渗血现象者,可用消炎药膏或玉红膏涂敷。

三、拔罐疗法

拔罐法是以罐为工具,利用燃火、抽气、挤压等方法排除罐内空气,造成负压,使罐体吸附于腧穴或应拔部位,产生刺激,使局部皮肤充血、瘀血,以达到防病治病的目的。拔罐法具有温经散寒、祛风除湿、舒筋活络、行气活血、清热泻火等功效。

1.拔罐方法 随着我国古代生产力和生产技术的发展,罐具从原始的兽角、竹筒发展为陶罐、玻璃罐,乃至现代的抽气罐、挤压罐;操作方法也从单纯留罐发展为走罐、闪罐等多种形式;适应范围从简单的吸拔脓血发展为可以治疗风寒痹痛、虚劳喘急等外感内伤的数百种疾患。不同材质的罐具适用不同的吸拔方法。如竹罐适用水吸法,陶罐、玻璃罐适用火吸法,抽气罐适用抽气法等。其中玻璃罐因质地透明、吸附力大、易于清洁消毒等优点,是目前临床上最常用的罐具之一。抽气罐因操作安全、使用简便、不易破碎等优点,更适合家用保健或康复。

2.适应范围 拔罐的适用范围较广,常用于腹痛、颈肩腰腿痛、关节痛、软组织闪挫扭伤等局部病证,也可用于伤风感冒、头痛、面瘫、咳嗽、哮喘、消化不良、泄泻、月经不调、痛经等病证,以及目赤肿痛、睑腺炎、丹毒、疮疡初起未溃等外科病证。随着现代多种罐具的问世,以及对拔罐法作用机制研究的不断深入,临床中拔罐法与其他多种疗法结合使用,使得拔罐法的适用范围越来越广,也成为常用的保健疗法。

3.拔罐的注意事项 除遵循针灸施术的注意事项外,运用拔罐法还应注意以下几点。

(1)拔罐时,要选择适当体位和肌肉相对丰满的部位。若体位不当、移动,骨骼凹凸不平,毛发较多者,罐体容易脱落,均不适用。

(2)拔罐手法要熟练,动作要轻、快、稳、准。用于燃火的乙醇棉球,不可吸含过量乙醇,以免拔罐时乙醇滴落到患者皮肤上形成烫伤。留罐过程中如出现拔罐局部疼痛,可减压放气或立即起罐。起罐时不可硬拉或旋转罐具,以免引起疼痛,甚至损伤皮肤。

(3)带有心脏起搏器等金属物体的患者,禁用电磁拔罐器具。

(4)留针拔罐,选择罐具宜大,毫针针柄宜短,以免吸拔时罐具碰触针柄而致损伤。

四、刮痧疗法

刮痧疗法,也称痧疗法或挤痧疗法,是指在中医基础理论指导下,术者利用手或借助一定的器具(如牛角板、玉石板等),在人体的经络腧穴或特定部位的皮肤上进行反复刮、挤、揪、捏、刺等手法,使皮下出现点状或斑状出血点,以达到预防和治疗疾病目的的一种疗法。因其具有简、便、廉、效的特点,临床应用广泛,适合医疗及家庭保健。还可配合针灸、拔罐、刺络放血等疗法使用,加强活血化瘀、祛邪排毒的效果。

1.刮痧方法 刮痧时,一般按先头面后手足、先腰背后胸腹、先上肢后下肢的顺序,逐步操作。刮痧方向一般按由上而下、由内而外单方向刮拭,并尽可能拉长距离。对于下肢静脉曲张或下肢肿胀者,可采用由下向上的逆刮法。通常每个患者每次选3～5个部位,每个部位刮拭20～30次,以皮肤出现潮红、紫红色等颜色变化,或出现丘疹样斑点、条索状斑块等形态变化,并伴有局部热感或轻微疼痛为度。两次刮痧之间宜间隔3～6日。若病情需要缩短刮拭间隔时间,亦不宜在原部位进行刮拭,而应另选其他相关部位进行操作。

刮痧时用力要均匀,力度由轻到重,以患者能够承受为度。根据患者体质和刮拭部位,应选择不同的刮拭力量。其中,小儿、年老体弱患者,以及面部刮拭,用力宜轻;体质强健患者,或脊柱两侧、下肢等肌肉较为丰满部位的刮拭,用力偏重。

2.适应范围 刮痧疗法可用于内、外、妇、儿、五官等各科疾病,如感冒、气管炎、呃逆、呕吐、便秘、腹泻、泌尿系统感染、眩晕、失眠、头痛、落枕、急性腰扭伤、痛经、经期发热、急性乳腺炎、中暑等。此外,刮痧还可用于预防疾病和保健强身。

对于有严重心脑血管疾病、肝肾功能不全、全身浮肿、极度虚弱或消瘦者,以及血小板减少性疾病、过敏性紫癜、白血病等有出血倾向者,应禁用本法。

3.注意事项

(1)选择合适的场所,光线充足,空气流通清新,室温适合;刮痧过程中让患者采取舒适、自然的体位,并注意避风及保暖。

(2)要根据病证的虚实、寒热、表里、阴阳,确定刮拭部位,采用不同的刮痧手法与补泻方法。

(3)皮肤出现渗液、溃烂、炎症病变等情况时不可直接刮拭。

(4)前后两次刮痧时间需间隔 3~6 日,以皮肤上瘀斑消退为标准。

(5)不可片面追求出痧,以免因过分刮拭,致使疼痛、皮肤破损或引起病情加重。

(6)心尖部、体表大血管处不宜重力刮拭;过饥、过饱、过度疲劳或醉酒者不宜重力大面积刮拭。

(7)对于某些复杂危重患者,除用刮痧治疗,更应配合其他治疗,以免延误病情。

(8)刮痧后宜饮少量热水。

五、其他针法

(一)三棱针法

三棱针法是用三棱针刺破血络或腧穴,放出适量血液,或挤出少量液体,或挑断皮下纤维组织,以治疗疾病的方法。三棱针古称"锋针",为九针之一,是一种"泻热出血"的常用工具。《灵枢·九针十二原》明确提出了"宛陈则除之,去血脉也"的原则。《灵枢·官针》称之为"络刺""赞刺""豹纹刺"等,现代又称之为"刺血疗法"。

1.三棱针组成及适应范围 三棱针多由不锈钢材料制成,针长约 6 cm,针柄稍粗呈圆柱体,针身呈三棱状,尖端三面有刃,针尖锋利(图 3-12)。针刺方法一般分为点刺法、散刺法、刺络法、挑刺法 4 种。三棱针放血疗法具有通经活络、开窍泻热、调和气血、消肿止痛等作用。临床上应用范围广泛,多用于治疗实证、热证、瘀血、疼痛等,如高热、中暑、中风闭证、咽喉肿痛、目赤肿痛、顽癣、痈疖初起、扭挫伤、疳证、痔疮、顽痹、头痛、丹毒、指(趾)麻木等。

2.注意事项 除遵循针灸施术的注意事项外,运用三棱针针法还应注意以下几点。

(1)施术前,应做好必要的解释工作,以消除患者疑虑。

(2)出血量较大时,可用敞口器皿盛接,所出血液应做无害化处理,患者宜适当休息后才可离开。

(3)医者须避免直接接触患者血液。

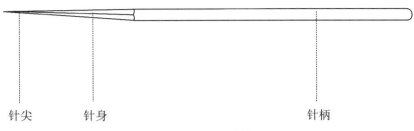

针尖　　　　针身　　　　　　　　　　　针柄

图 3-12　三棱针

（4）血管瘤部位、不明原因的肿块部位禁刺。

（5）应注意避免伤及大动脉。

（6）凝血功能障碍的患者禁用。

（二）皮肤针法

皮肤针法是运用皮肤针叩刺体表一定部位（或腧穴），使叩刺部位皮肤充血红晕或渗出微量血液，以防治疾病的一种方法。皮肤针法由《灵枢·官针》之"半刺""浮刺""毛刺"等刺法发展而来，其作用机制源于《素问·皮部论》之"凡十二经络脉者，皮之部也，是故百病之始生也，必先于皮毛"等论述。

1. 皮肤针组成及分类　皮肤针一般由针头和针柄两部分组成。针头端形似莲蓬状，缀有数枚不锈钢短针，针柄分为硬柄和软柄两种，一般用树脂材料制成，长 15 ～ 19 cm。根据针头所嵌短针的数目不同，又分别称为梅花针（5 支短针）、七星针（7 支短针）、罗汉针（18 支短针）等。

持针方法可分为硬柄持针法和软柄持针法两种。硬柄持针法是以右手拇指、中指夹持针柄，示指伸直按压在针柄中段上面，环指和小指团住针柄，将其固定于小鱼际处握牢；软柄持针法则是采用拇指在上、示指在下的方法夹住针柄，其余手指呈握拳状将其固定于掌心（图 3-13）。

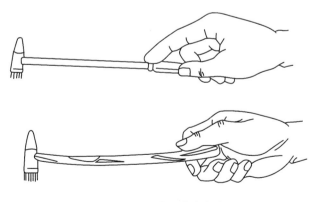

图 3-13　皮肤针持针方法

2. 皮肤针适应范围　皮肤针疗法具有通经活络、消肿止痛、祛风除湿、开窍泻热、调和气血等作用,广泛应用于临床各科,用以治疗功能失调性疾病疗效更佳,对器质性病变也有一定疗效,如近视、视神经萎缩、感冒、咳喘、喉蛾、慢性肠胃病、便秘、头痛、眩晕、失眠、腰痛、肌肤麻木不仁、痹证、痛经、皮神经炎、斑秃、小儿智障等。

3. 刺激强度　其刺激强度分为以下 3 种,可根据患者体质、病情、年龄、叩打部位灵活选用。

(1)弱刺激:叩刺力度小,针尖接触皮肤时间较短;施术部位皮肤微潮红,无明显出血点或渗出;患者略有痛感。适用于老年人、久病体弱者、孕妇、儿童,以及头面五官等肌肉浅薄部位。

(2)强刺激:叩刺力度大,针尖接触皮肤时间略长;施术部位皮肤明显潮红、湿润,有较明显的出血点或渗出;患者有较明显的痛感。适用于年壮体强者,以及肩、背、腰、臀、四肢等肌肉丰厚部位。

(3)中刺激:叩刺的力度介于弱、强刺激之间;施术部位皮肤潮红,有少量出血点或渗出;患者稍感疼痛。适用于大多数患者和身体各个部位。

每日或隔日 1 次,10 次为 1 个疗程,疗程间隔 3～5 日。

4. 注意事项　除遵循针灸施术的注意事项外,运用皮肤针法还应注意以下几点。

(1)针具要经常检查,注意针尖有无毛钩,针面是否整齐。

(2)叩刺后皮肤如有出血点或渗出,需用无菌干棉球擦拭干净,并嘱患者保持针刺部位清洁,以防感染。

(3)叩刺时要保持针尖的平正,避免针尖斜向刺入和向后拖拉起针,以减轻疼痛。

(4)皮肤创伤、溃疡、瘢痕、不明肿物等部位,不宜使用本法。

(5)凝血功能障碍、急重病证、传染性疾病等,不宜使用本法。

(三)皮内针法

皮内针法是将特制的小型针具刺入并固定于腧穴部位的皮内或皮下做较长时间的留针,通过其柔和而较长时间的刺激,达到调整经络脏腑功能、防治疾病目的的方法;又称埋针法。其具有操作简便、作用持久等特点。

1. 皮内针分类　皮内针包括颗粒型(麦粒型)和撤钉型(图钉型)两种(图3-14)。其中颗粒型的针身长约 1 cm,针柄形似麦粒或呈环形,针身与针柄呈一直线;撤钉型的针身长 0.2～0.3 cm,针柄呈环形,针身与针柄呈垂直状。也有将撤钉型皮内针的针柄制成 L 形,然后用防水透气胶布单个灭菌包装使用的,称清铃撤针,其针身长 0.3～2.0 mm。

2. 皮内针适应范围　本法选穴多以易于固定且不妨碍患者正常活动的腧穴为主,一般用于胸背部、四肢部和耳部穴位,根据欲刺入深度选择不同类型针具进行操作。常用于治疗慢性顽固性疾病,以及反复发作的疼痛性疾病,如高血压、神经衰弱、三叉神经痛、偏头痛、面肌痉挛、眼睑瞤动、哮喘、胃脘痛、胆绞痛、关节痛、扭挫伤、月经不调、痛经、遗尿等。

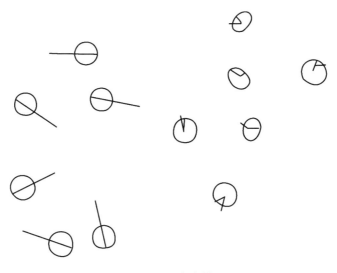

图 3-14 皮内针

3.注意事项 除遵循针灸施术的注意事项外,运用皮内针法还应注意以下几点。

(1)关节、胸腹、颜面及体表大血管部位均不宜埋针。

(2)埋针部位持续疼痛时,应调整埋针深度和方向。调整后仍感疼痛,应予出针。

(3)埋针期间,针处不可着水,以防感染。若局部感染,应即出针,并做相应处理。

(4)对金属过敏者禁止埋针。

（四）电针法

电针法是指将毫针刺入腧穴得气后,再通以接近人体生物电的脉冲电流,利用针刺和电的双重刺激,激发调整经络之气,以防治疾病的方法。电针法于 20 世纪 50 年代开始在我国广泛应用,具有省时省力、可客观控制刺激量、提高疗效等优点。

目前采用的电刺激仪器均属脉冲发生器类型,其基本结构由电源电路、方波发生器电路、控制电路、脉冲主振电路和输出电路 5 个部分组成。其作用原理是将脉冲电流借助针体导入体内,对机体产生低频电的生理刺激,以发挥不同的治疗作用。

1.电针适应范围 电针刺激参数主要有波形、波幅、频率、节律以及持续时间等。其中以波形和波幅在治疗中的作用最显著,临床应用时应根据具体病情灵活选择适当的波形和波幅,以提高临床疗效。电针的适用范围和毫针刺法基本相同,可广泛应用于内、外、妇、儿、五官、骨伤等临床各科。其主要用于治疗各种痛证、痹证、痿证、脏腑功能失调,以及癫狂和神经、肌肉、韧带、关节的损伤性疾病,亦可用于针刺麻醉、预防保健等。

2.注意事项 除遵循毫针刺法的注意事项外,电针还应注意以下几点。

(1)电针仪器在使用前应仔细阅读产品使用说明书,检查仪器各项性能是否良好后再行使用,如电流输出情况,导线接触是否正常等。干电池使用一段时间后输出电流微弱,须更换新电池。

（2）调节电流时，切勿突然增大，以防引起肌肉强烈收缩，造成弯针或断针。

（3）电针刺激量较大，需要防止晕针，体质虚弱、精神紧张者，尤应注意电流不宜过大。

（4）针柄经过温针的毫针，表面氧化不导电，不宜使用。若使用，输出导线应夹在针体上。

（5）心脏病患者，应避免电流回路通过心脏。安装心脏起搏器者，应禁止应用电针。在接近延髓、脊髓部位使用电针时，电流量宜小，并注意电流的回路不要横跨中枢神经系统，以免发生意外。孕妇亦当慎用电针。

（6）年老、体弱、醉酒、饥饿、过饱、过劳等，均不宜电针。

（7）注意"电针耐受"现象的发生。"电针耐受"是指长期多次应用电针治疗后，机体对电针刺激产生一定的耐受，从而降低电针疗效的现象。

（五）头针法

头针法，又称头皮针法，是指采用毫针或其他针具刺激头部特定部位，以防治疾病的方法。其理论依据有二：一是中医脏腑经络理论，二是大脑皮质功能定位。

头针法是在传统针灸理论基础上发展而来的。《素问·脉要精微论》指出："头者，精明之府。"头为诸阳之会，手足六阳经皆上循于头面，所有阴经经别和阳经相合后亦上达于头面。头针治疗疾病的记载始于《内经》，后世《针灸甲乙经》《针灸大成》等文献记载头部腧穴治疗全身疾病的内容则更加丰富。随着医学理论的发展和临床实践的积累，头针的穴线定位、适用范围和刺激方法渐成体系，已成为世界范围针灸临床常用的治疗方法之一。

为促进头针应用的发展与研究，1984年世界卫生组织西太区会议通过了中国针灸学会依照"分区定经，经上选穴，结合传统穴位透刺方法"的原则拟定的《头皮针穴名标准化国际方案》；2008年国家质量监督检验检疫总局和标准化管理委员会再次颁布和实施了国家标准《针灸技术操作规范第2部分：头针》。为头针疗法中定穴的准确性和操作的规范性提供了客观依据。

1. 头针适应范围 头针法临床适应证较广泛，尤以脑源性疾病为主，包括中枢神经系统疾患、精神病证、疼痛和感觉异常、皮质内脏功能失调四大类。临床应用时应辨病、辨证和辨位相结合，灵活选择合适的刺激部位。对于一些顽固性疾病，可以适当延长留针时间，或者一边行针，一边嘱患者活动相应部位的肢体，或者结合现代康复方法或技术，进一步提高临床疗效。

2. 注意事项

（1）头部有毛发，必须严格消毒，以防感染。

（2）由于头针的刺激较强，刺激时间较长，在治疗过程中，治疗师必须注意观察患者表情，以防晕针。

（3）留针时应注意安全，针体应稍露出头皮，不宜碰触针柄，以免发生弯针或引起疼痛。如患者局部感觉无法忍受时，可将针向外退出0.1~0.2寸，使异常感消失。

（4）头针进针时要迅速，以减轻疼痛，并注意避开发囊、瘢痕。

（5）颅骨缺损或开放性脑损伤部位，以及头皮严重感染、溃疡和创伤者，禁用头针。

（6）患有严重心脏病、重度糖尿病、重度贫血、急性炎症和心力衰竭者，囟门和骨缝尚未闭合的婴儿及孕妇，慎用头针。

（7）中风患者，如脑出血急性期，有昏迷、血压过高时，暂不宜头针治疗，需待血压和病情稳定后方可使用头针。

（8）由于头皮血管丰富，容易出血，故出针时必须用干棉球按压针孔 $1\sim2$ min。头发较密部位易遗忘所刺毫针，起针时需反复检查。

（六）耳针法

耳针法是指采用针刺或其他方法刺激耳穴，以诊断和防治疾病的一类方法。耳针法包括毫针法、电针法、埋针法、压丸法、刺血法、穴位注射法等。耳针法以耳穴为刺激部位，耳穴是指分布在耳郭上的一些特定区域。耳针法治疗范围较广，操作方便，对疾病诊断也有一定的参考价值。

运用耳穴治疗疾病的历史很悠久，《灵枢·五邪》记载："邪在肝，则两胁中痛……取耳间青脉以去其掣。"《灵枢·厥病》称："耳聋无闻，取耳中。"唐代《备急千金要方》中有取耳穴治疗黄疸、寒暑疫毒等病的记载。后世文献常见用针、灸、熨、按摩、耳道塞药等方法刺激耳郭，以防治疾病的记载，亦有以望、触耳郭的方法以诊断疾病的论述。为了便于交流和研究，我国制定了中华人民共和国国家标准《耳穴名称与定位》（GB/T 13724—2008）。

耳穴在耳郭的分布犹如一个倒置在子宫内的胎儿，其分布规律是：与面颊相应的穴位在耳垂，与上肢相应的穴位在耳舟，与躯干和下肢相应的穴位在对耳轮体部和对耳轮上、下脚，与内脏相应的穴位集中在耳甲，其中与消化道相应的耳穴弧形排列在耳轮脚周围（图3-15）。当身体疾病发生时，往往会在耳郭的相应区域出现不同的病理反应（阳性反应），如皮肤色泽、形态改变，局部压痛明显，耳穴电阻下降等。对这些病理反应点进行诊查，既可以结合临床症状辅助诊断，又可以为拟定耳穴处方提供依据。

1. 耳针适应范围　耳针法适用范围广泛、特色鲜明、疗效显著，包括各类疼痛性疾病、炎性疾病及传染病、功能紊乱性疾病、过敏及变态反应性疾病、内分泌代谢紊乱性疾病等，也可用于防病保健。

2. 注意事项　除遵循针灸施术的注意事项外，运用耳针法还应注意以下几点。

（1）针刺后如果针孔发红、肿胀，应及时涂碘伏消毒，防止化脓性软骨膜炎的发生。

（2）湿热天气，耳穴压丸、埋针留置时间不宜过长，耳穴压丸宜 $3\sim5$ 日，耳穴埋针宜 $1\sim3$ 日。对普通胶布过敏者宜改用脱敏胶布。

（3）耳穴刺血施术时，医者应避免接触患者血液。

（4）对扭伤和运动障碍的患者，进针后嘱其适当活动患部，有助于提高疗效。

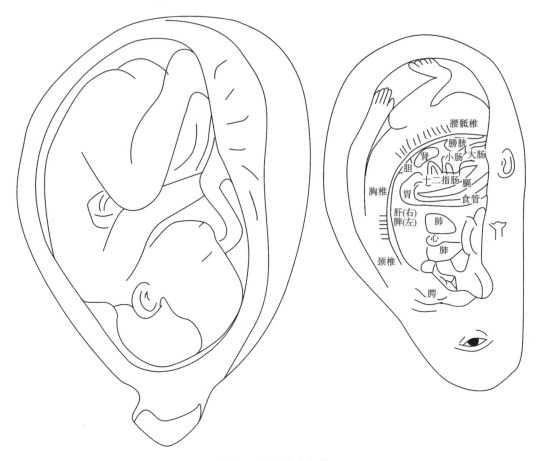

图 3-15　耳穴分布规律

第二节　推拿疗法

　　推拿疗法以"手法"作为防治疾病的主要手段,具有两大特点:一是手法治疗和功法训练相结合;二是中医学和现代科学理论相结合。推拿疗法要求推拿操作者先练功法再学手法,还要求在疾病治疗过程中,除了对患者进行手法治疗以外,还要推荐、指导患者进行恰当的功法锻炼。此外,中医推拿在发展过程中与当时先进的科学理论密切结合,如滚法结合了动力学、生物力学原理等。所以在现代推拿疗法的研究和应用中,也需要运动学、人体工程学等的理论支持,兼容并包,进一步吸收现代科学理论。

一、推拿疗法的分类

1. 根据手法的动作形态分类　根据手法的动作形态,将推拿疗法分成六大类,即摆动类、摩擦类、振动类、挤压类、叩击类和运动关节类手法。这一分类方法有利于从现代运动生物力学着手,来学习与研究手法的术式结构及其科学原理,是目前多数推拿教科书所采用的分类方法。

2. 根据手法术式结构的简繁分类　根据手法术式结构的简繁,可将推拿疗法分为单式手法和复式手法两类。

(1)单式手法:又称基本手法,是指手法的术式结构为单一成分的一类手法,如推法、拿法、按法、摩法、捏法、揉法、点法、拍法等。

(2)复式手法:是指由两种或两种以上单式手法相结合而形成的一类手法,如按揉法、拿揉法、推摩法、牵抖法等。

3. 根据手法的作用分类　根据手法的作用可分为刺激类手法、放松类手法、整复类手法、镇静类手法、兴奋类手法等。这种分类法参考了国外对手法医学的归纳。

4. 根据手法的应用对象分类　根据手法的应用可分为成人推拿手法、小儿推拿手法等。

5. 根据推拿流派分类　根据推拿流派可分为一指禅推拿手法、内功推拿手法、正骨推拿手法等。

二、推拿疗法的基本要求

对于推拿疗法的要求从古至今,也是不断发展深化的。早在《灵枢》就提出了“审、切、循、扪、按,视其寒温盛衰而调之,是谓因适而为之真也”,即手法要适合病情,恰到好处。《圣济总录》指出“曰按曰摩,适所用也”,即手法要适合病情,依据患者的感觉和耐受程度,而不纯粹依据力学原理来规范、要求手法。《石室秘录》也提出了手法的基本要求是“中和”。

现代对手法的要求也是逐步细化、全面、精确的。1960年上海推拿学校编写的《推拿学》提出了手法要“柔软、深透、持久、有力”。1961年上海中医学院编写的《中医推拿学讲义》将手法要求改为“柔和、深透、持久、有力”。1975年上海中医学院编写的全国中医院校协编教材《推拿学》确定为“持久、有力、均匀、柔和,从而达到深透”,并被1985年的五版教材《推拿学》所沿用,得到了学术界的认可。

目前,学术界结合手法的分类,根据不同类型手法的作用原理、运动轨迹和机体对各类手法的应答方式和速率,分别归纳和总结出了作用于软组织和作用于骨关节手法的基本要求。作用于软组织的手法要求:持久、有力、均匀、柔和,从而达到深透。作用于骨关节手法的基本要求:稳、准、巧、快。

三、推拿疗法的适应证与禁忌证

（一）适应证

推拿疗法临床适应范围广泛。凡是筋脉损伤、关节错位、气血不通、经络闭塞、脏腑失调等因素引起的骨伤科、儿科、内科、妇科、外科、五官科等病证均可治疗。研究表明2002—2020年推拿专业硕博论文总体呈增长态势，而医家运用推拿疗法治疗骨伤科疾病居多。骨伤科推拿论文以及肌肉系统推拿文献均呈逐年递增趋势，说明推拿在肌肉骨骼系统疾病治疗方面具有较好的优势。

（二）禁忌证

1. 慎用推拿的情况　①剧烈运动后、极度疲劳及体质极度虚弱者。②过饥或过饱饭后1小时内。③妊娠妇女的腹部、腰骶部慎用手法；某些腧穴如合谷、肩井、三阴交，据文献记载可能引起流产，也不宜使用；其他部位不宜使用重刺激手法。④醉酒者。

2. 禁用推拿的范围　①诊断不明的急性脊柱损伤或伴有脊损伤症状者，如脊髓肿瘤、脊柱结核、脊髓或椎管内血肿、脊柱失稳体征、脊空洞症、马尾综合征。②各种急性传染病，如急性传染性肝炎、活动性肺结核等。③恶性肿瘤部位及其骨转移部位。④严重的心、脑、肺、肾等器质性疾病，胃或十二指肠溃疡急性穿孔者。⑤结核病、化脓性疾病所致的运动器官病证。⑥出血性脑血管意外的急性期。⑦血液病、严重血管病变（如下肢静脉栓塞、血管瘤等），或有出血倾向者。⑧皮肤破损、感染，皮肤病的病损局部。⑨骨折局部、脱位、急性感染（如骨髓炎）等。⑩精神病情绪不稳定者和酒后神志不清者。⑪脊柱手法的禁忌证可参考世界卫生组织于2005年公布的《世界卫生组织脊骨神经医学基础培训和安全性指南》（2008年中文版）。

四、推拿疗法常用的介质

推拿介质，指在推拿疗法操作时涂于受术体表起润滑作用或兼有治疗作用的制剂。直接接触为推拿的基本特征，而直接接触必然会在接触面上产生摩擦。一旦摩擦太过，就会导致皮肤损伤。因此，保护皮肤是推拿过程中不能回避的问题，也是介质的基本作用。早在《五十二病方》中就已经有了介质制作和运用的记载。如将多种中药按一定比例，"并和之以车故脂"制成药膏，用来"靡（摩）其骚（瘙）"。后来，随着动物脂肪的发现和运用，润滑保护皮肤已经不难；又随着酿酒业的发展，酒比水更能溶解与保存药物，也更能透过皮肤，于是介质开始朝着增效的方向发展。如《灵枢·经筋》记载的"马膏"和"白酒和桂"。《金匮要略》首次提出"膏摩"一词。以后经不断发展，出现了名目繁多的膏摩方，被广泛地用于预防和治疗疾病，并沿用至今。

推拿介质种类繁多，不同性质的介质具有不同的特性。推拿介质目前主要包括膏类、油类、酒类、水类、汁类、精油、乳剂、霜剂、蛋清等。临床应用时应综合患者的病情和年龄等因素辨证选择。如寒证宜用葱姜水、冬青膏等；热证宜用凉水、乙醇等；虚证宜用药酒等;实证宜用蛋清、红花油、传导油等;小儿常用滑石粉、爽身粉、凉水、乙醇、薄荷水、葱姜汁、蛋清等;成年人水剂、油剂、粉剂均可应用;老年人常用油剂和酒剂。

五、推拿疗法常用的检查方法

推拿临床常用的检查方法包括经络按诊和推拿临床专科检查。

经络按诊法是医师以经络腧穴理论为指导,用手在患者体表,按经络循行路线和腧穴部位进行按压、触摸,探寻异常感觉或表征,诊查疾病的方法。常用的手法包括触法、摸法和按法。接触部位包括手掌及拇指、示指、中指的指腹。检查时用力要均匀,并注意左右对比。

专科检查主要包括关节运动功能检查、神经功能检查、肌力检查、肌张力检查和特殊功能检查。特殊功能检查包括椎间孔挤压分离试验、臂丛神经牵拉试验、直腿抬高试验、"4"字试验、单髋后伸试验、跟臀试验、屈颈试验、肱二头肌抗阻力试验、网球肘试验、握拳试验、回旋挤压试验、研磨提拉试验、足内外翻试验等。

临床应用推拿疗法治疗疾病和功能障碍之前,必须结合患者的病史、症状、体征,必要时可行影像学检查或实验室检查,一方面明确诊断、辨证施治,另一方面排除推拿禁忌证,确保操作安全。

第三节　中药疗法

中药疗法是以辨证康复观为指导,运用中药方剂以减轻和消除患者身体及精神情志的功能障碍,促进其身心康复的方法。中药疗法的治疗途径包括内治和外治两方面,无论内治、外治,均要遵循中医辨证的指导原则,做到辨证施药。

一、中药内治法

中药内治法是以中医辨证论治和康复治疗的辨证施治为指导,应用中药方剂,针对病、伤、残者病情进行调治,从而达到调理阴阳、协调脏腑功能、扶正祛邪、延年益寿,促使身心康复的一种疗法。其中辨证论治是通过理、法、方、药来实现;治法是运用成方或创制新方的依据;方剂则是在辨证论治的基础上,按照组方原则,将药物合理地有机地组合在一起,用于疾病的制剂,是体现和验证治法的主要手段之一。因此方剂与治法二者关系极为密切,是辨证统一、相辅相成。

中药内治法的历史悠久,内容极其丰富。《黄帝内经》中记载了有关治疗原则、治疗方法、遣药组方和配伍禁忌等方面的论述,同时还可以看到养生康复,尤以针灸、按摩、导引等外治法。到了汉代之后,药物内服疗法突出,极大地丰富了中医康复学的内容。

(一)中药内治康复要点

1.因证施宜,补虚疏郁　虚多指脏腑、气血、阴阳的不足。郁指诸种原因引起的气机郁滞不畅。病伤残者多处在疾病的后期,常存在正气亏乏、气机郁滞,或虚郁兼而有之,故补虚疏郁为其基本的治疗法则。遣方用药要辨明主次,虚多则以补虚为主,郁多则以疏郁为先;或先补其虚而疏其郁,或先疏其郁后补其虚,或虚郁并重合方调治,再权衡轻重缓急灵活遣方用药。治疗如单补其虚不治其郁,或以补虚为主,均不仅达不到补虚的目的,反而愈补愈滞,此为康复治疗之大忌。一般情况下,临床上凡虚郁相兼,必以治郁为先。其郁得以疏通,则气顺血和,脏腑功能有望恢复,或其虚迎刃而解;或而后言补,疾病可愈。

辨证论证,即辨别证候,遣方用药,是针对病机治疗,是中医学的理论基础,亦是指导康复临床的重要原则。因证施宜,对病无常法,对证有常方,方随证变,故一病有多方,多方治一病。证候的多样化,反映了个体的差异性。临床证当依据病情,以因证施宜为原则。

2.形神并重,重视体质 "形"是生命活动的物质基础,"神"是生命活动的外在表现,是生命活动的主宰与本质,"形"离不开"神"而生存,"神"也离不开"形"而存在。形为神之舍,形为神之主。有形才有神,有神则形健,形健则神旺,神旺则形安。形与神对立统一,二者直接关系密切而不可分割,形伤必及于神,神伤亦必累于神,即所谓"形神合一"。《素问·上古天真论》云:"故能形与神俱,而尽终其天年,度百岁乃去。""形神并重"不仅注意形体的保养,而且还要注意精神的调摄。而在康复治疗方面以养形为先;形体是人体生命存在的基础,有了形体,才有生命,才能产生精神活动和具有生理功能。历代传统康复理论极为重视保养形体在康复医疗中的作用,亦可调神为主,辅以治形;如神情异常之证,既要重视精神调治,又须注意形脏虚实,虚者补之,实者泻之。脾为后天之本,中医注重保胃气调饮食以养形体,可以从药食调养方面来增强体质;因形体属阴,治形重在养精血,对于精血不足的患者,以滋阴养血为主。临床用药常用熟地黄、当归、枸杞子、菟丝子、山药等调之。

形神合一,在形神失调状态的辨治上,应形神兼顾,既调其神,又治其形,即治神以形,治形以神,各种方法综合应用,以达到形神皆调的目的,同时养生康复应重视患者体质的差异。

3.守法守方,丸散尤宜 康复所治多为久病不愈的慢性疾病,病机变化趋于稳定,基本证候相对固定,只要辨证正确,遣方用药基本不变,久病沉疴,绝非一朝一夕能毕其功,大多数患者需要长期服药。康复治疗多以丸、散、膏剂或酒剂为宜,汤药速效而不便保存和取用,许多方药如系久用,可改为丸、散等方便使用。《汤液本草·东垣先生用药心法》记载:"丸者,缓也,不能速去之,其用药之舒缓而治之意也。"也就是说,与汤剂相比,丸剂在服用后不是迅速释放,而是延缓释放,这样可以获得平稳持久的疗效,而慢性病的治疗一般需要缓慢释放而逐渐起效,因此丸剂更适合慢性疾病或久病体弱的病人。

(二)中药内治遣方用药用法

《黄帝内经》早就记载了有关的治法理论,明确提出"阳病治阴,阴病治阳"的根本治则。同时针对病位、病性、病情论述了病变在表者,采用发汗的方法;病在下者,采用导引的方法;寒证者用温热的方法治疗,热证者采用寒凉的方法治疗;身体虚弱的患者,可用补益的方法治疗;病邪外侵者,用祛邪的方法治疗等。继《黄帝内经》之后,历代医家在长期的医疗实践中制定了众多治法,逐渐形成体系。程国彭的《医学心悟》把内治法概括为"汗、吐、下、和、温、清、消、补"八法,尽管临床治疗方法实际已超出这一范围,但八法仍不失为提纲挈领地掌握中药治疗原则的方法。

1. 汗法　汗法又叫解表法,是根据"因其轻而扬之""其在皮者,汗而发之"原则立法。此法以解表药为主组成,通过发汗解表,以达祛除外感六淫之表邪的目的。此为祛除表邪的最佳治疗方法。该法的功用特点是治疗的病症部位表浅,是解除表热的重要途径。

2. 吐法　吐法是根据"其高者,因而越之"的原则立法,以涌吐药为主组成,具有涌吐作用的方剂,用作涌吐痰涎、宿食、毒物的方法。该法为古代常用的祛邪方法之一。吐法具有引导、促使呕吐之功,适用于停留于咽喉、胸胁、胃脘的痰涎、宿食和毒物等有形实邪。此类疾患的特点是发病部位偏上,邪气多有上逆趋势,治疗宜顺应病势,故常选用呕吐之法,将其从体内排出,以达愈病目的。吐法对老弱、幼儿、孕妇、产后及气血不足等均不宜使用。

3. 下法　又称泻下法,是根据"泄可去闭"的原则立法,是以泻下药为主组成,具有通导大便、荡涤肠道积滞等作用,以治疗胃肠积滞、大便不通或腹水等证的方法。下法的主要功能为泻下通便。主治宿食、积滞壅结于肠胃,症见大便秘结、脘腹胀满硬痛等。由于积滞有寒、热之分,病情有缓、急之别,因此下法分为寒下、热下、润下、逐水和攻补兼施五类。表证未解、里实未成不宜用下法。

4. 和法　和法具有疏泄调和作用,可以疏泄气机、调和脏腑,用来治疗伤寒少阳病或肝脾、肠胃不和等病证。和法是通过和解与调和作用,以达祛除病邪、调整脏腑功能的治疗方法,亦称和解法。该法特点为作用缓和,方性平和。应用广泛,适应证往往比较复杂。蒲辅周阐述和解之法,具有缓和疏解之意。和法原为治疗伤寒少阳病而设,由于和解少阳的一些方剂兼有疏肝解郁之功,因而调和肝脾、肠胃之剂也纳入和法。使用和法时应注意,凡表邪未入少阳或邪已入里阳明热盛者不宜用此法。同时,凡劳倦内伤、饮食失调、气血虚弱而见往来寒热者不宜用和法。

5. 温法　温法是根据"寒者热之"的原则立法,由辛热或甘温药物组成,具有温中祛寒、温经散寒、回阳救逆等作用。用以治疗脾胃虚寒、寒凝经脉及肾阳虚衰等里寒证的方法,又称温里法。根据里寒证的轻重缓急不同,本法有强弱缓峻之别,分为温中祛寒、温经散寒、回阳救逆3类。其中温中祛寒,用于脾胃虚寒证,症见吐泻腹痛、食欲减退;温经散寒主治寒凝经脉证,症见四肢厥冷、脉微欲绝或肢体疼痛麻木。上述两法作用比较缓和,其适应证多局限于某脏腑或经脉肢体。而回阳救逆则为温法中之峻烈者,临床多用于急救,挽回衰微欲绝的元气,适用于元气极度虚弱之危重症,其发病部位主要在肾(少阴),症见恶寒嗜卧、呕吐不渴、腹痛下利、冷汗不止、四肢厥冷、脉微细欲绝。

6. 清法　清法是根据"热者寒之""温者清之"的原则立法,以寒凉药为主组成,具有清热泻火、凉血解毒、生津的作用,用以治疗温热、热毒等里热证的方法。清法是通过清热、泻火、解毒、凉血等作用,以清除温热火毒之邪的治疗方法。《素问·至真要大论》记载凡热证者用寒凉的药物治疗。里热证多为病毒长期集聚在体内化热或情绪过激化火所致。一般见有发热、口渴、心烦、苔黄、脉数等症。清法的应用范围十分广泛,里热证包括温热证、火毒证、热证、暑热证、虚热证等,针对此类疾患的发病阶段、病位及病性,清法相应地分为清热泻火（清气分热）、清热凉血、清热解毒、清脏腑热、清虚热等多种具体治法。清法多用寒凉之品，易伤阳气、损胃气，应中病及止，不宜过用，对虚寒体质者更宜注意。

7.消法 消法是根据"结者散之""坚者消之""通可去滞"的原则立法的，以消导、化积药为主组成，具有消食、导滞、化积的作用。消法含有消导、消散、消磨、消除之义，适用于逐渐形成的有形的积滞，具体包括食、气、血、痰、湿等积滞而成的积滞痞块，分别称为食积、气滞、血瘀、痰阻、湿聚。消法属于削克之剂，一般不宜久用，并多采用丸剂。凡纯属虚无实者，禁用消法。

8.补法 补法是根据"虚者补之"的原则立法的，以补养、强壮类药物为主组成，治疗各种虚证的方法。补法亦称补益法，是补益人体气血阴阳，治疗各种虚证的方法。虚证为正气虚弱所致，具体包括脏腑气血阴阳的不足。补法通过补益气血阴阳以增强或提高机体的生理功能，改善机体虚弱状态，提高其抗病能力为目的。由于虚证有气、血、阴、阳的偏虚以及气血两虚、阴阳俱虚的不同，因此补法分为补气、补血、补阴、补阳以及气血双补、阴阳并补6类。根据虚证的不同性质，在治法上有所区别。一般说来，补气、补阳药多偏温热辛燥，不宜用于阴虚火旺者；补血、补阴药大多性味甘、寒凉或咸寒，质润多液偏滋腻，对于阳虚阴盛者忌用。但阴阳是互根的，明代医家张景岳所说的"善补阳者，必于阴中求阳""善补阴者，必于阳中求阴"，亦不可不予以注意。虽曰补药，其性味毕竟有所偏颇，若用之过久，难免"久而增气"，亦生弊端，绝非多补益善。

二、中药外治法

中药外治法是将中药的各种外治方法介入到疾病康复治疗中，以促进患者更快恢复各种功能的疗法。中药外治具有悠久的历史，追溯中医外治的发展，概括地说其萌芽于原始社会，奠基于先秦，发展于汉唐，丰富于宋金元，成熟于明清。《山海经》中有"熏草佩之，已疠"的记载，另有用硫黄灌洗洗浴治疗疥疾的描述；《周礼·天官》记载了用外敷药物治疗疮疡，曰"疡医掌肿痛、溃疡、折疡、金疡、祝药刮杀之齐（剂）"。马王堆汉墓出土的《五十二病方》是我国现存最早的方书，其中所载的283首方剂中，用于外敷的方剂达110余首，外治法涵盖敷贴法、熏蒸法、熨帖、药浴法、涂敷、烟熏等，剂型包括沐浴剂、糊剂、熏蒸剂、熨剂、烟熏剂等。该书对敷法的用途、敷药的剂型、方法及注意事项也做了较详细描述，并首次提出外伤预后留有瘢痕及用药物外敷以预防之。清代吴师机在《理瀹骈文》中提出："外治之理，即内治之理，外治之药，亦即内治之药。所异者，法耳。"阐明了内治与外治原理的一致性。吴师机在外治疾病时始终将各种外治法纳之于中医基本理论指导之下。

（一）中药外治法优点

中药外治法作用迅速、疗效显著、毒副作用少、使用方便、操作简单，对各科疾病的康复疗效显著，尤其对老幼虚弱之体，攻补难施之时，或不能服药之人，更有其他疗法所不及的诸多优点，具体如下。

1.治法多样，给药方便 外治法治疗途径和方法多样，施治部位广泛。如慢性呼吸

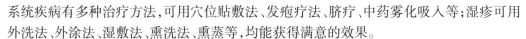

系统疾病有多种治疗方法,可用穴位贴敷法、发疱疗法、脐疗、中药雾化吸入等;湿疹可用外洗法、外涂法、湿敷法、熏洗法、熏蒸等,均能获得满意的效果。

2.直达病所,定位用药　中药外治法用药局部的药物浓度显著高于血药浓度,局部疗效明显优于内治法,且起效迅速。如用气雾剂治疗平喘,用锡类散灌肠治疗溃疡性结肠炎,关节疼痛用外敷止痛,效果均优于内服药。

3.适应证广,禁忌证少　中药外治法适应证广泛,能广泛运用于临床各科的多种病症,且治疗作用迅速,尤其对病情轻的单纯性疾病、疾病初起阶段具有明显的优势。

(二)中药外治法应遵循的原则

运用中药外治法,同样必须根据疾病特点,进行辩证立法、选方用药。临证时,通过中医四诊"望、闻、问、切",结合八纲辨证,对病情进行分析、归纳,探明病因、病机,按轻重、缓急立法选方,并选择适当的剂型和制法以适应病情需要。归纳起来,中药外治应遵循以下原则。

1.辨证论治　运用中药外治方法必须进行辨证论治,才能取得比较满意的疗效。如果对于疾病是虚证还是实证、寒证还是热证、病在表还是在脏腑等都分不清就使用中药外治法,不但收不到较好的效果,而且还会延误病情,甚至导致疾病的恶化。

2.三因制宜　中药外治和内服药物一样,必须根据患者的性格、年龄、体质、生活习惯、地域环境和四时气候变化等情况的不同而采取适宜的治疗方法,绝不能片面地、机械地使用,否则会影响疗效。因此,"因人制宜""因地制宜""因时制宜"的三因制宜是非常重要的治疗原则。

3.标本缓急　疾病分标本,病情分缓急,应用中药外治法必须分清标本、辨明缓急。《素问·至真要大论》亦云:"急则治其标,缓则治其本。"所以,选用中药外治必须深知标本、明辨缓急而后治疗。

4.合理选穴　中药外治在局部用药时,大多选取相关穴位。如果是治疗上半身的疾病,可选择上脘、肺俞、劳宫、内关等穴位;如果要治疗腹部脾胃的疾病,可选择神阙、上脘、中脘等穴位;如果要治疗下半身的疾病,可选择气海、关元等穴;如果要补益五脏气血,宜选背俞穴;如果要清泄五脏的毒邪,也可以取背俞穴等。

(三)外治法的分类

外治法包括热敷疗法、熏蒸疗法、熏洗疗法、敷贴疗法、脐疗、膏药疗法及芳香疗法等。

1.热敷疗法　是将药物和适当的辅料进行加热处理后,敷于患部或所取腧穴,并借助其温热之力,使药性通过皮肤毛孔,循经运行,内达脏腑,可收温中散寒、畅通气机、镇痛消肿、调整脏腑阴阳之效,从而解除疾苦的一种外治方法。它在临床中运用广泛,具有简、便、验、廉的特点。其原理是通过热力与药力联合作用于肌表,内传经络脏腑,达到祛邪扶正、舒畅气机、调理脏腑之目的。因此,此法不仅用于治疗局部病变,而且广泛用于治疗全身性疾病。

2.熏蒸疗法　是选用有康复治疗作用的药物煎汤,利用热蒸汽熏蒸患处,或利用烧烟熏所产生的温热药气,通过皮肤毛窍作用于机体起到祛风除湿、疏通气血、活血化瘀、祛邪扶正的一种治疗方法。其原理是通过热疗、药疗的双重作用而取效。热疗能使腠理疏松,汗孔开发,能活血通经、松弛痉挛的肌筋;药疗能对症治疗,疗病除疾。两者配合应用,能够发挥散寒除湿、发汗祛风、温通经络、除痛止痒的作用;可以加速血液、淋巴液的循环,促进新陈代谢,加快代谢产物的清除;同时由于热能的作用,促使皮肤、黏膜充血,有利于对药物的吸收,提高体内药物浓度。适用于脑卒中患者关节痉挛僵硬、运动系统疾病、慢性风湿性疾病、周围血循环障碍等疾病。

3. 熏洗疗法　是利用药物煎汤的热蒸汽熏蒸患处,待温度稍低后以药液淋洗局部的一种治疗方法。它是借助药力和热力,通过皮肤黏膜作用于机体,促使腠理疏通、脉络调和、气血流畅。药液的淋洗又能使疮口洁净,祛除毒邪,从而达到治疗疾病的目的。其原理是借温度和药物的作用发挥治疗效能。利用一定温度的药汤在皮肤或患部熏洗,引起皮肤和患部的血管扩张,促进局部和周身的血液循环及淋巴循环,使新陈代谢旺盛,改善局部组织营养;还能疏通经络,促进经络调节,改善全身气血状况;熏洗药物通过皮肤吸收,或在皮肤表面直接起作用,同时刺激皮肤神经末梢感受器,通过神经系统形成新的反射,破坏原有的病理反射联系,达到治愈疾病的目的。常用于康复科的疾病有落枕、颈椎病、腰肌劳损、腰椎间盘突出症、肩周炎、脑卒中后遗症等。

4. 敷贴疗法　亦称外敷法,是以中医基本理论为指导,将中药制成丸、散、膏、糊、饼等剂型,施于皮肤,敷贴于患处、孔窍或腧穴等部位的治病方法。通过药物作用于局部皮肤,疏通经络,调理脏腑功能,达到防治疾病、强身保健的作用。该法广泛应用于临床,其优点是不经消化道吸收、不发生胃肠道反应。其可直接作用于患处治疗局部病症,还能使药力由表及里或通过穴位作用于全身,治疗全身性疾病。其以经络学说为基础,通过对经络腧穴的刺激与调节作用、药物吸收后的药效作用及两者的综合叠加作用等途径发挥疗效。

5. 脐疗　药物贴脐疗法是一种古老的治疗方法,它根据不同病症的需要,选择相应的药物,制成膏、丹、丸、散、糊、锭等剂型,贴敷于肚脐(神阙穴)之上,外以纱布或胶布封盖固定。通过药物对脐部的刺激作用,以激发经气、疏通经脉、促进气血运行、调整人体脏腑功能,从而达到防治疾病的目的。其治疗方法包含药物敷脐、贴脐、填脐、纳脐、蒸脐、熏脐、熨脐和灸脐等多种施药方法。其原理主要与脐部的组织结构有关,脐是胚胎发育过程中腹壁的最终闭合处,角质层薄,无皮下脂肪,筋膜与腹膜直接相连,而脐动脉又无胆固醇堆积,周围有许多小静脉,称附脐静脉,连于门静脉和脐周。这种结构十分有利于药物透过皮肤吸收,有效药物成分也不经消化道而受到破坏,穴位贴敷还可持续不断地释放、渗透,使血中保持一定药物浓度,充分发挥药效。

6. 膏药疗法　是将外用药膏敷贴于肌肤,以治疗疾病的一种方法。膏药是按处方将药物置于植物油中煎熬去渣,加入丹药再煎后凝结而成的制剂,俗称“膏药肉”。一般膏药包括膏(基质)和药两个部分。膏比较简单,成分比较固定。药的组成不同,常因病、因人、因时、因地而异,故有温、热、寒、凉之别,应用时须辨证施治。膏药的种类有多种,以油与黄丹为基质的为黑膏药;以油与宫粉为基质的为白膏药;以橡胶为主要基质的为橡皮膏;以松香等为基质的为松香膏药。最常用的是黑膏药。膏的熬制主要用胡麻油和铅丹为原料,二者在临床上均有一定的医疗作用。膏药常应用于消毒、拔毒、生肌等外治方面,但它能起到内治作用,如祛风寒、和气血、消痰癖、通经活络、祛风湿、治跌打损伤等。膏药不但应用于外科,而且也可以应用于内、妇、儿科等疾病的治疗。五脏六腑功能的盈亏盛衰和脏器病变,亦可应用膏药外敷治疗,即以外用药物入内疏通气血为治等。

7.芳香疗法　是指将气味芳香的药物制成适当的剂型,通过内服或外用,将植物的芳香物质吸入体内,发挥芳香物质所具有的生理和心理方面的作用,用于减轻、预防或治疗人体某些疾病的治疗方法。

芳香药物有芳香辟秽、芳香解表、芳香化湿、芳香温通、芳香开窍的作用。其中芳香辟秽类药物有苍术、藁本、石菖蒲、山柰、甘松、丁香、樟脑、冰片、雄黄等;芳香解表类药物有桂枝、薄荷、菊花、紫苏、荆芥、藁本、藿香、佩兰、柴胡、青蒿、生姜、白芷等;芳香化湿类药物有砂仁、石菖蒲、苍术、白豆蔻、草豆蔻等;芳香温通类药物有桂枝、细辛、木香、高良姜、檀香等;芳香开窍类药物有石菖蒲、冰片、樟脑、麝香、苏合香等。芳香疗法可通过体表经络腧穴、透皮吸收、挥发油等起作用。

第四节　传统运动疗法

传统运动疗法属"导引"类的传统健身锻炼方法范畴,就具体锻炼形式而言,通常称为"传统功法"。传统运动疗法在发展过程中受到阴阳五行以及精、气、神等古代朴素哲学观念的影响,构筑了独特的理论体系,成为中医学的重要组成部分。近年来随着国际康复医学界对传统运动疗法关注的不断增多,针对中医气功导引等传统运动疗法的基础与临床研究成果大量涌现,为传统运动疗法在康复医学领域的运用提供了重要证据。

一、传统运动疗法的起源

传统运动疗法的起源是远古人根据当时生产和生活的需要,在采集和渔猎生活中受行走、跑步、跳跃、投掷、攀登、游水、角斗等生产与生活技能的启发,或为了丰富生活而进行的各种舞蹈动作,或为缓解身体病痛进行的自我保健按摩。这些生活中的跑跳、为了争夺领地的搏斗,或舞蹈娱乐,或按摩疗伤的古老方法,逐渐演变为自觉的、有意识的身心锻炼功法。据考证,其历史可以追溯到公元前3000至公元前2000年的新石器时代。有历史文物证实,舞蹈是当时比较流行的一种锻炼方法。

远古人在长期劳动实践中,在原有的新石器时代舞蹈基础上,不断模仿动物的一些简单动作,如"熊经鸟伸、饿虎扑食"等,逐渐演变成功法的雏形。这种原始的功法形式在远古的舞蹈中得到保留。据《吕氏春秋·古乐篇》记载:"昔阴康氏之始,阴多滞伏而湛积,水道壅塞,不行其源,民气郁阏而滞着,筋骨瑟缩不达,舞以宣导之。"可见,我国功法最早是以仿生舞蹈的形式出现的。这种"舞"的基本作用是宣达腠理、通利关节,适用于风寒湿所致的各种病证。随着时间的推移,经过历代人们的不断实践,早期的原始功法形式逐渐演变为"挢引案杌",独立地用于医疗保健。据《史记·扁鹊仓公列传》记载,上古名医俞跗擅长应用挢引、案杌疗法。俞跗是黄帝时的名将,说明功法最晚在黄帝时代就已经成为完全独立的医疗保健手段。

二、传统运动疗法与推拿疗法的关系

传统运动疗法是学习推拿手法的基础,两者关系十分密切,甚至在临床应用中相互配合,融为一体。在古代,二者不分主次,导引、按跷合而为用。"中央者,其地平以湿,天地所以生万物也众,其民食杂而不劳,故其病多痿厥寒热,其治宜导引按跷"(《黄帝内经》)。古时把"导引""按跷"作为治疗疾病的主要手段之一,反映了导引与按跷不分家,这种情况一直延至宋代。唐代孙思邈《千金要方》中记载"导引按摩"的方法,如"老子按摩法""天竺国按摩法",都说明手法和功法在古代被广泛综合地应用于治病和强身之中。

直到宋代,手法与功法作为两种不同的治疗方法而各自发展,形成两门学科,推拿医生需将手法与功法有机地结合应用。历代推拿名家都有一个共同观念,即推拿医生必须有内劲外壮的身体,方能行推拿之事。因此,推拿医生广泛地采用传统运动疗法如易筋经、少林内功、五禽戏等作为"身心并练"的主要功法。值得一提的是,像内功推拿派、崂山点穴派等推拿医生,不仅将功法作为自己的锻炼方法,而且将功法与推拿手法结合起来应用于临床实践,并指导患者练功以达到康复疾病的目的。

三、传统运动疗法的分类

传统运动疗法历经几千年的发展,形成了诸多门派,功法种类繁多,名称不一,目前主要按功法锻炼的姿势、动静、内外等进行分类。

(一)按功法锻炼的姿势分类

1.卧功　凡是按照一定的姿势要求,采取卧势进行锻炼的功法,统称为卧功。常用的锻炼姿势有仰卧式、侧卧式等。卧功主要适用于某些卧床不起和久病体弱者,也可用于睡前的诱导入睡,加快消除疲劳。但卧式容易使人入睡,在锻炼内劲方面不如站功和坐功。

2.坐功　凡是采取坐势练功的,并有一定姿势要求的功法,统称为坐功。常用的坐功有平坐式、盘坐式及靠坐式。坐功多适用亚健康者,也是体弱患者由卧式转为站式、以增强体力的一种过渡姿势。靠坐式多用于体弱患者。

3.站功　凡是采取站立姿势、两脚不动进行锻炼的功法,统称为站功。常用的有自然站式、按球站式、抱球站式。站功具有调运气血功能、锻炼方便、体力增强快、活动量大的特点。因此,特别适合中青年练习,不适宜年老体弱者。

4.行功　凡在下肢走动状态下进行锻炼的功法都属于行功。这种功法的肢体运动姿势更加多样化,功法种类繁多。在姿势的结构上,有繁有简;在力量的运用上,有刚有柔;在动作的速度上,有快有慢;在用力的程度上,有大有小。在姿态上,有些动作优美柔和,有些动作挺拔苍劲,有些动作轻盈舒展,有些动作敏捷灵活,有些动作威猛刚强,有些动作气势磅礴。

（二）按功法锻炼的动静分类

1. 静功　凡在功法锻炼时，外在肢体不进行活动的功法，都可归属于静功。古代的吐纳、行气、静坐、坐禅等都属于静功的范围。静功从形体上看外静不动，两眼垂帘，调心入静，即所谓"外静内动"。因此，练静功时，要静中有动。静功在姿势上有坐、卧、站的区分，但主要着重于人体内部的调养。锻炼可使元气充沛、经络畅通，以达到强身健体、祛病延年之功效。

2. 动功　凡在功法锻炼时，肢体按功法要求不断变化的一类功法，都属于动功。如易筋经、五禽戏等。动功主要是采取站式和行式进行锻炼的，但在特殊情况下，也可采用"坐式动功"。动功是指形体外在活动和内在精神的相对安静，即所谓"外动内静"。因此，动功锻炼时，首先要动中求静，即"动"是指"外动"，"静"是指"内静"；其次，要做到意气相随，意到气到，气到力到。古代练功家曾说，强身莫善于习动，一身动则一身强。练习动功可达到强健筋骨的作用。

3. 静动功　凡是把静功与动功结合起来的锻炼方法，都属于静动功。其特点是"先静后动"。静功虽对形体也有锻炼作用，但它更注重精神的宁静和体内气息的调整；而动功则更注重锻炼外在的肢体和强健筋骨。

（三）按功法锻炼的内外分类

1. 外功　注重锻炼人体的外部肢体，如骨骼、肌腱、肌肉、皮肤等的功法，称为外功，即"动则练外""外练筋骨皮"。一般情况下，可将各种动功归属于外功的范畴，但有的动功对机体内部功能的锻炼作用也很明显。如"五禽戏"要求内外结合，动静相兼，刚柔并济，神形如一。它既重视练外强，也重视练内壮，讲究内练精气神，外练筋骨皮，以收内外兼练的效果。

2. 内功　注重锻炼人体内部的气息、脏腑、经络、精气、血脉等的功法，称为内功。习惯上常将各种静功归属于内功的范畴，即"静则练内，内练一口气"。内功虽对人体外部形体有锻炼作用，但它更以锻炼人体内部功能为主。

四、传统运动疗法的作用

（一）增力添劲，强筋壮骨

传统运动疗法既能练力又能添劲。以气催力，以力贯劲，意到气到，力到劲到，使全身肌肉收缩力增强，当气运行于身体某部位时，就能产生高度爆发力与耐受力。功法练的是内气，也称真气，而锻炼呼吸之法是功法的内容之一。其通过呼吸的调节，使内气在体内循环，达到内气"按摩"的目的，从而使内气生力添劲。通过意念与姿势配合的方法，以意领气，真气流注于体内四肢百骸，使全身气血流畅，以达神清气爽、气力倍增之效。这种以气催力的运用方法可使手法达到"持久、有力、均匀、柔和，从而达到深透"的要求，操作时能够做到以气贯力于内，以意发力于外，从而保证手法的深透，提高手法的技巧与治疗效果。

练力与练气相结合,使气力结合,内力倍增,以意运气,长期锻炼会产生内劲。练功中只注重练力而不注重练气,或只注重练气而不注重练力,均难以产生效用。故传统运动疗法锻炼只有通过姿势、呼吸、意念相结合,才能达到增强内气、以气催劲、强筋壮骨的目的。

(二)调和气血,疏通经络

气血是维持人体正常生理活动的基本物质。气是一种由水谷之精气和自然之清气相互结合而成的具有营养机体的物质,而血除了具有一定的营养作用外,还具有载体的作用。没有血这个载体,气就不能在经脉中运行。同样,没有营卫之气,血得不到充分的营养补充,机体很难维持正常的生理活动。因此,气血之间是相互依赖、相互制约的关系。

传统运动疗法强调姿势的锻炼、呼吸的调节、意念的应用,通过功法的锻炼来导引气的运行及呼吸的变化。如锻炼易筋经时,随着形体动作的变化,呼吸主动配合动作导引,采取自然呼吸的方法,使意气相随,气贯全身;习练五禽戏时,通过"外导内引",在动作升降开合作用下,导引内气运行,达到气贯周身。又如锻炼六字诀时,运用呼吸吐纳,分别调理肝、心、脾、肺、肾、三焦的气机,起到气行周身、协调脏腑的功能。

功法锻炼又可改善脾胃功能,对脾胃起到较好的按摩作用,强化脾主运化、统血及胃之受纳水谷的功能;同时随着形体运动的导引,可使营气经过脾胃转输于肺中,进入脉道,成为血液的组成部分而营养全身。可见,功法锻炼能加强血液运行,通过气的推动,为人体提供丰富的营养物质。故《灵枢·本脏》说:"血和则经脉流行,营复阴阳,筋骨劲强,关节清利矣。"另一方面,功法还有疏通经络、祛病强身的作用。李时珍《奇经八脉考》曰:"内景隧道,惟返观者能照察之。""内景隧道"是指人体的经络,"返观"可以理解为一种静功的锻炼方法,人体的经络变化在进行某种静功锻炼过程中是能够觉察出来的。

(三)协调脏腑,平衡阴阳

脏腑是人体生命活动的根本,脏腑功能协调,则精、气、血、津液充足。因此,脏腑形神得养是健康的基本保障。脏腑协调是通过相互依赖、相互制约、生克制化的关系来实现的。功法锻炼既可协调脏腑,增强脏腑新陈代谢的活力;又可调整脏腑间的失调,纠正其偏差。如易筋经、六字诀、五禽戏等功法,都是以增强脏腑功能为目的。

阴阳平衡是维持人体正常生理活动的基础,而阴阳平衡的破坏就意味着疾病的发生。易筋经、少林内功、八段锦都是以形体活动为主的功法,都属动功,也都属阳。但在每个功法开始的预备势和结束的收势则以静为主,也都属阴。因此,动中有静,静中有动,动静相合,动以练形,静以养神,练养相兼,这是功法平衡阴阳的基本作用。如在功法的姿势锻炼中,形体的上下、左右、前后、俯仰、屈伸等动作也都包含着阴阳的变化。呼吸中以吸气为阴,呼气为阳,通过呼吸的配合就能帮助习练者起到平衡阴阳的作用。如具有阳盛阴衰或阴虚阳亢体质的人,宜采用偏重于泄出体内阳热浊气的功法进行锻炼,可选以呼吸吐纳为主的功法;阴盛阳衰或阳虚阴亢体质的人,宜采用偏重于益阳消阴的功法进行锻炼,可选练八段锦功法;阴阳偏盛偏衰不太明显体质的人,宜采用调和阴阳的功法进行锻炼,可选练易筋经、五禽戏等功法。这是以阴阳学说中阴阳平衡原理来辨证练功的。

(四)扶正祛邪,培育元气

扶正是扶助人体对疾病的抵抗力和增强体内的正气,祛邪是祛除致病因素,即所谓"正气存内,邪不可干"。传统运动疗法锻炼就是从扶助正气入手,如"体松、入静、调息"的主要锻炼内容都属于整体锻炼方法,就是在内部力量逐渐充实的基础上增强体质,提高自身抵抗力。通过功法锻炼达到扶正及培育元气的目的,其本身就是一种有效的祛邪方法。所以,培育元气,增强人体抵抗疾病的能力,是练功的本质所在。《素问·上古天真论》曰:"恬淡虚无,真气从之,精神内守,病安从来。"这即是功法培补元气的精辟阐述与概括。

功法锻炼对健康者来说也不失为一种较好的锻炼项目。凡坚持正确锻炼并达到一定功力者,都可体验到练功对改善人体消化、呼吸、心血管和神经系统的功能是明显的,同时能加深睡眠、消除疲劳、增强体力和耐力、提高工作效率。

(五)养生益智,延年益寿

人到老年,阴精虚衰,真元渐亏,身体各种功能都逐步衰退,是人类生命过程的必然规律。衰老是一个多环节的生物学过程,受到多种因素的综合影响,具有不可逆性,但延缓衰老的进程也是完全可以实现的。

自古以来,人们把功法锻炼作为一种防止衰老、益智增寿的重要手段。实践证明,功法锻炼能够调动和发挥机体内在潜力,延缓衰老,防治老年智力减退,增进老人身心健康,达到延年益寿的目的。练功是一种综合锻炼,既包括精神调养、稳定情绪,使人积极乐观,又包括生活规律、合理饮食,使人劳逸结合。其本身既是一种延年益寿的方法,又是各种抗衰措施的纽带。所以,《养生肤语》曰:"保精、练气、养神,益长寿之法。"

除此之外,功法锻炼还可开发人的智力,这一点在古代典籍中有很多明确的记述。研究表明,通过功法锻炼,能使大脑的疲劳较快地消除,使精力旺盛,注意力集中,感知觉敏锐,记忆力增强,思维能力提高,从而提高智力水平。

五、常见的传统运动疗法

自古代以来不断发展、完善并沿用至今,尤其在现代康复研究中大放异彩的传统运动疗法,包括太极拳、八段锦、五禽戏、六字诀、易筋经等。

1.太极拳　太极拳是一项历史悠久、流传很广的健身锻炼方法,是我国宝贵的体育遗产之一。它以中国传统文化中的太极、阴阳思想为核心,融合中医中的气学说、经络学说为一体,是一种行之有效的内外兼修、刚柔并济的中国传统拳术。在长期实践中,人们认识到太极拳既是一种增强体质的健身运动,又是一种防治疾病的有效手段。近年来,太极拳已被许多医院和康复中心采用,成为我国康复医学领域中具有民族特色的传统康复运动治疗手段之一。

简化太极拳动作缓慢轻柔,简便易学,坚持练习,能调和脏腑、调畅气机、调理阴阳、强壮身体,具有很好的康复医疗作用。其主要适合中老年人及慢性病患者练习,尤其适合冠心病、高血压、高脂血症、脑卒中、神经衰弱、慢性阻塞性肺疾病等病症的康复期。

2.八段锦 "八段锦"是一套动作简单、易学易练的传统运动功法。"八段",是指其动作共有八节;"锦",俗称"织锦",有典雅华美之意,谓其珍贵。八段锦这一名称,最早见于宋人洪迈所编的《夷坚志》中。其在我国民间流传十分广泛,并在实践中不断加以修改、创新,又演变出许多种类,如岳飞八段锦、十二段锦、自摩八段锦、床功八段锦、坐式八段锦等,各具特色。

"八段锦"功法能柔筋健骨、养气壮力、行气活血,从而调和五脏六腑功能,男女老幼皆可锻炼。现代研究也已证实,这套功法能改善神经体液调节功能,加强血液循环,对腹腔脏器有柔和的按摩作用,对神经系统、心血管系统、消化系统、呼吸系统及运动器官都有良好的调节作用,是一种较好的体育运动。

3.五禽戏 五禽戏功法是中国重要的传统养生康复手段之一,由东汉末年名医华佗所创,至今已有1800多年的历史。此功法首见于《三国志·华佗传》记载,故又名"华佗五禽戏"。最早在南朝时期陶弘景《养性延命录·导引按摩》中有详细文字描述,"吾有一术,名曰五禽戏:一曰虎,二曰鹿,三曰熊,四曰猿,五曰鸟,亦以除疾,兼利手足,以常导引。"全套功法通过模仿虎、鹿、熊、猿、鸟5种不同动物的动作,在进行肢体锻炼的同时,注重内气运行、意念导引以调整身心。国内研究者对五禽戏功法进行了一系列研究,内容涉及对免疫系统、心血管系统、心理健康、抗衰老等方面的影响。

4.六字诀 六字诀现存文献最早见于南北朝时梁代陶弘景所著《养性延命录》中。《养性延命录·服气疗病》中记载:"纳气有一,吐气有六纳气一者,谓吸也;吐气六者,谓吹、呼、唏、呵、嘘、呬,皆出气也。……吹以去热,呼以去风,唏以去烦,呵以下气,嘘以散寒,呬以解极。"这些记载即后世"六字诀"或"六字气诀"的起源。陶弘景之后,历代都有关于六字诀的记述。从现有文献来看,明代以前的六字诀不配合肢体动作,只是单纯的吐纳功夫。明代以后,六字诀开始有了肢体动作,将吐纳与导引结合起来。

六字诀的疗效以泻实为主,适用于脏腑实证。通过呼吸发音,并延长呼气时间来达到治疗目的。如高血压一般表现为肝阳上亢,以口缓缓呼气,适当延长呼气并随之放松全身,同时默念"嘘"字,以平肝火,缓解头晕、头痛,降血压。对于脏腑虚证,按五行生克规律,可以泻为补。例如:肺气不足,当以增加"呵"字练法次数来补肺气,原理是火克金,泻其克己一方,也就起到扶己功己之作用。

六字诀全套练习,每字重复6次,全套一共做36次,早晚各练3遍。如某一脏器有病,相应之字可加练1~3倍。需要特别注意的是,六字诀虽为康复治疗之良法,但多吸则伤阴,多呼则伤阳,习练者切不可急于求成,一次练习过多。同时也要避免只单练一个字,以免引起各种不适。

5.易筋经 相传易筋经为印度高僧达摩所创,宋元以前仅流传于少林寺众僧之间,明清以后才广泛流行于民间。从易筋经三字来理解,"易"是改变之意;"筋"为筋肉,泛指肌腱、肌肉、筋膜等软组织;"经"指方法。"易筋"就是把筋挛者易之以舒,筋弱者易之以强,筋弛者易之以和,筋缩者易之以长,筋靡者易之以壮,从而将痿弱的"筋"改变成强壮的"筋"。锻炼过程中要求达到气盈力健、骨劲膜坚、刚柔相济、动静相兼、意力统一的境界。

长期以来易筋经不仅是广大推拿人员强身健体、提高体力的练功方法之一,同时也是人们防治疾病、延年益寿的常用传统运动康复保健功法。易筋经是保健强身和传统运动疗法的基础功法。练习此功法能激发人体周身气机,提高正气的流通性。它既能练气,又佐以练力,久练后可使气力倍增,既是推拿、针灸医师作为行气布气的基础训练功法,也是老、弱、病、残者重要的传统运动疗法。其具有疏通经络、运行气机、防病健身之作用,临床可用于神经衰弱、胃肠疾病、呼吸系统疾病、肢体关节病变、颈腰椎疾病和痿病的康复治疗。

功法每天练 1 ~ 2 次。初练首先要将姿势练熟,然后再进行呼吸、意念和姿势的配合锻炼,最终达到三调合一。练功的运动量可根据个人的体质和体力情况灵活掌握,逐渐增加,不可操之过急。中老年人练此功法,不可向上提气,提足跟之动作可以不做,否则易引起血压升高、头痛、头晕等。心脑血管病患者练习时宜多用意而少用力,各式均顺其自然,量力而行。

第五节　其他疗法

一、穴位注射法

穴位注射法,是将适宜的中西药物注射液注射入相关穴位、压痛点或其他阳性反应点,通过针刺与药物对穴位的双重作用以治疗疾病的一种方法,又称"水针"。穴位注射法具有操作简便、用药量小、适应范围广、作用迅速等优点。

穴位注射法源于西医学的封闭疗法。20 世纪 50 年代初期,临床医生将封闭疗法与针灸疗法结合应用以治疗一些疾病,收到了理想的治疗效果,其后便广泛应用于针灸临床,注射药物也日趋多样化,大量的肌内注射药液被纳入穴位注射用药,可注射的穴位及治疗的病证也日益增多。一般而言,凡是肌内注射使用的中西药液,均可用于穴位注射。

1.常用药物　常用的有中草药制剂如复方当归注射液、丹参注射液、川芎嗪注射液、银黄注射液、柴胡注射液等;维生素类制剂如维生素 B_1、维生素 B_6、维生素 B_{12} 等;其他西药制剂如5% ~ 10%葡萄糖注射液、生理盐水、注射用水、三磷酸腺苷、辅酶 A、神经生长因子、胎盘组织液、硫酸阿托品、山莨菪碱、加兰他敏、强的松龙、盐酸普鲁卡因、利多卡因、氯丙嗪等。

2.操作要点　操作时患者取舒适体位。根据所选穴位、用药剂量选择合适的注射器及针头。局部皮肤常规消毒,快速将注射针头刺入腧穴或阳性反应点,然后慢慢推进或上下提插。针下得气后回抽,若无回血,即可将药液注入(图3-16)。

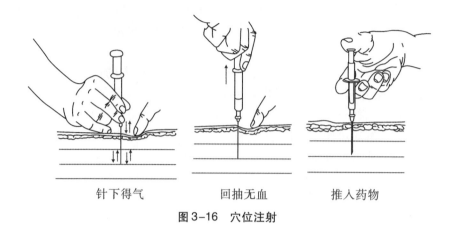

针下得气　　　　　　　回抽无血　　　　　　　推入药物

图3-16　穴位注射

3.适应范围　穴位注射法适用范围较广,可广泛应用于内、外、妇、儿、五官、骨伤等科,诸如运动系统、神经系统、呼吸系统、循环系统、五官皮肤等病证。针灸疗法的适应证大部分亦可用本法治疗。

4.注意事项

(1)严格无菌操作,防止感染。

(2)穴位注射后局部通常有较明显的酸胀感,随后局部或更大范围有轻度不适感,一般1日后消失。

(3)注意注射用药的有效期、有无沉淀变质等情况。凡能引起过敏反应的药物,如青霉素、链霉素等,必须先做皮试。

(4)一般注射药液不宜注入关节腔、脊髓腔和血管内。还应注意避开神经干,以免损伤神经。

(5)孕妇的下腹部、腰骶部和三阴交、合谷穴等不宜用穴位注射法,以免引起流产。

(6)小儿、老人、体弱者、敏感者,药液剂量应酌减。

二、穴位埋线法

穴位埋线法是将羊肠线埋入穴位,利用羊肠线对穴位的持续刺激作用防治疾病的方法。穴位埋线法适应证广泛,一般来说,凡能用针刺疗法治疗的疾病,均可应用穴位埋线法治疗,尤其对疼痛性疾患、功能性疾患、慢性疾病疗效显著。

1.治疗原理　穴位埋线是将医用羊肠线埋植于皮损处或身体某些特定穴位,利用线体对穴位的持续刺激作用治疗疾病的一种临床技术。它包括穴位封闭疗法、针刺疗法、刺血疗法、组织疗法、割治疗法,同时也包含了埋针效应及后作用效应。这多种方法和效应集中和整合起来,形成了穴位埋线独特的治疗作用和效果,起到了疏通经络、调和气血、补虚泻实的作用,从而最终达到治疗疾病的目的。

2.治疗特点

(1)以线代针、针药双效:穴位埋线是集多种方法(如针刺、埋针、穴注等)、多种效应于一体的复合性治疗方法,其机制为多种刺激同时发挥作用。肠线作为一种异性蛋白埋

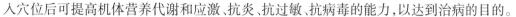

入穴位后可提高机体营养代谢和应激、抗炎、抗过敏、抗病毒的能力,以达到治病的目的。

(2)刺激持久、疗效巩固:《灵枢·终始》:"久病者,邪气深,刺此病者,深内而久留之。"肠线在组织中被分解吸收时,对穴位起到"长效针感"效应,延长了对经穴有效刺激时间。对于神经系统、消化系统、呼吸系统等慢性、顽固性疾病疗效显著。

(3)就诊次数少:埋线疗法一般 15 ~ 20 d 治疗一次,对于慢性疾病,就诊次数减少,可以大大提高患者的依从性。

3.适应范围　穴位埋线法主要用于慢性病证,如哮喘、胃痛、腹泻、遗尿、面神经麻痹、腰腿痛、痿证、癫痫、脊髓灰质炎后遗症、神经症等。

4.注意事项

(1)严格无菌操作,防止感染。

(2)埋线宜埋在皮下组织与肌肉之间,肌肉丰满的部位可埋入肌层,羊肠线头不可暴露在皮肤外面。羊肠线不能埋在脂肪层或埋得过浅,以防不易吸收、溢出或感染。

(3)根据不同部位,掌握埋线的深度,不要伤及内脏、大血管和神经干。

(4)皮肤局部有感染或溃疡时不宜埋线,肺结核活动期、骨结核、严重心脏病或妊娠期等。

三、中药灌肠疗法

灌肠疗法是指将配制好的药液通过肛管,经由肛门灌入直肠,以达到治疗目的的方法。该法又称直肠灌肠疗法,是在直肠给药的基础上,结合现代灌肠技术与中医直肠治疗理论,形成的一种独特的治疗方法。灌肠疗法是直肠给药治疗方法的一种,一般人都适合,尤其是无法口服给药的昏迷患者。东汉张仲景所著的《伤寒论·辨阳明病脉证并治》记载了我国最早的灌肠疗法。东晋葛洪《肘后备急方》中记载:"治大便不通,土瓜根捣汁,简吹入肛门中,取通。"到了近代,发展迅速的灌肠疗法在许多局部和全身性疾病的使用中取得了良好的效果。实践证明,这种疗法不仅可以治疗结肠、直肠局部病变,还可通过肠道吸收治疗全身性疾病。其方法简便,快速吸收,同时也避免了一些药物对胃黏膜的不良刺激。

1.治疗原理　中医学认为,大肠有传化糟粕、吸收部分水液的功能。灌入直肠的药液经过大肠吸收,中医认为肺与大肠互为表里,大肠吸收药物后可通过经脉上输于肺,而肺朝百脉,通过肺的作用药物输布于全身,从而达到治疗疾病的目的。

中药灌肠可直接作用于患病部位,在病灶处直接发挥药效。灌肠药物可绕开肝脏的首过效应,提高生物利用度,避免肝损伤;药物不经过胃,避开胃酸等消化液对药物的影响,同时减少药物对胃肠道的直接刺激作用。

2.注意事项

(1)妇女经期禁用。

(2)灌肠以慢而均匀为原则,高龄患者速度更应缓慢,10 秒至 1 分钟灌完为宜,药液温度以 39 ~ 40 ℃为宜。

(3)灌肠时应弯曲身体以提高臀部,使液体滞留在肠道内较长时间。

(4)对疼痛敏感或有痔疮者,在肛门周围涂上润滑剂,以减轻疼痛和刺激。如果在灌肠过程中产生便意,则减缓进度,并慢慢适应,患者进行深呼吸,尽量延长药液在体内的时间,以达到治疗目的。

四、中药鼻内吹药疗法

鼻内吹药疗法是指将药物研成细末粉状,并用一些器具(如针筒、小管子等)将药粉吹入鼻子的方法,也称为"吹鼻法"。药物研细后吹入鼻腔内,由于鼻腔黏膜血管极为丰富,药末通过鼻黏膜吸收,可达到治疗的目的。本法常用于急性病症的治疗,是一种常用的、简单的外治方法。

1. 治疗原理 鼻腔呼吸区黏膜毛细血管丰富,能使药物很快地被吸收并进入体循环,极大地提高了鼻腔给药的生物利用度。所以鼻内吹药有药物用量小、吸收起效快、副作用少等特点。

中医学认为,人体是一个整体结构,整体和局部在发病时是相互影响的。《索问·真言论》曰:"西方白色,入通于肺,开窍于鼻。"(索问·五脏别论》曰:"五气入鼻,藏于心肺,心肺有病,而鼻为之不利也。"阐明在生理或病理条件下,鼻子和心、肺是密切相关的。另一方面,鼻子和大脑也是相关的,陈士铎的《辨证录》中有"鼻窍通盲"之说。又因为肺能调节全身功能,所以吹鼻治疗不仅仅限于鼻腔综合征的治疗,还可以治疗各种全身性综合征,达到急救和治疗全身性疾病的目的。

2. 注意事项

(1)治疗前排空鼻腔中的异物,以便让药物顺利进入,更好地发挥疗效。

(2)吹药时风力不宜过大,同时患者嘴中含一口水(吹药时屏住呼吸),以防药物误入气管而引起咳嗽。

(3)有颅内高压症状者禁用此法。

五、中药涂擦

中药涂擦是将中药直接涂擦于患处,使药物通过体表毛窍投入经络、血脉,以达到温经通络、软坚散结、活血化瘀、散热止痛、祛瘀消肿等目的的治疗方法。

1. 治疗原理 中药涂擦法属于中医外治的范畴,通过涂擦并按摩刺激与其相关的经络穴位,可以起到行气活血、调和阴阳、温阳通络、改善微循环等的作用。

2. 注意事项

(1)必要时需清洁局部皮肤。涂药次数依病情、药物而定,水剂、酊剂用后需将瓶盖拧紧,防止挥发。

(2)混悬液先摇匀再涂药。

(3)霜剂需用手掌或手指反复擦抹,使之渗透肌肤。

(4)涂剂不宜过厚、过多,以防毛孔闭塞。

(5)刺激性较强的药物,不可涂于面部,婴幼儿忌用。

(6)涂药后观察局部皮肤,如有丘疹、发痒或局部肿胀等过敏现象,立即停止用药,并将药物拭净,遵医嘱内服或外用抗过敏药。

六、耳穴压豆法

耳穴压豆法是指采用王不留行籽加以固定,刺激耳郭上相应的脏腑所属区域或压痛点,以疏通经络、调理脏腑气血的一种治疗方法。本法具有简便易行、无毒副作用等特点。

耳穴压豆法是中医传统疗法的重要组成部分,早在2000多年前,《黄帝内经》中即有关于望耳查病及耳穴治病的记载。历代医学文献记载,我国耳穴诊治疾病的历史悠久,并一直沿用至今。

1. 治疗原理　耳穴可以看作全身各部位的缩影,其穴位的分布规律相当于一个倒立的胎儿,人体组织、器官按此规律分布在耳郭相应固定的位置上。耳朵和脏腑经络有着密切的关系,有6条阳经的经脉分别循行于耳中与耳周围。同时,耳与脏腑的生理、病理直接相关。人体发生疾病时,常会在耳郭的相应部位出现阳性反应点,如压痛、结节、凹陷等。

2. 注意事项

(1)耳部比较脆弱,有的患者对胶布过敏,故选择耳穴埋豆法时需谨慎。

(2)部分患者因贴耳穴而出现耳部感染,一旦发现贴耳穴时耳部瘙痒,即刻取下耳穴压豆,以免发生过敏反应。

(3)部分患者对疼痛比较敏感,需根据具体情况做相应调整。如果疼痛不影响生活和睡眠可暂时保留;如果疼痛影响生活和睡眠,可将影响部位的耳穴压豆去除。

七、穴位放血疗法

穴位放血疗法是以针刺某些穴位或体表小静脉而放出少量血液,使里蕴热毒随血外泄,达到调整脏腑、气血、经络,治疗疾病目的的治疗方法。它是中医古老而又独特的一种针刺治疗方法。其主要通过祛邪解表、急救开窍、泄热解毒、祛瘀通络、调和气血、调和阴阳等途径,来调整人体脏腑、经络、气血功能,从而获得治愈疾病效果。

1. 操作方法　穴位放血疗法操作时,先行皮肤常规消毒,选用三棱针或粗毫针。刺时先用拇指、示指和中指捏紧应刺的穴位。右手持三棱针或毫针迅速刺入0.5~1.0 mm,立即退针,速刺速出,针刺入一般不宜过深。然后用手挤压局部,使之出血。

2. 注意事项　放血前应做好沟通,解除患者的思想顾虑。最好采取卧位,观察患者的反应和面色。必须严密消毒,防止感染。针锋要锐利,针刺时不要用力过猛,不要刺中动脉。对气血虚弱、妇女产后及有自发出血倾向,或损伤后出血不止者,不宜使用此法。

八、牵引疗法

牵引疗法是应用外力对身体某一部位或关节施加对抗牵拉力,使其发生一定的分离,周围软组织得到适当的牵伸,从而达到治疗目的的一种方法。常用的有治疗颈椎病的颈椎牵引、腰椎间盘突出症的骨盆(腰椎)牵引以及改善和增进四肢关节功能的功能牵引。

牵引疗法的装置可利用重锤、弹簧秤或旋紧螺旋杆作牵引力的非机动牵引床,或使用电子装置自控的机动牵引床。如果依照关节来分,牵引可分为脊椎或四肢关节的牵引。在临床上,脊椎牵引较常被使用;而脊椎牵引中,又以腰椎牵引及颈椎牵引最常见。根据治疗时患者体位的不同,分为卧位牵引、坐位牵引、斜位牵引和直立位牵引;根据牵引力来源的不同,分为用患者自身重量牵引、手法牵引、机械牵引、电动牵引;根据牵引持续时间的不同,分为持续牵引与间歇牵引。

1.治疗作用　牵引疗法具有解除肌肉痉挛,使肌肉放松,缓解疼痛;改善局部血液循环,促进浮肿的吸收和炎症的消退,有利于损伤的软组织修复;松解软组织粘连,牵伸挛缩的关节囊和韧带;调整脊柱后关节的微细异常改变,使脊柱后关节嵌顿的滑膜或关节突关节的错位得到复位;改善或恢复脊柱的正常生理弯曲;使椎间孔增大,解除神经根的刺激和压迫;拉大椎间隙,减轻椎间盘内压力,有利于膨出的椎间盘回缩以及外突的椎间盘回纳等作用。

2.注意事项

(1)应充分注意个体差异,并密切观察牵引时患者的感受及反应,根据实际情况做必要的调整。

(2)一般身体整体状况好、年轻者,牵引剂量可大些;体弱者、老年人,牵引的时间要短些,重量也要轻些。

(3)牵引过程中要了解患者反应,如有不适或症状加重,应及时停止治疗,寻找原因或更改治疗。

九、中医饮食疗法

中医饮食疗法,习称"食治""食疗",是中医康复方法的重要组成部分。它是在中医药理论指导下,根据食物的性味、归经及其功能作用,合理地调配膳食,从而利用饮食来治疗或辅助治疗疾病的活动。药食一体、养疗结合是中医饮食疗法的显著特点。

1.治疗原理　临床中利用食物性味的偏性、归经的属性,能够针对性地用于某些病症的治疗或辅助治疗,调整阴阳,使之趋于平衡,从而达到防治疾病、促进机体康复、保持健康的目的。但食物偏性远小于药物,饮食治疗大多作用平和,施用于人体,作用缓慢,且安全性高。正如张锡纯在《医学衷中参西录》中所言:"病人服之,不但疗病,并可充饥,不但充饥,更可适口。用之对症,病自渐愈,即不对症,亦无他患。"

中医饮食疗法可根据人们不同的体质、年龄、所处地域、患病情况等制定适宜的膳食,以维护人体正气,祛病强身。其作用主要是通过滋养五脏、补益气血、平衡阴阳、补虚泻实等方面体现。

2.注意事项

(1)以日常养生保健、预防疾病为目的,或者用于治疗某些病情较轻的疾病,可以饮食调养为主,通过调节机体阴阳平衡,扶正法邪而取效。如针对起病急、传变快、病情重、病势凶险的疾病,单纯饮食治疗恐难达到预期的治疗效果。此时,应当以临床药

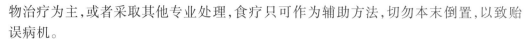

物治疗为主,或者采取其他专业处理,食疗只可作为辅助方法,切勿本末倒置,以致贻误病机。

（2）不要将饮食疗法和药膳混为一谈。药膳因涉及药物的使用,应当在专业人士指导下进行,应用的时间、频率、剂量、配伍等均比传统饮食疗法严格。

（3）在应用饮食疗法的过程中,不要迷信某些奇异食物、山珍海味的功效,食材守常、缓缓调养是进行食养食疗的重要原则。

（4）药食同源物品亦有其偏性,某些物品偏性较大,不宜长时间使用,应根据患者具体情况来决定应用的时间、剂量、频率等,以防长时间应用造成体质偏颇。

十、情志疗法

中国古代情志疗法主要是用五行相克理论来表述情绪之间相互制约关系的经典提法。其基本原理是脏腑情志论和五行相克论的结合,将人体归纳为 5 个体系,并按五行配五脏五志,然后利用情志之间相互制约的关系来进行治疗的心理疗法,即运用一种情志纠正相应所胜的另一种失常情志。因此,它在心理治疗方法上独具特性。

五行相克理论认为,五行之间存在着一种相互制约的相胜关系,即金胜木,木胜土,土胜水,水胜火,火胜金。《内经》具体论述了情志相胜心理疗法的基本程序:喜伤心,恐胜喜;怒伤肝,悲胜怒;思伤脾,怒胜思;忧伤肺,喜胜忧;恐伤肾,思胜恐。

1. 喜伤心,恐胜喜 喜为心志,喜甚伤心气,可致嬉笑不止或疯癫之症。治之以"祸起仓卒之言"或其他方法使之产生恐惧心理,抑其过喜而病愈。

2. 怒伤肝,悲胜怒 怒为肝的情志表达,但过怒因肝阳上亢,肝失疏泄而表现出肢体拘急、握持失常、高声呼叫等症状。治之以"恻怆苦楚之言"诱使患者产生悲伤的情绪,有效地抑制过怒的病态心理。

3. 思伤脾,怒胜思 正常的思虑为生理心理现象,但"过思则气结"可使人神情怠倦,胸膈满闷,食纳不旺等脾气郁滞,运化失常。治之以"污辱斯罔之言"激患者盛怒以冲破郁思,使患者重新改变心理状态,达到治疗的目的。

4. 忧伤肺,喜胜忧 悲忧皆为肺志,太过则使人肺气耗散而见咳喘短气、意志消沉等症状,还可由肺累及心脾致神呆痴癫、脘腹痞块疼痛、食少而呕等,治之可设法使患者欢快喜悦而病愈。

5. 恐伤肾,思胜恐 过度或突然的惊恐会使人肾气不固,气陷于下,惶惶不安,提心吊胆,神气涣散,二便失禁,意志不定等。可以用各种方法引导患者对有关事物进行思考,以制约患者的过度恐惧或由恐惧引起的躯体障碍。

情志疗法在中国古代治疗心理疾病方面的确显示出了巨大的功效,作为根植于中国固有文化传统和民族心理的这一疗法。我们应超出直观的感性水平来进一步认识它,并发扬它的长处,使之成为真正适合中国人的科学心理治疗方法。

十一、五行音乐疗法

《内经》中以五行学说为基础,将五音与五脏、五志相结合,形成了五行音乐疗法。

《灵枢·邪客》曰:"天有五音,人有五脏,天有六律,人有六腑。"《素问·阴阳应象大论》载:"肝,在音为角,在志为怒;心,在音为徵,在志为喜;脾,在音为宫,在志为思;肺,在音为商,在志为忧;肾,在音为羽,在志为恐。"由此可知角为木音,通于肝,在志为怒;徵为火音,通于心,在志为喜;宫为土音,通于脾,在志为思;商为金音,通于肺,在志为忧(悲);羽为水音,通于肾,在志为恐。五音中角、徵、宫、商、羽分属五行中木、火、土、金、水,故五音中每一音应分别具有其相属的五行的特性,产生的效果应与其对应的五志相吻合。

五行音乐疗法主要以五行理论为基础,通过五音分别影响相对应的五脏,从而达到治疗疾病的目的。根据五行相生的原理,即"虚则补其母",当一脏为虚证时,选择其母脏相对应的乐曲,达到相生的目的。如肝血亏虚者,选择羽调乐曲以达水生木之意;心气虚者,选择角调乐曲以达木生火之意;脾胃虚弱者,选择徵调乐曲,以达火生土之意;肺气亏虚者,选择宫调乐曲,以达土生金之意;肾气亏虚者,选择商调乐曲,以达金生水之意。

根据五志相胜的原理,即以情胜情法,属"正治"范畴。《医方考·情志门》曰:"情志过极,非药可医,须一以情胜。"采用与患者情绪相反的乐曲改变其情志。《素问·阴阳应象大论》言"怒伤肝,悲胜怒""喜伤心,恐胜喜""思伤脾,怒胜思""忧伤肺,喜胜忧""恐伤肾,思胜恐"。如情志为怒者,选择商调乐曲以克制怒;情志为者,选择羽调乐曲以克制喜;情志为思者,选择角调乐曲以克制思;情志为悲(忧)者,选择徵调乐曲以克悲(忧);情志为恐者,选择宫调乐曲以克制恐。

在其具体运用中,主要作用在生理和心理两个方面:在生理方面,音乐作为一种特殊的声波,可使人体各器官节奏协调一致,有利于器官功能的协调稳定性;在心理方面,通过意识情感的作用进而调畅情志,减轻临床症状,甚至能消除致病因素(七情所致疾病)。五行音乐疗法多用于调节情绪、改善失眠、改善认知等,广泛应用于抑郁、焦虑、失眠、认知障碍等疾病,另外,对缓解疼痛、治疗功能性消化不良等也有较好疗效。

十二、文娱疗法

文娱康复疗法就是选择性地进行有娱乐性质的活动,通过对人体形神功能的影响而促使身心康复的一类方法。中医传统养生法十分注重精神因素的调摄,从医学观点而言,良好的情绪、适宜的身心调养,方能保证身心健康。现代心理学认为,体格锻炼可以促进躯体健康,重视情绪锻炼,则可促使精神健康。文娱疗法包括琴、棋、书、画、舞蹈、花木园艺、垂钓、旅游等。

1. 治疗原理 文娱康复的形式贴近生活,同时具有无痛、无创伤的特点,能充分调动人们的主观能动性,因此受到普遍的欢迎,在众多身心疾病的发展期及恢复期能直接或间接地改善生理功能。在实施时,主要针对不同病症的具体辨证以及康复对象的文化程度、艺术修养、年龄、生活习惯、个人爱好和欣赏能力等因素,在丰富多彩的文娱活动中选择具有养心怡情、畅通气血、锻炼形体的相关项目。

2.注意事项

（1）部分项目需要患者有较好的运动功能,如舞蹈、旅游等,因此对于疾病后身体协调活动能力下降的康复对象要谨慎使用,保障安全。

（2）琴棋书画等活动对康复对象的认知功能以及上肢的精细运动功能有较高的要求,不适于意识丧失及认知功能低下者。

（3）花木园艺等活动因需要亲近自然,接触不同的花卉,因此花粉过敏者慎用。

（4）垂钓等活动在户外湖边河畔进行,需陪伴监护,避免溺水。

第三章 中医康复发展趋势

中医康复虽然相关的一些概念技术应用很早,作为一个专门的理论应用体系,相较于现代康复发展较晚。随着党和国家对大健康事业的重视及中医学本身的蓬勃发展、社会认知和需求的复位,中医康复迎来了大发展的时机。

第一节 中医康复将强势崛起

一、国家政策的助推和要求

《"健康中国 2030"规划纲要》《中医药发展战略规划纲要(2016—2030 年)》(国发〔2016〕15 号,以下简称《纲要》)提出"要充分发挥中医药在疾病康复中的核心作用"。这里提到的中医药在康复中要发挥的是"核心作用",不是现代康复的辅助,更不是可有可无,也就为未来中医康复的定位进行了明确,必须汇聚力量努力实现之。同时,《纲要》提出,加强中医药科学研究,运用现代科学技术和传统中医药研究方法,深化中医基础理论、辨证论治方法研究……建立概念明确、结构合理的理论框架体系。这说明,政策制定时就要考虑到,中医康复学科的发展,不仅要有精湛的技术、确切的疗效,更需要完善的理论作为支撑,理论就是源头活水;进入国家层面提出要求,社会各层面,特别是医疗机构、高等学校就会全力以赴攻克之。

《中共中央 国务院关于促进中医药传承创新发展的意见》提出"提升中医药特色康复能力……制定推广一批中医康复方案,推动研发一批中医康复器具",精确地指出了中医康复发展的大方向和主要内容。在理论发展、人才队伍的不断充实下,提升中医康复服务能力,这些能力主要从中医康复技术(方案)、具有中医理论支撑的康复器具上来,推而广之,细而精之;而国家卫生健康委、国家发展改革委、教育部、民政部、财政部、国家医保局、国家中医药局、中国残联《关于印发中医药康复服务能力提升工程实施方案(2021—2025 年)的通知》中提到:"为贯彻落实《中共中央 国务院关于促进中医药传承创新发展的意见》有关要求,充分发挥中医药在疾病康复中的重要作用,提高中医药康复服务能力和水平……中医药康复人才队伍建设得到加强,人员数量明显增长,中医药康复科研创新能力进一步提升。"这再次强调了中医康复服务能力和水平提升的诸多要素,更强调了人才培养与科研创新的重要性。而《关于印发加快推进康复医疗工作发展意见的通知》(国卫医发〔2021〕19 号)为落实《关于印发中医药康复服务能力提升工程实施方案(2021—2025 年)的通知》,进一步强调:加强中医药康复服务机构建设和管理,强化中医药康复专业人才培养和队伍建设,开展中医康复方案和技术规范研究,积极发展中医特色康复服务,增加基层中医康复服务供给,切实提升中医药康复服务能力和水平。

一系列的国家政策文件为中医康复的发展指明了方向,也奠定了良好的基础,既有政策空间,又有实质举措,必将助推中医康复实现大的发展。

二、社会需求

(一)中医康复人的历史自觉

在中国共产党的领导下,中医康复界以历史的自觉和人民健康需求为己任,也以中医药事业发展为历史使命,在现代康复进入我国之初,便提出了中医康复的概念,积极探索中医康复发展之路,为后续中医康复技术的发展、中医康复学科专业的发展、中医康复设备的研发奠定了良好的基础。以三级甲等中医院和中医药高等院校为中心,中医康复界纷纷加强中医康复或传统康复学科科室的建设,加大科研投入,积极探索了以中医理论为根基的中医康复理论体系,在医疗方面搭建了若干技术路线方案,在学科方面建成若干国家重点学科,在专业方面各中医药高等学校陆续举办中医康复学本科专业,在科学研究方面深入挖掘整理和创新产生了一批成果和产品,特别是陈伯礼院士的高瞻远瞩和极力推动、福建中医药大学陈立典教授团队研究的传统运动的康复机制在国际上引起强烈反响等,将中医康复推向新的高度。

(二)社会和经济发展的推动

随着老龄化社会的到来和社会的发展,人民对更加健康的需求日益增强,中医康复和现代康复正发挥各自的优势为人民提供服务,而中医康复的人才供给和技术供给存在巨大缺口。正如国家政策文件提出的需求那样,要实现中医康复的大发展,必须抓紧形成系统的中医康复伦理体系、理论体系,规范的中医康复训练方法,中医康复观念教育,中医康复评价体系等。中医康复医学因为其确切而广泛的疗效得以推广,因为其系列科学研究成果和理论发展得以强大,也必将因其进一步完备而有较大的发展空间和潜力,成为现代医学系统中重要的一环。

第二节　中医康复未来的发展趋势

一、中医康复基础理论有突破——形成理论框架体系

（一）中医康复学的定位

随着医学模式的转变和社会的发展进步,康复医学被国际公认为是和预防医学、临床医学、保健医学并行的四大医学之一。本科专业设置往往具有行业风向标意味,2016 年中医康复学本科医学专业在教育部获准设置,意味着中医康复学的发展跨上了新的台阶。目前中医学类本科专业有中医学、针灸推拿学、藏医学、蒙医学、维医学、壮医学、哈医学、傣医学、回医学、中医康复学、中医养生学、中医儿科学、中医骨伤科学,大致分为中医养生保健、中医临床、中医康复三大中医医学,因此中医康复学的定位应当明确为与养生保健、临床有一定职能区分的具有独立执业性质的中医康复医学。

因为中医康复在疾病的全过程、全生命周期、全领域中都有着重要作用,在疾病过程中与中医临床治疗有一定差异但理论基础和治疗技术有较多一致性,正如康复医学与临床医学的关系一样,并未格格不入,中医康复学是中医学等中医临床学科的延伸。

（二）中医康复学的内涵与外延

概念是构成科学理论知识体系的基本单位,是最基本的科学理论知识。概念是打开思路的起点,概念如果不明确,人们就无所适从,无法进行交流。

王瑞辉主编的中国中医药出版社"十三五"规划教材《中医康复学》将中医康复学的概念表述为"中医康复学是在中医学理论指导下,采用各种中医康复治疗技术和方法,改善和预防伤病残者的身心功能障碍,增强自立能力,使其重返社会,提高生存质量的一门学科"。其中,"中医"一词自不必说,"康复"一词解释为"复原""重新获得能力""恢复原来尊严、权利和资格"等。并强调中医学文献中"康复"主要是对伤病的痊愈和健康恢复而言,而当代"康复"则是指伤、病、残者功能障碍的残存功能和潜在能力在治疗和训练后获得最大程度的发挥。这与康复医学的表述基本是一致的,但在一定程度上限制了中医康复学的发展,因为构建康复医学的基础解剖学、生理、病理、神经科学、运动学等在中医学中并不能一一对应。而其"功能"导向无疑是具有非常积极的意义的。

如果继续深入探讨中医"康复"一词,还得从中国古代文献谈起,又必须结合"功能"这一定位和导向。《黄帝内经·五常政大论篇第七十》曰:"久病而不康者,应养而和之……待其来复。""康复"一词应当是医书最早的记载。《说文解字》曰:康,未收录"康"字头,古参考"穅"字,意指"谷皮也";谷皮的特点是既坚硬又有韧性,既外壳滑利又内壳易敷贴,按《说文解字注》"穅之言空也,空其中以含米也。凡康宁、康乐皆本义空中之引伸",当指谷皮自身强壮坚韧,又能通透血气,多瓣多层交错相合共同围出一个空间,因其

虚空而可以受纳并养护其中间的米粒;虚位以待,虚心接受,欣然自得之意。又《尔雅·释宫》曰"五达谓之康,六达谓之庄(壮)",谷皮也是由五瓣组成的。"达"在《说文解字》释为"行不相遇也",也就是道路宽度可以达到两个人并排走。若是两人在同一道路上相向而行可以互不相碍通行,或者是并行的道路,或者辐射状排列的道路,使通行无碍,而归根于一处,"康庄大道"就是较为宽敞平坦暨四通八达的大路。又《谥法》曰"渊源流通曰康,温柔好乐曰康,令民安乐曰康"。各处"康"的解释都与《说文解字》之意相符。《说文解字》:复,意指"行故道也";即恢复到原来的"道"上来,按《说文解字注》"復行而复废矣"。当指通过反复往来使停止了的运行恢复,通过修葺使废止的场所复原。《易·复》曰:"反覆其道,七日来复,天行也。""来复",是指"往返;去而复来"。依此来解释上面《黄帝内经》关于"康复"的那句话,与现代康复的概念颇为接近。

1. **内涵**　内涵是一个概念所反映的事物的本质属性的总和,也就是概念的内禀。中医康复学第一个本质属性是它是关于健康的科学。世界卫生组织关于健康的定义:健康不仅是没有疾病,而且包括躯体健康、心理健康、社会适应良好和道德健康。河南中医药大学教学团队根据中医理论认为《黄帝内经》有 4 条论述可以概括关于健康的要义。第一,躯体健康,"谨和五味,骨正筋柔,气血以流,腠理以密,骨气以精";第二,心理健康,"志意和则精神专直,魂魄不散,悔怒不起,五脏不受邪矣";第三,社会、自然适应良好,"其知道者,法于阴阳,和于术数,饮食有节,起居有常,不妄作劳,故能形与神俱,而尽终其天年,度百岁乃去";第四,道德健康,"动作以避寒,阴居以避暑,内无眷暮之累,外无伸官之形,此恬淡之世,邪不能深入也"。这既发展了世界卫生组织健康的涵义,又与现代健康的理念在本质上做到了一定的统一。中医康复学的目标就是通过各种手段在以上4 个方面达成人类和人的健康。

中医康复学第二个本质属性是它仍属于中医学类,这要求它必然接受中医学理论的指导。河南中医药大学冯晓东团队在中医学主要特点"整体观念""辨证论治"和其他专家早期提出的"功能观"的基础上,将中医康复学的核心理念发展为"整体观"、"辨证观"、"功能观"和"正气观"4 个方面,有效地指导了中医康复临床的应用。

中医康复学第三个本质属性是它应当具有现代康复的一些基本理念、思维和技术方法。康复的终极目标是帮助功能障碍者回归生活、回归家庭和社会、回归工作,最大限度地帮助功能障碍者恢复或保留或增强其"功能"是根本要求。为此,一切技术手段方法可以用来帮助功能障碍者康复或有利于功能障碍者回归生活、家庭、社会、工作的都应当成为康复工作和研究领域。

2. **外延**　逻辑学上的外延是指一个概念所确指对象的范围,适合于某一概念的一切事物的范围和数量。随着学科发展的不断深化,学科交叉融合越来越突出,中医康复学就是中医学、现代医学、康复医学等多学科学科交叉融合而来,中医康复学的学科外延也随之逐渐扩大。中医康复学的外延涉及中医康复学的学科体系构建、人才培养体系构建、理论学术研究、科学实验研究、临床研究、干预评定评估技术与设备研究、治疗设备研究、功能辅助设备研究、助残适老化与环境改造研究、标准化研究、中医康复文化传播研究,以及学科产业化相关研究等领域。

中医康复学外延又主要体现在中医和康复互相结合发展层面,更深层外延则是传统中医理念与现代医学理念融会贯通的结果。

（1）躯体功能障碍方面：躯体中包括了脏腑、组织、器官、系统等,在中医则主要是脏腑、组织、器官的形质状态、功能和其系统协调性;它们功能、功能正常与否决定着人体各类躯体功能的发挥;在学科基础上牵涉解剖、生理、病理、生物力学等或中医形质、经络、脏腑、气血津液等。恢复和保持躯体功能,"骨正筋柔,气血以流",就需要用到诊断、评定、治疗、技术辅助等手段、方法,这些都是中医康复学在躯体功能障碍者诊疗上必须进一步深入研究的地方。

（2）心理功能障碍:这里的"心理"当较为广义,可以包括认知、精神、心理等,在中医则主要是精神、心智、情志、情绪等。中医学关于"心理"的研究不仅非常早,而且非常深入和系统:在疾病"三因"分类中,将精神、情志、情绪引起的疾患归属到"内因";在生理基础上,将各种精神、情志、情绪归属于脏腑,认为它们都是五脏的功能活动表现,其发生和发展有"心智"发展的"物质基础";在功能活动机制上,不仅有五脏的物质基础机制,他们之间也有"五行的生克制化"机制;在治疗上,也有专门的"情志科""祝由科""心经""功法"等特殊机制。随着这些研究的不断深入,中医康复在心理功能障碍上的效用会越来越大。

（3）社会功能障碍:康复的一个重要任务就是帮助功能障碍者回归社会、回归家庭生活、回归工作。福建中医药大学刘博雯等认为早在宋代"医药院"是带有康复属性的地方军人医疗机构,因为其一大作用是帮助伤残军人恢复作战能力、重新回到战场,这与职业工作能力的功能康复思想是一致的;传统中医理念更是强调整体观念,其中把人作为家庭的一员、单位的一员和社会的一员,人的各种功能除了个人需求之外,大多在于适应这个整体之需求。现代医学对社会功能障碍关注侧重于细分,主要涵盖职业和工作、婚姻职能、父母职能、社会性退缩、家庭外的社会活动、家庭内活动过少、家庭职能、个人生活自理、对外界的兴趣和关心、责任心和计划性等,往往使用社会功能缺陷筛选量表、症状自评量表、生活事件量表、社会支持量表等具细化功能的量表进行评定;也有将社会功能障碍归结为整合功能、交流功能、导向功能、继承和发展的功能等若干方面。

（4）自然适应功能障碍:时间医学、气象医学、地域医学、生命科学等多学科的发展在康复中也有不可或缺的作用,比如跨洲际旅行带来的生物钟失调,其失眠等必须考虑这种因素;人的生理周期往往与自然因素密切相关,如地域生活条件、习惯密切相关等,在康复的过程中必须把握规律,适应规律。

二、中医在康复中的核心作用——完善技术方法体系

国家卫生健康委、国家发展改革委、国家中医药管理局等八部门联合印发《关于加快推进康复医疗工作发展的意见》,提出:提升中医康复服务能力;充分发挥中医药在疾病康复中的重要作用。落实《关于印发中医药康复服务能力提升工程实施方案（2021—2025年）的通知》,强化中医药康复专业人才培养和队伍建设,开展中医康复方案和技术规范研究,积极发展中医特色康复服务。而在更早的《"健康中国2030"规划纲要》中更明确提出要充分发挥中医药在疾病康复中的核心作用。在长期临床实践中,中医药在疾病康复中都有着不俗的表现。

中医康复的独特优势在于整体康复与辨证康复相结合、形体康复与情志神志康复相结合、自然康复与药物技术康复相结合、养生治未病与全域康复相结合等。唐强教授等认为非药物疗法等中医康复技术可促进中医技术与康复医学融合,中医康复疗法理论充实,内容丰富,在《中医康复技术》"十一五"国家级规划教材中总结了常见的中医康复疗法有针疗技术、力疗技术、热疗技术、冷疗技术、电光磁、中医康复技术、传统体操等,每种技术下还有更细化和具体化的分类。因此中医康复应该也必须进一步发展技术方法体系。

1. 遵循原则　中医康复学是从中医学发展而来,因此中医学的几个根本性的理念需要得到遵从。

(1)中医学研究的对象和治理的对象是病的"人":因此,时刻需要注意"技术"是为这个"人"服务的,中医康复学必须从技术中心转到疾病中心,并确立个性化的"患者"这个核心,才能做到精准康复。

(2)中医学构建的诊治体系是有机系统:术(各类药物和技术手段、治疗措施)合方义→方(处方)从法出→法(治疗大法、原则)随证立→证(证候、典型特质征象)自机来→机(疾病发展中的核心、关键机转)觅病(整体性稳定性状态)踪,与循证医学有异曲同工之处。因此,中医康复需要循证全面建立、评价更为客观、效果更加突出的一批中医康复方案得到定型推广。

(3)中医学理论基础是其活的灵魂:中医康复学必须强化基础理论的学习与指导,这样才能使创制的技术方法体系属于中医康复和具有广泛的适应性。

2. 技术方法体系构建

(1)ChatGPT 等人工智能(AI)技术的发展让我们可以更深入、更整体地观察患者与疾病,也能更快速而准确地找到其根本所在。中医康复的整体观念和辨证思维正好与此技术殊途同归,为整体康复与辨证康复相结合创造了无比优越的条件。

(2)现代科学技术是方法,可有效助力中医传统康复技术的创新与发展。中医康复注重形神一体,在解剖、生理与经络、皮部、经筋等理论上有不少可以进一步研究应用的方面,这必将为形体康复与情志神志康复相结合带来更多技术方法的产出。

(3)现代康复和中医康复都强调,治疗其实都只是辅助,最终都需要患者自我康复,自我康复也不仅仅存在于治疗结束之后,所以无论哪种康复技术方法都应将"病人"的自我康复考虑在内,构建自然康复与药物技术康复相结合的技术与非技术方法统一的技术方法。

(4)从中医康复的原理来讲,"康"是保持强壮,"复"是恢复功能秩序,因此我们生命活动中的大多数健康理念都须从此原点出发,因此我们提出"无康复不养生"。中医康复贯彻"治未病"的康复预防观,就是要时刻清楚什么时候做哪些才能保持强壮,什么情况下需要恢复,恢复成什么样;就像我们肩背累了会"伸懒腰",运动以后要做"放松",都是以"治未病"的康复理论为背景作为指导的。中医康复学理所当然应该顺应这一发展方向,在提倡预防的过程中使人们的生活质量得到改善。人从一出生开始,就面临着各种偏差,除了可以自动纠正的以外,就需要养生治未病与全域康复相结合,这就是中国古代发明出那么多"养生康复技术"的原因。

当然,在具体中医康复方法中可以有很多,如饮食疗法、推拿按摩疗法、针灸疗法、调畅情志法、自然康复法、气功导引疗法、运动疗法、睡眠疗法等。

三、中医康复诊疗装备的研发——奠定科学研究体系

中医康复现在使用的装备主要有中药熏蒸治疗机、智能恒温蜡疗机、儿童水疗机、经络导平治疗仪、电针治疗仪、艾灸治疗仪、微波、热、磁、光、电、离子导入、牵引等,在现代科学引入后也有脉诊仪、舌诊面诊仪、脊柱牵伸床系统、自主研发的中医太空舱、八段锦智能分析系统等,无一不是从中医理论出发而研制的,在临床或理论研究上取得了一定的进展。

现代康复医学是建立在医学与多种学科交叉的基础上的,其基础包括生理病理学、神经生理学、生物力学、运动解剖学等医学基础,也包括声光电等理学基础,力学、工程学等工学基础,在这些方面占很大的有优势。中医康复学不是要与现代康复比拼这些指标,但每个特定指标在特殊体系中的解读,都可以回归到"人"这个有机体,当然也就可以有中医康复的理论基础。鉴于此,中医康复诊疗装备的研发,需要跳出只有"中医特有技术",没有现代科学技术的伪命题,通过紧密结合现代科学技术的中医康复诊疗设备的研发,奠定中医康复的科学研究体系。

1. 大数据支持下的"大模型"研究　目前,部委牵头或地方、院校、大团队牵头的中医大平台有多个,但主要还限于传统的数据分析,"大模型"的研究还非常初级,但只要起步就是进步。大模型可以很好地助力各类中医诊疗装备的研发、检验等。

2. 机制性研究　中医经典理论中有很多现代人不是特别了解的科学原理和机制,诊疗装备的研究可以围绕这方面进行,但要综合性地去研究。"患者"的穿戴装备越简单越好,越小巧越好,而其他的辅助研究可以跟进,取得稳定"效果",就不必事事借助辅助研究了,这就是中医经典告诉我们的理论的魅力。比如"骨正筋柔,气血以流"在骨科和骨科康复中有非常强的运用,装备只要能达到"骨正筋柔"的目标即可,这个可以发挥的余地就很大。

3. 生活辅助性研究　正如我们前面提到的"无康复不养生",在提倡预防的过程中使人们的生活质量得到改善,从生活中帮助人们纠正各种偏差,养生治未病与全域康复相结合,构建固定终端、移动终端、穿戴式植入式智能终端等增值服务产品设备;中医康复组合生态产品,每一件产品可能都很简单,结合个体或某特定群体"组合"起来使用就很强大,与传统康复疗法相比,"治疗"更持久,疗效确切、简便易行、不良反应更少。

4. 理论性研究　中医康复事业要能持续发展,为有源头活水来,必须不断完善和提升其理论,特别是基础理论的研究。中医理论的研究往往具有"理""实"一体的特点,这是非常有利于进行研究的。比如"五行学说",既是对自然本原的解释(属于"哲学"形态),又是事物发展阶段和关系的描述(属于"科学"形态),还是"认识"事物发展具有"生克制化"规律的"方法论"形态。无论哪种形态,都具有"抽象"的"物质"符号,又具有"实物"的运动变化"可见"内容。通过构建利于现代表述的具有传统经典实质的理论和理论体系,用现代装备本身、装备与自然、装备与人的互动解释经典理论,就可以为中医康复的研究创造无穷的思路。

甚至,随着 AI 技术的发展,未来进行软硬件"训练"会成为一个庞大的就业群体,中医康复当然不应当缺席。

四、中医康复具独立执业资格——确立学科专业体系

康复医学是临床医学的重要分支,它与预防、保健、临床医学构成了现代医学的完整医疗体系,被誉为"四大医学"之一。中医康复疗法在内、外、妇、儿、神经等各科已逐渐被采用,中医康复学与中医骨伤科学、中医儿科学、中医养生学、针灸推拿学、中医学一起都概括为"中医的临床医学",这都表明中医康复学、中医养生学具有与一般意义上的"临床学科"不同的特点和价值。

2017 年,黑龙江中医药大学申报的中医康复学专业获批准。而后南京、河南、云南、四川等地的 16 所高校开办中医康复学专业,在校学生约 3000 人,首批学生于 2022 年毕业。老龄化趋势和国家的政策鼓励必将使此类专业的招生规模进一步扩大。但这类新专业学生就业面临着两个瓶颈问题:一方面,由于这两个专业未被纳入事业单位/国家公务员考试专业分类目录中,这些专业的毕业生将无法参加公招考试;另一方面,根据相关规定,医学类专业学生毕业后需接受住院医师规范化培训,这是提升专业能力的重要途径,也是重要的就业方式。打通通科培训后,专科人才培养有助于该专业学生专业能力的提升,创造有利于其职业发展的政策环境。

中医康复的硕士和博士培养也逐步走入正轨,部分学校将其设立为一个单独设置的"二级学科",目前也正在努力申请成为"一级学科"。

目前,中医康复领域职称评价体系尚不完整,随着中医康复本科、硕士、博士培养规模的壮大,现有医疗卫生相关专业职称体系制定,一定会咨询相关专家意见,或可建立更加科学完整的康复领域职称评价考核体系。

学科建设是龙头,本科专业建设是基座,中医康复学科专业的设立以及如何进行人才培养变得尤为重要。高校作为中医康复人才培养的主要阵地,在中医康复医学生培养方面具有重要意义。中医康复学是一门严谨且极具体系化的学科,它源于中医学,但又要明确明显区分与其他的中医类临床学科专业。5 年制的本科培养,培养出一位十分卓越的中医康复人才是具有一定难度的,因此中医康复医学生的专业素质以及综合能力将直接影响就业情况。因此,探索长学制、贯通式"先医后康"人才培养模式是一条有益途径。

五、中医康复能稳步走向世界——规范中医康复标准

随着中国的发展,中国文化技术走出去越来越成为现实需求。中医康复伴随着针刺疗法等共用技术早就进入了世界各国,中医康复医学中许多疗法都得到了国际上的认可,如传统体育康复法、自然疗养康复法、气功康复法、针灸按摩康复法等,未来中医康复学在世界上的发展前景十分广阔。

当前,中医康复以其具有现代康复的"理念、痕迹",将能更好地与国际上其他从事康复的或需要康复的人士进行沟通,在确切疗效的基础上,发展中医康复的基础理论,把中

医康复的治疗原理说清楚,就能使中医康复不仅是作为一种"辅助"治疗手段,而是作为一种"科学"呈现在世界面前,中医康复就会成为中医走向世界的排头兵。

当然,要使中医康复在世界上走得更远、更稳,必须深入研究各国的法律法规,当然不是为了削足适履,而是为了更好地融入当地的社会、文化之中,也是中医康复规范化、标准化的必然路径。

要使中医康复在世界上得以发展壮大,还必须依托规范、标准,形成效益明显的产业模式。依托成熟的核心技术、产品、整体中医康复诊疗解决方案,在产学研医用方面形成一种效益明显、可推广、可复制的产业模式,既能让患者和大众百姓体验新的智能康复技术和设备,又可以给这些技术和产品及时反馈试用信息,带动科学研究、人才培养和社会服务的高效率转化,进一步为中医康复技术标准的统一奠定科学基础。

参考文献

[1]储全根,胡志希.中医学概论[M].北京:中国中医药出版社,2016.

[2]印会河.中医基础理论[M].上海:上海科技出版社,1984.

[3]孙广仁.中医基础理论[M].北京:中国中医药出版社,2004.

[4]朱文锋.中医诊断学[M].北京:中国中医药出版社,2005.

[5]王瑞辉,冯晓东.中医康复学[M].北京:中国中医药出版社,2017.

[6]赵永康.中医康复学[M].北京:科技出版社,2018.

[7]胡幼平.中医康复学[M].上海:上海科学技术出版社,2008.

[8]陈之罡,李惠兰.中国传统康复治疗学[M].北京:华夏出版社,2013.

[9]李丽,章文春.中国传统康复技能[M].北京:人民卫生出版社,2018.

[10]陈立典.传统康复方法学[M].北京:人民卫生出版社,2018.

[11]翟双庆,黎敬波.内经选读[M].北京:中国中医药出版社,2021.

[12]唐强.临床康复学[M].北京:中国中医药出版社,2017.